医学影像

诊断鉴别与检验技术

YIXUE YINGXIANG ZHENDUAN JIANBIE YU JIANYAN JISHU

主编　顾　艳　孙晋军　郑　伟
　　　陈　颖　崔洪恩　李云华

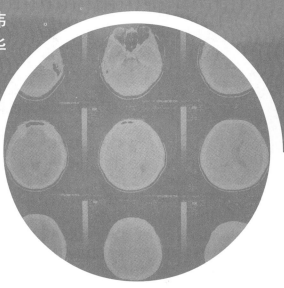

 中国出版集团有限公司

 世界图书出版公司
广州·上海·西安·北京

图书在版编目（CIP）数据

医学影像诊断鉴别与检验技术 / 顾艳等主编 . —广州：世界图书出版广东有限公司，2023.9
ISBN 978-7-5232-0830-4

Ⅰ . ①医… Ⅱ . ①顾… Ⅲ . ①影像诊断 ②医学检验 Ⅳ . ①R445 ②R446

中国国家版本馆CIP数据核字（2023）第183034号

书　　名	医学影像诊断鉴别与检验技术 YIXUE YINGXIANG ZHENDUAN JIANBIE YU JIANYAN JISHU
主　　编	顾　艳　孙晋军　郑　伟　陈　颖　崔洪恩　李云华
责任编辑	刘　旭
责任技编	刘上锦
装帧设计	书窗设计
出版发行	世界图书出版有限公司　世界图书出版广东有限公司
地　　址	广州市海珠区新港西路大江冲25号
邮　　编	510300
电　　话	（020）84460408
网　　址	http://www.gdst.com.cn/
邮　　箱	wpc_gdst@163.com
经　　销	新华书店
印　　刷	广州市怡升印刷有限公司
开　　本	787 mm×1 092 mm　1/16
印　　张	19
字　　数	429千字
版　　次	2023年9月第1版　　2023年9月第1次印刷
国际书号	ISBN 978-7-5232-0830-4
定　　价	88.00元

编 委 会

主　编　顾　艳　孙晋军　郑　伟　陈　颖　崔洪恩　李云华

副主编　张克宁　黄　永　葛亚娟　王晶媛　李鹏飞　曾育航
　　　　肖连宏　黄慧慧　郜　颖　赵瑾超

编写秘书　赖金国　王　霞

编　委　（按姓氏笔画排序）

王　霞　新疆医科大学第二附属医院

王晶媛　平度市人民医院

卢小军　重庆市人民医院

孙晋军　徐州市中心医院

李云华　常州市第三人民医院

李金鹏　郑州大学第三附属医院

李鹏飞　内蒙古自治区人民医院

肖连宏　重庆市开州区人民医院

张克宁　平度市中医医院

陈　波　荆门市人民医院（荆楚理工学院附属中心医院）

陈　颖　赤峰学院附属医院

陈正雷　郑州市第三人民医院

郑　伟　青岛市黄岛区中医医院

赵瑾超　湖北医药学院附属襄阳市第一人民医院

郜　颖　潍坊市人民医院

顾　艳　连云港市第一人民医院

黄　永　重庆大学附属江津医院

黄慧慧　广州市花都区妇幼保健院（胡忠医院）

崔洪恩　曹县人民医院

葛亚娟　新疆医科大学第一附属医院

曾育航　揭阳市人民医院

赖金国　广州市花都区人民医院

颜是安　湛江中心人民医院

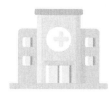

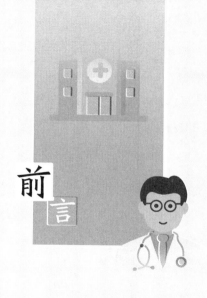

前言

近年来，随着科学技术不断进步，医学理论和临床研究飞速发展，临床上新技术和新方法不断出现，各种大型的医学专著及医学指南层出不穷。X线、CT、MRI、超声成像技术等医学影像技术已成为临床医学的重要检查手段，且在临床诊疗工作中日益普及，可为循证医学提供重要、客观的诊断依据。同时，我国临床检验医学已经进入了新理论、新技术、新仪器的时代，检验也已成为临床医生在疾病诊断、治疗和预后观察中不可或缺的手段。

本书主要对人体几大系统器官的典型病变及其涉及的相关影像学和检验学的基础知识、基本理论和基本技能进行了详细阐述，内容翔实、重点突出、语言精练。其中，影像学方面的主要内容包括X线诊断技术、CT（电子计算机断层扫描）诊断技术、MRI（磁共振）诊断技术和超声成像技术等；检验学方面的主要内容包括临床血液检验、体液检验、生物化学检验等。在影像学部分中，鉴于超声成像技术在实际应用中的特殊性，本书在每章中将系统病变超声诊断内容单独成节，便于读者参考。同时，本书每章系统病变中都列出了几个典型病例的影像分析，并配备了必要的图像，图文并茂、清晰醒目，易于读者理解。

在编写本书的过程中，我们尽了最大努力，严肃认真对待每一部分内容，但由于编写经验有限，书中或许仍存在不足之处。在此，我们真诚地希望同行专家和广大读者批评指正，以使本书日臻完善！

编　者

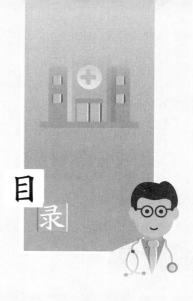

目录

第一章 呼吸系统病变影像诊断鉴别　001

第一节　气管和支气管病变影像诊断 …………………………………………… 001

第二节　肺部病变影像诊断 ……………………………………………………… 004

第三节　呼吸系统病变超声诊断 ………………………………………………… 016

第四节　典型病例影像分析 ……………………………………………………… 026

病例1　中央型肺癌 ……………………………………………………………… 026

病例2　周围型肺癌 ……………………………………………………………… 027

病例3　支气管扩张症 …………………………………………………………… 028

病例4　肺错构瘤 ………………………………………………………………… 030

病例5　结核球 …………………………………………………………………… 031

病例6　硬化性肺细胞瘤 ………………………………………………………… 032

病例7　特发性肺纤维化 ………………………………………………………… 034

病例8　肺炎 ……………………………………………………………………… 035

第二章 循环系统病变影像诊断鉴别　036

第一节　先天性心脏病影像诊断 ………………………………………………… 036

第二节　冠状动脉疾病影像诊断 ………………………………………………… 043

第三节　瓣膜性心脏病影像诊断 ………………………………………………… 047

第四节　循环系统病变超声诊断 ………………………………………………… 051

第五节　典型病例影像分析 ……………………………………………………… 076

病例1　房间隔缺损 ……………………………………………………………… 076

I

病例2 室间隔缺损 ·· 077

病例3 动脉导管未闭 ·· 077

病例4 法洛四联症 ·· 078

病例5 冠心病，单支病变 ·· 079

病例6 冠心病，单支病变，室壁瘤 ································· 080

病例7 冠心病，多支血管病变 ·· 081

第三章 中枢神经系统病变影像诊断鉴别 083

第一节 颅脑损伤影像诊断 ··· 083

第二节 脑血管疾病影像诊断 ·· 089

第三节 中枢神经系统病变超声诊断 ································· 100

第四节 典型病例影像分析 ··· 103

病例1 自发性脑出血 ··· 103

病例2 动脉瘤破裂蛛网膜下腔出血 ································· 104

病例3 脑梗死 ·· 106

病例4 头皮血肿 ·· 107

病例5 颅骨骨折 ·· 108

病例6 急性硬膜外血肿 ·· 109

病例7 急性硬膜下血肿 ·· 112

病例8 脑挫裂伤 ·· 114

第四章 消化系统病变影像诊断鉴别 118

第一节 食管病变影像诊断 ··· 118

第二节 胃部病变影像诊断 ··· 125

第三节 消化系统病变超声诊断 ·· 135

第四节 典型病例影像分析 ··· 152

病例1 食管静脉曲张 ··· 152

病例2 食管癌 ·· 154

病例3 胃、十二指肠溃疡 ·· 156

病例4 胃癌 ··· 157

第五章 泌尿生殖系统病变影像诊断鉴别　159

第一节　肾上腺病变影像诊断 …………………………………………… 159
第二节　男性生殖系统病变影像诊断 …………………………………… 165
第三节　泌尿生殖系统病变超声诊断 …………………………………… 168
第四节　典型病例影像分析 ……………………………………………… 174
病例 1　肾上腺腺瘤（Cushing腺瘤） ………………………………… 174
病例 2　肾上腺腺瘤（Conn腺瘤） …………………………………… 175
病例 3　肾上腺嗜铬细胞瘤 …………………………………………… 177
病例 4　前列腺增生 …………………………………………………… 178
病例 5　前列腺癌 ……………………………………………………… 180

第六章 骨骼与肌肉病变影像诊断鉴别　183

第一节　骨与关节创伤影像诊断 ………………………………………… 183
第二节　骨与关节感染影像诊断 ………………………………………… 192
第三节　骨肿瘤影像诊断 ………………………………………………… 197
第四节　骨骼与肌肉病变超声诊断 ……………………………………… 219
第五节　典型病例影像分析 ……………………………………………… 228
病例 1　骨关节创伤性病变 …………………………………………… 228
病例 2　骨关节感染性疾病 …………………………………………… 233
病例 3　骨肿瘤 ………………………………………………………… 237

第七章 检验技术　243

第一节　血液一般检验标本的采集与处理 ……………………………… 243
第二节　尿液检验 ………………………………………………………… 249
第三节　肝功能检验 ……………………………………………………… 270
第四节　肾功能检验 ……………………………………………………… 284

参考文献 …………………………………………………………………… 292

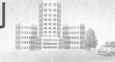
第一节　气管和支气管病变影像诊断

支气管囊肿（bronchogenic cyst）是胚胎发育异常引起的先天性疾病。囊肿可位于肺内或纵隔内。本节主要介绍发生于肺内的支气管囊肿。

（一）临床与病理

本病多见于青少年男性，症状与囊肿部位、大小、是否与支气管相通、有无继发感染有关。部分患者可无症状，如果囊肿较大并压迫邻近肺组织或纵隔，患者可产生呼吸困难等症状，少数患者有咯血。继发感染时则有发热、咳嗽、胸痛等症状。张力性囊肿如破裂，可出现胸闷、气促等自发性气胸症状。由于胚胎发育停滞，气管的索状结构无法发育成贯通的管状结构，其远侧支气管分泌的黏液不能排出，逐渐积聚膨胀，形成囊肿。囊壁菲薄，内层为上皮层，为纤毛上皮或柱状上皮，可有支气管壁成分，如平滑肌、软骨、黏液腺和弹力纤维组织。囊肿多位于肺门周围肺组织或两下肺，单发或多发。囊肿内可为清亮液体或血液。若囊肿和支气管相通，则可形成含液囊肿、含气囊肿或液气囊肿。

（二）影像学表现

1　X线

含液囊肿呈圆形、类圆形或分叶状，密度均匀，出血者密度高。囊肿边缘光滑锐利，少数囊壁可见弧形钙化。不同呼吸时相下，囊肿形态、大小可略有变化。含气囊肿为薄壁圆形透亮影，囊壁内外缘光滑且厚度均匀一致。囊肿与支气管相通处若有活瓣性阻塞，则形成张力性含气囊肿，邻近肺纹理受压聚拢。液气囊肿内可见气液平面，感染后囊壁增厚，周围可见斑片状模糊影，如与邻近肺组织粘连，可使其形态不规则。反复感染后囊壁可有纤维化改变。多发性肺囊肿多见于一侧肺，多为含气囊肿，大小不等，密集者形如蜂窝，整侧肺受累时，称为蜂窝肺或囊性肺。少数可见液平面，立位呈高低不平的多个气液平面。

2　CT

含液囊肿肺窗呈圆形高密度影，边界清楚锐利；纵隔窗囊肿密度均匀，CT值为 $0 \sim 20$ Hu。若合并出血或蛋白含量高，则CT值增高，易与肺实性肿瘤混淆。含气囊肿肺窗为边界清楚的圆形无肺纹理透亮区，纵隔窗多能显示其薄壁。液气囊肿可见气液平面。

3　MRI

信号强度取决于囊液成分。若为浆液成分，则呈水样信号，即 T_1WI 呈低信号、T_2WI 呈高信号；若蛋白成分多，则 T_1WI 表现为高信号。

（三）诊断与鉴别诊断

肺囊性病变种类较多，需与其鉴别的常见病变：①肺隔离症，有较明显特征的发病部位，异常的主动脉供血可资鉴别；②肺包虫囊肿，可有囊壁钙化及子囊分离的典型表现，结合疫区居住史不难鉴别；③急性肺脓肿，可与合并感染而囊壁增厚的液气囊肿类似，但其起病急，经抗感染治疗病灶可逐渐缩小，动态观察不难鉴别。

二、支气管扩张

支气管扩张（bronchiectasis）是指支气管内径的异常增宽，可为先天性，但多为后天性。该病变好发于儿童及青年，多见于左肺下叶、左肺舌叶、右肺下叶，两肺亦可同时发生。

（一）临床与病理

咳嗽、咳痰、咯血为支气管扩张的三大主要症状。尤其是反复感染后，患者常咳大量腥臭味的脓痰。约半数患者可出现咯血，多为成人，咯血量可为少量痰中带血或大咯血，反复大咯血可危及生命。继发感染时可有发热、胸痛等症状。如病变广泛，可出现呼吸困难、发绀及杵状指等。

先天性支气管扩张病理改变为管壁平滑肌、腺体和软骨减少或缺如；后天性支气管扩张主要由慢性感染引起支气管壁的组织破坏及支气管内压增高等原因所致。根据其形态可分为：①柱状支气管扩张，扩张的支气管远端与近端宽度相近；②囊状支气管扩张，扩张的支气管远端宽度大于近端，远端呈球囊状；③曲张型支气管扩张，扩张程度稍大于柱状，管壁有局限性收缩致支气管形态不规则，形似静脉曲张。三种类型可混合存在或以其中一种为主。

（二）影像学表现

❶ X线

轻度支气管扩张在平片上可无异常发现。较严重者可出现局部肺纹理增多、增粗、排列紊乱。有时可见粗细不规则的管状低密度影，如有分泌物潴留则表现为不规则杵状致密影。囊状支气管扩张呈囊状或蜂窝状影，表现为多个圆形或卵圆形薄壁透亮区，有时可见气液平面。支气管扩张继发感染时，表现为斑片状或较大片状模糊影。

❷ CT

高分辨率CT（HRCT）是诊断支气管扩张症最有效的检查方法。柱状支气管扩张表现为支气管壁增厚、管腔增宽。扩张支气管走行与扫描层面平行时可出现"轨道征"（tram-track sign）；与扫描平面垂直时则表现为厚壁圆形透亮影，此时扩张的支气管与伴行的肺动脉类似印戒状，称"印戒征"（signet ring sign）；如扩张的支气管内为黏液所充盈，则表现为"指套征"。曲张型支气管扩张表现为支气管管径粗细不均，管壁不规则，可呈串珠状。囊状支气管扩张表现为支气管远端囊状膨大，或成簇状，形成葡萄串样影，合并感染时囊内可见气液平面。

（三）诊断与鉴别诊断

X线胸片在粗乱的肺纹理中如见杵状、囊状或蜂窝状影，结合临床有咳嗽、咳痰、咯血，可考虑支气管扩张的诊断。HRCT对支气管扩张检出率很高，已成为诊断的主要手段。

囊状支气管扩张有时需与多发性囊肿及肺气囊等病变相鉴别。多发性肺囊肿的囊肿相对较大，囊壁相对较薄，较少有液平面。肺气囊多见于金黄色葡萄球菌肺炎，呈多个类圆形的薄壁空腔，其变化快，常伴有肺内浸润病灶或脓肿，且常随炎症被吸收而消退。

三、慢性支气管炎

慢性支气管炎（chronic bronchitis）是指支气管黏膜及其周围组织的慢性非特异性炎症，为一种多病因的呼吸道常见病，多见于老年人。

（一）临床与病理

临床早期表现主要是咳嗽、咳痰，痰为白色黏液泡沫状，黏稠、不易咳出。并发感染时，痰量增多，为黄色脓痰，有时可带血丝，多在冬季发病，咳嗽、咳痰反复发作而病情加重。晚期因阻塞性肺气肿或肺源性心脏病可出现气急、呼吸困难、心悸，甚至不能平卧等症状。临床诊断标准为慢性咳嗽、咳痰或伴有喘息，连续2年或以上，每年发病至少持续3个月，排除其他心肺疾病方可诊断。

支气管的炎性改变最初发生在较大的支气管，随病变发展逐渐累及细支气管。炎症改变起于黏膜层，黏膜充血、水肿、糜烂甚至溃疡；黏液腺体增生、肥大、分泌亢进；纤毛上皮倒伏甚至脱落，净化功能减低，分泌物淤积。支气管黏膜慢性炎症可导致支气管不完全阻塞，其原因：①肉芽组织及纤维组织增生，引起管壁增厚及管腔狭窄；②管壁软骨变形萎缩、弹力纤维被破坏，呼气性支气管塌陷。慢性炎症引起纤维结缔组织增生，支气管周围间质纤维化可引起小血管的扭曲、变形。

（二）影像学表现

❶ X线

早期无异常X线征象。当病变发展到一定阶段，胸片可出现异常征象，主要表现：

①肺纹理增多、紊乱、扭曲及变形：由于支气管增厚，当其走行与X线平行时，可表现为平行线状致密影，即轨道征。②肺气肿征象：表现为肺野透亮度增加，肋间隙增宽，心脏呈垂位，膈低平；小叶中心型肺气肿表现为肺透明度不均匀，或形成肺大疱；长期肺气肿胸腔内压力增高，气管两侧壁受挤压，气管可呈刀鞘状。③合并肺实质性炎症：表现为两肺多发斑片状阴影，以两肺中下野内带多见。④肺动脉高压征象：肺血管近肺门处增粗（右下肺动脉横径超过15 mm），而外围分支细小。

❷ CT

支气管壁增厚，易显示轨道征，支气管不同程度狭窄或扩张，肺纹理扭曲。出现肺气肿者显示肺组织密度不均匀减低，小血管影稀疏、细小，胸膜下区常可见肺大疱影，气管呈刀鞘状改变；间质纤维化者可见弥漫性网状影；出现肺动脉高压者可见近肺门部的肺动脉扩张，而外围小动脉明显减少，呈残根状表现。

（三）诊断与鉴别诊断

慢性支气管炎影像学表现无特征性，但结合临床病史、症状，一般不难作出提示性诊断。出现肺气肿者表现较典型，但引起肺纹理改变及产生肺气肿的疾病较多，在诊断时需与间质性肺炎、结缔组织病、尘肺、细支气管炎等鉴别。

第二节　肺部病变影像诊断

 一、肺先天性疾病

（一）肺隔离症

肺隔离症（pulmonary sequestration）为胚胎时期一部分肺组织与正常肺分离而单独发育而形成，可分为肺叶内型和肺叶外型。

❶ 临床与病理

肺隔离症可见于各年龄组，男女发病无明显差别。多数患者无症状，常为偶然发现。如合并感染可有发热、咳嗽、咳痰、胸痛，甚至痰中带血等症状。

肺叶内型病变与邻近正常肺组织被同一脏胸膜所包裹，隔离肺组织为大小不等的囊样结构，部分为实性，与正常肺组织分界不清。囊一般不与正常支气管相通，感染时才与邻近支气管相通。囊内可有脓液，且空气可进入囊内。供血动脉多来自降主动脉，少数来自腹主动脉或其分支。静脉回流多经肺静脉，少数经下腔静脉或奇静脉。此型多见于下叶后基底段，位于脊柱旁沟，以左侧多见。

肺叶外型发生在副肺叶或副肺段，被独立的脏胸膜所包裹。病变组织多为无功能的实性肺组织，少数呈囊样改变，不易引起感染。供血动脉来自腹主动脉，静脉回流经下腔静脉、门静脉、奇静脉或半奇静脉。此型多见于肺下叶与横膈之间，偶见于膈下或纵隔内。

❷ 影像学表现

（1）X线：肺叶内型表现为下叶后基底段圆形或椭圆形致密影，少数为分叶状或三角形，密度均匀，边缘清楚，下缘多与膈肌相连。合并感染时，病灶与邻近支气管相通，形成单发或多发含气囊腔，病灶可增大且边缘模糊，经抗感染治疗后病变可缩小，边缘变清晰，也可因纤维化而形成向外牵拉的尖角，但病变不消失。肺叶外型表现为肺下叶与横膈间的软组织密度影，通常密度均匀。

（2）CT：肺叶内型表现为膈上区肺下叶基底部脊柱旁软组织密度影，密度不均，典型者呈蜂窝状，有时可见气液平面，少数见斑点状钙化。如伴发感染，病灶可呈脓肿样改变，边缘模糊不清。肺叶外型者表现为清楚的软组织密度影，多数病灶密度均匀，少数病灶内可见多发小囊状低密度影。CT增强扫描显示多数肺叶内型和少数肺叶外型病变呈不规则强化，实质部分强化明显，可显示来自体循环的供养动脉。

（3）MRI：肺隔离症表现为软组织肿块影，信号多不均匀，囊性区T_1WI上呈低信号，T_2WI上呈高信号，实性区T_1WI上呈中等信号，T_2WI上呈稍高信号。MRI可显示病灶供血动脉的起源、病灶内血管结构及静脉引流情况。

❸ 诊断与鉴别诊断

肺隔离症好发于两下肺后基底段，以左下肺多见，呈三角形或类圆形，其内可见囊性结构，边缘清楚，CT增强实质部分可强化，从而提示本病。如发现来自体循环血供则可确诊。肺隔离症继发感染时，与肺脓肿表现类似，但后者多见于上叶后段或下叶背段，很少呈囊状，结合临床病史多不难鉴别。

（二）肺动静脉瘘

肺动静脉瘘（pulmonary arteriovenous fistula）又称肺动静脉畸形，是肺部的动脉和静脉直接相通而引起的血流短路，多为先天性，其中30%～40%有家族性和遗传性毛细血管扩张症。

❶ 临床与病理

患者多无症状，常偶然发现。较大者可表现为活动后呼吸困难、心慌、气短、发绀、杵状指、胸痛及红细胞增多症等。如破裂可出现咯血。合并毛细血管扩张症时可有鼻出血、便血或血尿等症状，可见颜面、口唇、耳部和甲床血管扩张。

本病的基本病理改变是扩张的动脉经过囊壁菲薄的动脉瘤样囊腔直接与扩张的静脉相连。根据肺动静脉瘘输入血管的来源可分为两型：①肺动脉与肺静脉直接交通型，为扩张的肺动脉血流直接流入扩张的肺静脉，不经过肺部毛细血管网；②体循环与肺循环的直接交通型，为主动脉的分支（如支气管动脉、肋间动脉）与肺静脉直接交通。

根据肺动静脉瘘输入血管的数目可分为两型：①单纯型，输入的动脉与输出的静脉各1支，交通血管呈瘤样扩张，瘤囊无分隔；②复杂型，输入的动脉与输出的静脉为多支，交通血管呈瘤样扩张，瘤囊常有分隔，可为迂曲扩张的血管，也可为相互连通的多支小血管。

❷ 影像学表现

（1）X线：病变可分为囊状肺动静脉瘘和弥漫性肺小动静脉瘘。前者表现为单发或多发结节状影，通常为单发，直径1～3 cm不等，多呈凹凸不平或浅分叶状，密度均匀，少数可见钙化，边缘光滑锐利；常可见一支或数支粗大扭曲的血管引向肺门，为输入血管。若为肋间动脉与肺静脉的交通，肋间动脉的扩张和搏动可压迫肋骨下缘产生压迹。后者表现为肺叶或肺段分布的多发葡萄状高密度影，也可仅表现为肺纹理增粗、扭曲、紊乱，甚或无阳性发现。

（2）CT：平扫时表现为圆形或轻度分叶的致密影，多位于肺门附近的肺内带；部分病例可见输入的动脉血管，而增粗迂曲的引流静脉注入左心房。增强时可见病变区强化明显，供应动脉及引流静脉亦更加清楚。CT增强后VR三维重组可以清晰显示供血动脉、囊状扩大的畸形血管团及引流的静脉。

（3）MRI：由于流空效应，肺动静脉瘘内的血液表现为低信号；采用梯度回波快速成像技术，其内的血液则可表现为高信号。如肺动静脉瘘内血流较慢，则T_1WI上呈中等信号，信号不均匀，T_2WI上呈高信号。

❸ 诊断与鉴别诊断

囊状肺动静脉瘘表现为结节状影，有浅分叶，密度均匀，边缘清楚。CT增强可见供血动脉及引流静脉影，MRI呈流空信号，其影像学表现典型，诊断多无困难。弥漫性肺小动静脉瘘仅表现为肺叶或肺段分布的肺纹理增粗、紊乱时，应注意与纤维性病灶鉴别。

二、肺部炎症

（一）大叶性肺炎

大叶性肺炎（lobar pneumonia）为细菌引起的急性肺部炎症，主要致病菌为肺炎链球菌。

❶ 临床与病理

大叶性肺炎多见于青壮年，起病急，以突发高热、胸痛、咳铁锈色痰为临床特征。可出现叩诊浊音、语颤增强、呼吸音减弱等临床体征，有些可出现上腹痛。白细胞总数及中性粒细胞明显增高。

炎性渗出部位主要在肺泡，而支气管及间质很少有改变。大叶性肺炎的病理改变可分为四期：①充血期。发病后12～24小时为充血期，肺泡内有浆液性渗出液。渗出液中细胞不多，肺泡内仍可含气体。炎性渗液及细菌经细支气管及肺泡壁上的肺泡孔扩展到邻近肺泡而使炎症区扩大。②红色肝样变期。2～3天后肺泡内充满大量纤维蛋白及红细胞等渗出物，使肺组织变硬，切面呈红色肝样。③灰色肝样变期。再经过2～3天，肺泡内红细胞减少而代之以大量的白细胞，肺组织切面呈灰色肝样。④消散期。在发病1周后肺泡内的纤维渗出物开始溶解而被吸收、消失，肺泡重新充气。

❷ 影像学表现

（1）X线：X线表现与病理分期密切相关，通常X线征象较临床症状出现要晚。①充血期由于很多肺泡尚充气，往往无明显异常的X线征象。②实变期（红色及灰色肝样变期）表现为大片状均匀的致密阴影，形态与肺叶的轮廓相符合。实变肺组织内可见透亮的含气支气管影，称为空气支气管征。叶间裂一侧的病变界限清楚，其他部分的边缘模糊不清。病变多局限在肺叶的一部分或某个肺段。③消散期表现为实变影密度降低，病变呈散在、大小不一的斑片状影。最后肺组织逐渐恢复正常，少数病变可因长期不吸收而演变为机化性肺炎。

（2）CT：病变呈大叶性或肺段性分布，其内可见空气支气管征，邻近胸膜的病变边缘平直，其余模糊；实变的肺叶体积通常无变化。消散期病变呈散在、大小不一的斑片状影，进一步吸收后仅见条索状阴影或病灶完全消失。

3 诊断与鉴别诊断

大叶性肺炎临床症状较典型，实变期的影像学表现亦较具特征性，所以诊断一般不难。X线胸片上，上叶大叶性肺炎应与干酪性肺炎等鉴别，中叶大叶性肺炎应与中叶肺不张等鉴别，下叶大叶性肺炎应与胸膜炎等鉴别。

（二）支气管肺炎

支气管肺炎（bronchopneumonia）又称小叶性肺炎，多见于婴幼儿及老年人。病原体可为细菌或病毒，以细菌较常见。常见的致病菌为肺炎链球菌、葡萄球菌等。

1 临床与病理

该病临床表现较重，多有高热、咳嗽、咳痰，并伴有呼吸困难、发绀及胸痛等；肺部听诊有中、小水泡音。该病发生于极度衰竭的老年人时，因其机体反应性低，体温可不升高，血白细胞计数也可不增多。

病变以小叶支气管为中心，经过终末支气管延及肺泡，在支气管和肺泡内产生炎性渗出物。病变范围为小叶性，呈散在性两侧分布，也可融合成片状。由于细支气管炎性充血水肿及渗出，易导致细支气管不同程度的阻塞，本病也可出现小叶性肺气肿、小叶性或节段性不张。

2 影像学表现

（1）X线：病变多见于两下肺内、中带。病灶沿支气管分布，呈斑点状或斑片状密度增高影，边缘较淡且模糊不清，病变也可融合成片状或大片状。支气管炎性阻塞时可见三角形肺不张致密影，相邻肺野有代偿性肺气肿表现。经治疗后炎症可完全吸收消散，肺部恢复正常。久不消散的可引起支气管扩张，融合成片的炎症长期不吸收可演变为机化性肺炎。

（2）CT：病灶呈弥漫散在的斑片影，典型者呈腺泡样形态，边缘模糊，或呈分散的小片状实变影，或融合成大片状。小片状实变影的周围常伴阻塞性肺气肿或肺不张，阻塞性肺不张的邻近肺野可见代偿性肺气肿。支气管炎及支气管周围炎，肺纹理显示增粗且模糊。

3 诊断与鉴别诊断

支气管肺炎好发于两下肺的内、中带，病灶沿支气管分布，呈多发、散在、小的斑片状影，常合并阻塞性小叶性肺气肿或小叶肺不张，是本病较典型表现。结合临床，本病多见于婴幼儿及年老体弱者，有相应的临床症状和体征，多可作出诊断。细菌、病毒及真菌等均可引起支气管肺炎，仅根据影像学表现难以鉴别支气管肺炎的病原体性质。

（三）支原体肺炎

支原体肺炎（mycoplasmal pneumonia）是支原体引起的以间质改变为主的肺炎。支原体由口、鼻的分泌物经空气传播，引起散发性，甚或流行性的呼吸道感染。本病多发生于冬春及夏秋之交。

❶ 临床与病理

多数患者症状较轻，有疲乏感、低热、咳嗽，有时咳少量白色黏液痰。部分患者体温可达38 ℃以上，有胸痛表现。少数重症患者有高热及呼吸困难表现。5岁以下儿童症状多轻微。实验室检查支原体抗体呈阳性，发病后2~3周血冷凝集试验比值升高（可达1：64）。

支原体侵入肺内可引起支气管、细支气管黏膜及其周围间质充血、水肿，多核细胞浸润，侵入肺泡可产生浆液性渗出性炎症。病变范围可从小叶、肺段到大叶，严重的感染可引起肺实质的广泛出血和渗出。

❷ 影像学表现

（1）X线：病变多见于两下肺，早期主要是肺间质性炎症改变，表现为肺纹理增多及网状影。当肺泡内渗出较多时，则出现斑点状模糊影。多数呈节段性分布，少数为小斑片状影或大叶性实变影。典型的表现为自肺门向肺野外围伸展的大片状扇形影，其外缘逐渐变淡而消失。若病变区支气管内分泌物阻塞可有区域性肺不张，表现为宽或窄的带状影。少数患者的病灶可呈分散的多发斑片状模糊影。病变多在2~3周内消失，少数治疗不及时者可发展成肺脓肿。

（2）CT：早期主要表现为肺间质炎症，病变区的肺纹理增粗而模糊。由于支原体肺炎渗出性实变影较淡，CT可较清晰地显示其内的肺纹理。

❸ 诊断与鉴别诊断

根据影像学表现，结合临床症状轻、肺部体征少、白细胞计数不高和支原体抗体阳性等，诊断多不难。本病需与细菌性肺炎、过敏性肺炎、病毒性肺炎及继发性肺结核等鉴别。鉴别困难时，可行冷凝集试验或支原体抗体检查。

（四）间质性肺炎

间质性肺炎（interstitial pneumonia）系肺间质的炎症，病因有感染性与非感染性之分。感染性间质性肺炎可由细菌或病毒感染所致，以病毒感染多见。

❶ 临床与病理

本病除具有原发的急性传染病症状外，常同时出现气急、发绀、咳嗽等，体征较少。在婴幼儿，由于肺间质组织发育良好，血供丰富，肺泡弹力组织不发达，故当间质发生炎症时，呼吸急促等缺氧症状比较显著。

病理特征为炎症主要累及支气管和血管周围、肺泡间隔、肺泡壁、小叶间隔等肺间质，肺泡则很少或不被累及。肺间质内有水肿和淋巴细胞的浸润，同时炎症沿间质内的淋巴管蔓延可引起局限性淋巴管炎和淋巴结炎。终末细支气管炎可引起细支气管部分或完全性阻塞，导致局限性肺气肿或肺不张。慢性者除炎症浸润外，多有不同程度的纤维结缔组织增生。

❷ 影像学表现

（1）X线：病变好发于两肺门区附近及肺下野。累及支气管及血管周围的间质时，可见纤细条纹状密度增高影，边界清楚或略模糊，走行僵直，可数条相互交错或两条平行；累及终末细支气管以下肺间质时，显示为短条状，相互交织成网状的密度增高影，其内可见间质增厚所构成的大小均匀而分布不均匀的小结节状密度增高影。有时肺野内可见广泛的细小结节状影，大小一致，分布不均。由于肺门周围间质炎症浸润以及肺门淋巴结炎，可引起肺门影增大，密度增高，结构不清。间质性肺炎的吸收消散较肺泡炎症缓慢，在消散过程中，肺内粟粒状影先消失，然后紊乱的条纹状影逐渐减少、消失。少数病例可导致慢性肺间质纤维化或并发支气管扩张等。

（2）CT：可见两侧肺野弥漫分布的网状影，以下肺野较明显。HRCT可见小叶间隔增厚。部分患者可见多发弥漫分布的小片状或结节状影，边缘模糊。也有部分患者可见小叶肺气肿或肺不张征象。在急性间质性肺炎早期阶段，由于肺泡腔内炎症细胞浸润伴少量渗出液，肺泡内尚有一定的气体，可见磨玻璃样密度影。肺门和气管旁淋巴结可肿大。

❸ 诊断与鉴别诊断

间质性肺炎主要表现为肺纹理增多，网状及小结节状影，肺气肿，且多呈对称性，易诊断。但由于其病因很多（如结缔组织疾病、尘肺、结节病等），它们的影像学表现相似，应注意鉴别。

（五）严重急性呼吸综合征

严重急性呼吸综合征（severe acute respiratory syndrome，SARS）又称传染性非典型肺炎，是由SARS冠状病毒引起，主要通过近距离空气飞沫和密切接触传播的一种急性呼吸道传染病。

❶ 临床与病理

首发症状多为发热，可伴胸痛和全身关节、肌肉酸痛，多有咳嗽，为干咳少痰，肺部体征不明显。SARS引起急性肺部损害的机制复杂。病理学上除有水肿、炎性细胞浸润等非特异性炎症表现外，还主要表现为肺泡上皮的大量脱落，肺泡间隔明显增宽和破坏，以及肺泡腔内渗出物的显著机化；并可见透明膜形成、间质单核细胞浸润，肺毛细血管高度扩张、充血、通透性明显增加。肺泡间隔炎性细胞浸润、肺泡腔广泛水肿积液，临床上易引起急性呼吸窘迫综合征（ARDS）。

❷ 影像学表现

（1）X线：病变初期多为局灶性，表现为小片状或较大的片状磨玻璃样密度影。病灶多为单发，也可多发。进展期病变加重，早期的小片状影变为大片状、多发或弥漫性，病变由单侧肺发展为双侧，由单个肺野发展到多个肺野。病灶形态相当于肺叶或肺段的形态，或呈大小不一的类圆形。病灶常多发且多变，各种形态的病灶可同时存在。一般在发病2~3周后为恢复期，病变吸收缩小，密度逐渐减低或消失。在肺内病变吸收过程中可合并肺间质增生，部分可发展为肺间质纤维化。成人SARS的肺部病灶变化很快，且新旧病灶可交替及反复。

（2）CT：可显示磨玻璃影中较细的肺血管分支、小叶间隔及小叶内间质增厚，表现为胸膜下的细线影和网状结构。磨玻璃影中如果出现较为广泛的网状影则形成"铺路石征"。密度较高的磨玻璃样密度影中则仅能显示或隐约见有较大的血管分支及明显增厚的小叶间隔。少数可见病变内有空气支气管征。

③ 诊断与鉴别诊断

SARS表现为肺野外带的小片状磨玻璃影,早期单发多见,迅速发展为多叶或两肺的弥漫性磨玻璃影或实变影,结合临床有高热、病情重、进展快等表现。实验室检查白细胞总数不增高或降低,有SARS患者密切接触史,以及血清学和病原学检查,多可诊断。由于SARS的影像学表现与肺部其他炎性病变表现有相似之处,故SARS需与细菌性肺炎、其他病毒性肺炎、支原体肺炎等鉴别。

(六) 肺脓肿

肺脓肿(lung abscess)是多种化脓性细菌所引起的破坏性疾病。早期肺实质呈化脓性肺炎,继之发生液化坏死形成脓肿。按病程及病变演变的不同分为急性肺脓肿与慢性肺脓肿。

① 临床与病理

急性肺脓肿发病急剧,有高热、寒战、咳嗽、胸痛等症状。发病后一周左右可有大量脓痰咳出,有腥臭味,有时痰中带血,全身中毒症状较明显,有多汗或虚汗,白细胞总数显著增多。由厌氧菌引起的肺脓肿起病比较隐匿,呈亚急性或慢性发展过程,多数患者仅有低热、咳痰。慢性肺脓肿临床上以咳嗽、脓痰或脓血痰、胸痛、消瘦为主要表现,白细胞总数可无明显变化。感染途径可为吸入性、血源性或直接蔓延,吸入性为最常见。带有化脓性细菌的分泌物或异物进入终末细支气管或呼吸性支气管,细菌在其内生长和繁殖,引起炎症和组织坏死,然后坏死物质开始液化并穿破细支气管进入肺实质,引起肺组织坏死及反应性渗出。如肺组织坏死与支气管相通,则坏死液化物可排出,有空气进入其内而形成空洞,其周围常有较厚的炎性浸润。肺脓肿多靠近胸膜,可因肺部炎症的刺激而有少量无菌性渗液或局部胸膜受累。若急性期经有效的抗感染治疗,脓液顺利排出,空洞逐渐缩小而闭塞,周围炎症吸收消退,则可留有少许纤维索条影或薄壁空洞。若脓肿引流不畅,治疗不及时,可迁延不愈,洞壁有大量肉芽组织和纤维组织增生,当洞壁发生纤维化增生则形成慢性肺脓肿。

② 影像学表现

(1)X线:急性化脓性炎症阶段,可见较大片状致密影,密度较均匀,边缘模糊。实变中如有坏死、液化则局部密度减低。坏死物排出后可形成空洞,空洞内壁多光滑,可见气液平面。病变好转表现为空洞内容物及气液平面逐渐减少、消失,痊愈后可以不留痕迹,或有少量的纤维索条影。若坏死的肺组织多,肺脓肿愈合后可见患侧肺体积缩小,还可伴邻近胸膜增厚或少量胸腔积液,也可因脓肿破入胸腔而引起脓胸或脓气胸。当急性肺脓肿逐渐向慢性过渡时,空洞外缘逐渐变清楚。少数空洞的引流支气管完全阻塞,致液化物滞留干洞,表现为团状致密影,其内没有或只有很小的空洞。

(2)CT:病变早期表现为较大片状高密度影,多累及一个肺段或两个肺段的相邻部分。肺窗上病灶胸膜侧密度高而均匀，肺门侧密度多较淡且不均匀，病灶邻近叶间胸膜处可边缘清楚锐利，其内可见空气支气管征。病灶坏死液化呈低密度影，有空洞者其内可见气液平面。新形成的空洞内壁多不规则，慢性肺脓肿洞壁增厚，内壁清楚。CT增强扫描可显示病灶内未坏死部分有不同程度的强化，脓肿壁可见明显的环形强化。慢性肺脓肿周围可有纤维索条影和胸膜增厚，可有支气管扩张及肺气肿表现。部分可见肺门和（或）纵隔淋巴结肿大。血源性肺脓肿多为两肺多发结节状或斑片状密度增高影，边缘模糊，其内液化坏死呈低密度或出现空洞。

③ 诊断与鉴别诊断

肺脓肿在形成空洞之前，需与大叶性肺炎进行鉴别。后者按肺叶分布，肺脓肿则可跨叶分布，CT增强扫描时显示中央相对低密度和强化明显的脓肿壁，有助于肺脓肿的诊断。慢性肺脓肿应与肺结核空洞、肺癌空洞鉴别。前者多无气液面，周围常有卫星灶，同侧和（或）对侧伴有结核灶；后者洞壁厚薄不均，内壁呈结节状凹凸不平，外缘可呈分叶状，常见毛刺征。多发性肺脓肿需与转移瘤鉴别。

三、肺结核

肺结核（pulmonary tuberculosis）是由结核分枝杆菌在肺内引起的一种常见的慢性传染性疾病。诊断主要以临床症状、痰检、胸部X线或CT检查等为依据。X线及CT检查在发现病变、鉴别诊断及动态观察方面具有重要作用。

① 临床与病理

临床表现与结核菌数量、毒力及机体免疫反应和变态反应状态有关，也与病变的发展阶段有关。有的可无任何临床症状，有的出现咳嗽、咯血及胸痛，有的出现明显的全身中毒症状，如低热、盗汗、乏力、食欲减退和明显消瘦等。但以上症状和体征均缺乏特征性。痰检找到结核菌或痰培养阳性及纤维支气管镜检查发现结核性病变是诊断肺结核的可靠依据。结核菌素反应阳性有助于小儿肺结核的诊断。肺结核可伴有肺外结核，如颈淋巴结、骨与关节及脑膜结核等。

肺内病变可分为：①渗出性病变，炎性细胞和渗出液充盈肺泡和细支气管所致，其发展过程可为好转愈合或进展恶化。病灶演变不仅与治疗有关，还取决于病菌的数量和毒力，以及患者的抵抗力。渗出性病灶可以自行缓慢地吸收或经治疗后较快地吸收，但吸收速度较一般急性肺炎为慢，并可残留少许纤维化改变。②增殖性病变，渗出性病灶如早期不吸收，可很快形成结核结节，即结核性肉芽组织，成为增殖性病灶，该病灶则须经纤维化才能愈合。③变质性病变，渗出性病灶如迅速发展或相互融合而干酪化即形成肺段或肺叶范围内的干酪性肺炎。干酪性改变易产生液化，形成空洞，并沿支气管播散，多需钙化才能愈合。渗出性、增殖性及变质性病变常同时存在于同一病灶内，且以其中某一种为主。

② 结核病分类

（1）原发性肺结核：包括原发综合征和胸内淋巴结结核。

（2）血行播散性肺结核：包括急性、亚急性或慢性血行播散性肺结核。

（3）继发性肺结核：包括浸润型肺结核、结核球、干酪性肺炎、慢性纤维空洞型肺结核和毁损肺。

（4）支气管结核：包括气管、支气管黏膜及黏膜下层的结核病。

（5）结核性胸膜炎：包括干性、渗出性胸膜炎和结核性脓胸。

（一）原发性肺结核

原发性肺结核（primary pulmonary tuberculosis）为机体初次感染结核菌所引起的肺结核病。本病最常见于儿童，少数可见于青年。

❶ 原发综合征

结核分枝杆菌经呼吸道吸入后，在肺实质内产生急性渗出性炎症，炎症大小多为 0.5～2 cm，这种局限性炎性实变称为原发病灶。原发病灶内的结核分枝杆菌可经淋巴管向局部淋巴结蔓延，引起结核性淋巴管炎与淋巴结炎。肺部原发灶、局部淋巴管炎和所属淋巴结炎三者合称为原发综合征（primary complex）。原发病灶可融合或扩大，甚至累及整个肺叶，其附近的胸膜如被病变所累及，则形成纤维蛋白性胸膜炎。

影像学表现：

（1）X线：原发病灶表现为云絮状或类圆形密度增高影，也可表现为肺段或肺叶范围的片状或大片状密度增高影，边缘模糊不清，可见于肺的任何部位，多见于上叶或下叶上部靠近胸膜处。肺门或纵隔肿大淋巴结表现为突出于正常组织轮廓的结节影。自原发病灶引向肿大淋巴结的淋巴管炎，表现为一条或数条较模糊的条索状密度增高影。典型的原发综合征显示原发病灶、淋巴管炎与肿大肺门淋巴结连接在一起，形成"哑铃状"，但这种表现在临床上并不多见。有的患者原发病灶范围较大，常可掩盖淋巴管炎及淋巴结炎。

（2）CT：可清楚显示原发病灶、引流的淋巴管炎及肿大的肺门淋巴结，也易于显示肿大淋巴结压迫支气管等所引起的肺叶或肺段不张，并能敏感地发现原发病灶邻近的胸膜改变。

❷ 胸内淋巴结结核

原发综合征虽为原发性肺结核的典型表现，但原发病灶的病理反应一般较轻，易被吸收。由于淋巴结内干酪样坏死较严重，其吸收愈合的速度较原发病灶缓慢，当原发病灶完全吸收时，纵隔和（或）肺门淋巴结肿大则成为原发性肺结核的主要表现，这种病症称为胸内淋巴结结核（tuberculosis of intrathoracic lymph nodes）。如淋巴结肿大伴有周围组织渗出性炎性浸润，称为炎症型；如淋巴结周围炎吸收，在淋巴结周围有一层结缔组织包绕，称为结节型。肿大淋巴结有时压迫支气管而引起肺不张，以右上叶或右中叶多见。

影像学表现：

（1）X线：炎症型表现为从肺门向外扩展的高密度影，略呈结节状，其边缘模糊，与周围肺组织分界不清。若肿大的淋巴结隐匿于肺门影中，往往显示不清，如累及气管旁淋巴结，可见上纵隔影一侧或两侧呈弧形增宽，边缘轮廓模糊不清，以右侧较易辨认。数个相邻淋巴结均增大可呈分叶状或波浪状边缘。结节型表现为肺门区突出的圆形或卵圆形边界清楚的高密度影，右侧肺门多见。

（2）CT：可显示纵隔内和（或）肺门淋巴结肿大，显示淋巴结的内部结构与周围浸润情况。大部分淋巴结平扫时呈等密度影，与周围组织分界不清，增强后可出现典型的环形强化影。

（3）MRI：易显示纵隔内及肺门淋巴结肿大，增殖性病灶表现为中等信号的结节影，边缘清楚，增强后亦可见周边环形强化影。

（二）血行播散性肺结核

血行播散性肺结核（hematogenous disseminated pulmonary tuberculosis）为结核分枝杆菌进入血液循环所致。这些结核分枝杆菌可来自原发病灶、气管支气管及纵隔淋巴结结核的破溃，或泌尿生殖器官、骨关节等结核病灶的进展融解，使干酪样坏死物破溃进入血管等引起血行播散性肺结核。根据结核分枝杆菌侵入血液循环的途径、数量、次数和机体的反应，可将本病分为急性粟粒型肺结核和亚急性及慢性血行播散性肺结核。

❶ 急性粟粒型肺结核

急性粟粒型肺结核（acute miliary pulmonary tuberculosis）是大量结核分枝杆菌一次或短时间内数次侵入血液循环所引起的。

影像学表现：

（1）X线：初期仅见肺纹理增多，约在第二周才出现典型粟粒样结节，表现为广泛均匀分布于两肺的粟粒大小的结节状密度增高影。其特点为病灶分布均匀、大小均匀和密度均匀，即"三均匀"表现。由于病灶数量多且分布密集，两肺野可呈磨玻璃样改变。分布密集的粟粒样结核可将肺纹理遮盖，使正常的肺纹理不易辨认。大小一致的粟粒样致密影，其直径为1～2 mm，境界较清楚，若为渗出性病灶则其边缘不清。晚期粟粒状密度增高影常有融合的倾向。

（2）CT：易显示粟粒样结节，尤其HRCT可清晰显示弥漫分布的粟粒性病灶，更好地显示粟粒样结节"三均匀"的特点。

❷ 亚急性及慢性血行播散性肺结核

亚急性及慢性血行播散性肺结核（subacute & chronic hematogenous disseminated pulmonary tuberculosis）是由于较少量的结核分枝杆菌在较长时间内多次侵入血液循环所致。

影像学表现：

（1）X线：病灶大小不一，从粟粒大小至直径1 cm左右；密度不均，渗出增殖性病灶，密度较高，边缘较清楚，钙化灶密度更高，边缘锐利；分布不均，老的硬结钙化病灶大都位于肺尖和锁骨下，新的渗出增殖性病灶大都位于下方。此即"三不均匀"，与急性粟粒型肺结核的"三均匀"不同。少数病例的粟粒病灶融合，产生干酪样坏死，形成空洞和支气管播散，X线的表现更多样而复杂。

（2）CT：在显示病灶分布、大小、密度方面较X线更加敏感，亦可显示细小的钙化灶及结节的融合情况。

（三）继发性肺结核

继发性肺结核（secondary pulmonary tuberculosis）是肺结核中最常见的类型，大多见于成人。本病多为静止的原发病灶重新活动，即内源性感染引起；偶为外源性再度感染引起，即结核分枝杆菌再次从外界吸入肺部，但是由于机体已产生特异性免疫力，结核分枝杆菌不再引起淋巴结广泛干酪性病灶，故肺门淋巴结一般不大。病变趋向局限于肺的局部，多在肺尖、锁骨下区及下叶背段。

影像学表现：

① X线

继发性肺结核的X线平片表现与病变性质有关。

（1）渗出浸润为主型：病灶大多呈斑片状或云絮状，边缘模糊，好发于上叶尖后段和下叶背段，以尖后段最多见。病灶可单发或多发，局限于一侧或两侧肺尖和锁骨下区。空洞可为薄壁、张力性、干酪厚壁和纤维空洞等。其他肺野有时可见较广泛的或散在的播散灶，表现为大小不等的斑点状和斑片状影。

（2）干酪为主型：包括结核球和干酪性肺炎。①结核球为干酪性病变被纤维组织所包围而成的球形病灶，也可因空洞的引流支气管阻塞，其内为干酪样物质所充填而成，呈圆形或椭圆形；好发于上叶尖后段与下叶背段，多为单发，少数多发，大小多为2~3 cm。结核球轮廓较光滑，少数可呈浅分叶状；密度较高且较均匀，但其内的干酪样物质可液化并经支气管排出后形成空洞，形态不一，以厚壁多见。部分结核球内可见成层的环形或散在的斑点状钙化。近胸膜的结核球，在病灶与胸膜间有时可见索条状粘连带。结核球邻近的肺野可见散在的增殖性或纤维性病灶，称为卫星病灶。②干酪性肺炎为大量结核分枝杆菌经支气管侵入肺组织而迅速引起的干酪样坏死性肺炎，表现为肺段或肺叶实变，轮廓较模糊，与大叶性肺炎相似，但以上叶多见。肺叶体积常因肺组织广泛被破坏而缩小。有时在同侧和（或）对侧肺内，可见经支气管播散的小结节或斑片状边缘模糊阴影。

（3）空洞为主型：以纤维厚壁空洞、广泛的纤维性病变及支气管播散病灶组成病变的主体。该型患者痰中可查出结核分枝杆菌，是结核病的主要传染源。锁骨上下区可见不规则慢性纤维空洞，周围伴有较广泛的索条状纤维性改变和散在的新老不一的病灶。在同侧和对侧肺内多可见斑点状的支气管播散病灶。广泛的纤维收缩，常使同侧肺门上提，肺纹理垂直向下呈垂柳状，可合并支气管扩张。未被病变所累及的肺组织呈代偿性肺气肿表现。多可见病灶邻近胸膜增厚粘连。广泛纤维化及胸膜增厚引起同侧胸廓塌陷，邻近肋间隙变窄，纵隔向患侧移位，肋膈角变钝，同时可伴有横膈幕状粘连。

② CT

继发性肺结核CT表现同样与病变性质有关。

（1）渗出浸润为主型：表现为结节状或呈不规则斑片状影，边缘模糊，密度不均匀，部分病灶内可见小空洞。增殖性病灶密度较高，边缘清楚，病灶内或周围可见不规则钙化灶。浸润性病变常与纤维化并存，可伴有邻近的支气管扩张，有时也可见局限性肺气肿表现。

（2）干酪为主型：表现为上肺大叶性实变，其内可见多个小空洞，下肺常可见沿支气管分布的播散病灶。结核球呈圆形或类圆形，多数密度不均，其内常可见钙化，有时可见小空洞；边缘清楚，部分可呈浅分叶状，少数可见毛刺征或胸膜凹陷征，周围常可见卫星病灶；CT增强扫描无强化或仅出现边缘环形强化。

（3）空洞为主型：空洞病灶周围有较多的索条状致密影，常见钙化，肺纹理粗乱扭曲，可见支气管扩张病变，同侧和对侧肺野可见新旧不一的结节状支气管播散病灶，典型者出现"树芽征"。纵隔向患侧移位，常伴明显胸膜增厚及相应部位的胸廓塌陷。

3 MRI

渗出及干酪性病变一般呈较高信号，增殖病灶可呈中等信号，纤维化病灶呈低信号，钙化呈低信号。结核球在T_1WI及T_2WI上多为中等信号，如出现空洞，则为低信号。空洞为主型继发性肺结核的肺组织大量纤维化，T_1WI及T_2WI上均呈较低信号或低信号，空洞内气体呈极低信号。

（四）支气管结核

支气管结核（bronchial tuberculosis）是由于结核分枝杆菌侵入气管或支气管黏膜、黏膜下层、肌层及软骨而引起的，是结核病的一种特殊类型。本病常同时并发活动性肺结核，主要好发于青年女性，男女比例约为1：2~1：3。其感染途径主要为：①肺结核病灶或空洞中结核分枝杆菌随患者排痰直接感染支气管黏膜；②结核分枝杆菌通过血行途径感染支气管黏膜；③结核分枝杆菌通过结核空洞向周围支气管黏膜播散；④结核性淋巴结炎穿破邻近支气管壁。

影像学表现：

1 X线

在病变初期可无异常表现，或仅表现为肺纹理稍增多、紊乱。随着病变进展，支气管狭窄程度加重甚至闭塞，主要表现为支气管管腔不规则性或向心性狭窄、扭曲，其远端可见肺不张、阻塞性肺炎或局限性肺气肿，而病变支气管肺门端无明显肿块影，沿支气管播散可出现结节影。

2 CT

CT可清楚地显示病变支气管的部位、累及范围、程度以及纵隔、肺门、肺内病变。主要表现为支气管壁不规则增厚，内可见多发钙化，管腔不同程度狭窄，且病变支气管范围较广，可累及多支；增强后管壁可见较明显强化，而管腔内增厚的纤维组织和干酪样坏死无强化。常合并：①阻塞性肺气肿。由于病变支气管狭窄，其远端肺组织出现过度充气，形成肺气肿，与正常肺组织分界清晰；早期可由于支气管远端内有黏液栓或干酪样物质堵塞，肺气肿组织内出现条状或指套状高密度影。②阻塞性肺炎。其表现为大片状实变影，其内可见多发无壁透亮区。③阻塞性肺不张。阻塞性肺炎严重时可出现阻塞性肺不张，呈楔形肺段性实变影。④结核性支气管播散灶。其表现为以小叶为中心的多发小结节影，呈"树芽征"。

（五）结核性胸膜炎

结核性胸膜炎（tuberculous pleuritis）可见于原发性或继发性结核。胸膜炎可与肺结核同时发生，也可单独发生。结核性胸膜炎多系邻近胸膜的肺内结核灶直接蔓延所致，也可以是弥散至胸膜的结核菌体蛋白引起的过敏反应。临床上将其分为干性及渗出性结核性胸膜炎，本部分主要叙述渗出性结核性胸膜炎。

渗出性结核性胸膜炎多发生于初次感染的后期，此时机体对结核分枝杆菌处于高敏状态，易产生渗液，其他类型结核也可发生。本病多为单侧发生，液体一般为浆液性，偶为血性。胸腔积液通常为游离性，也可以为局限性。病程较长者，有大量纤维素沉着，引起胸膜增厚、粘连或钙化，也易引起包裹性胸腔积液。

影像学表现：

❶ X线

（1）游离性胸腔积液：液体可随体位变化而在胸膜腔自由移动和分布。立位检查时，少量积液时可见肋膈角变钝。中等量积液后在前位胸片上，液体影越向上越淡。液体上缘呈凹面向上的弧线影，外高内低。大量积液时，整个一侧胸腔呈致密影，或仅于肺尖见到部分肺组织。患侧肋间隙增宽，纵隔向健侧移位。

（2）肺底积液：在立位胸片似患侧横膈升高，但"膈顶"的最高点在外1/3；卧位摄片可见病变呈均匀一致性密度增高影，正常横膈清晰可见。

（3）叶间积液：在侧位上表现为叶间裂区密度均匀的梭形致密影。

（4）包裹性积液：切线位投照时，表现为扁丘状或半圆形均匀密度增高影，其基底紧贴胸壁内缘，内侧突向肺野，边界清楚。

❷ CT

少量游离性积液表现为沿后胸壁的弧线状均匀致密影，当积液量增加时，可呈半月形。较大量的胸腔积液可将肺压迫向内形成不同程度的肺不张。

❸ MRI

积液在T_1WI上呈低信号、中等信号或高信号影，这与积液内蛋白含量或有无出血有关，蛋白含量越高，T_1WI上信号就越高。血性胸腔积液由于亚急性期大量游离稀释的正铁血红蛋白形成，T_1WI上呈明显高信号。各种性质积液在T_2WI上均表现为高信号。

第三节　呼吸系统病变超声诊断

一、胸膜疾病的诊断

（一）胸腔积液

❶ 病理

胸腔积液（pleural effusion，PE）可分为渗出性和漏出性两种。前者因胸膜内感染和各种刺激所引起，多继发于肺、胸膜或纵隔炎症和肿瘤，少数由腹内炎症（如膈下脓肿等）波及。渗出液可以是稀薄的浆液性、浆液纤维蛋白性或黏稠脓性，有时呈血性、乳糜性或胆固醇性。后者常由于肝、肾疾病及心功能不全所引起。胸膜腔内脓性渗出液潴留称为脓胸。

❷ 临床表现

年轻患者胸膜炎多为结核性，中年以上患者可能为恶性肿瘤，有心力衰竭者应考虑为漏出性积液。炎性积液者多伴胸痛和发热。胸腔积液量≥500 mL时，可感到胸闷，大量积液时有心悸、气促等症状。

❸ 超声检查

（1）游离性胸腔积液：正常时脏壁两层胸膜合二为一，呈一光滑的回声带，其间的微量液体不易被测出。当胸腔积液时，胸膜的壁层与脏层分开，两层间出现无回声区，这是胸腔积液声像图最基本、最重要的征象。两层胸膜分离的范围与宽度视积液量而定。①少量积液：因重力作用位于胸腔底部，于肺底与膈肌之间呈现长条带形无回声区，位于后侧肋膈窦的液性暗区呈三角形。其形态和宽度随呼吸、体位而变动，具流动性：吸气时肺下叶膨胀，液体被挤压分散，肋膈窦液区变小或消失；呼气时又重现或增大；健侧卧位时液体流向内侧，外侧液性区变小或消失。②中等量积液：液性区上界不超过第六后肋水平，胸腔积液超出肋膈窦向上扩展，压迫肺下叶，液性区范围增大，深度加宽。由于重力作用，坐位时呈上窄下宽分布。呼吸及体位变动时，液性无回声区的深度和范围也随之改变，胸廓下部液性无回声区深吸气时增宽，胸廓上部变小，呼气时则相反。由坐位改为仰卧位，液体下注至背侧，肺上浮，因此腋后线胸腔积液无回声区最大，腋中线及腋前线胸腔积液厚度减少或消失。③大量积液：液性区上界超过第六后肋水平，肺被压部分或全部向肺门纵隔方向萎缩，体积变小，膈肌下移，膈回声光带变平。心脏向健侧移位，大部分胸腔呈液性无回声区，此时呼吸和体位改变，对胸腔积液无回声区厚度影响不大或变化甚微。萎陷的肺呈均匀弱回声，中心部可见支气管的残留气体强回声，深吸气时增多。

胸腔积液的透声性80%是清晰的，多为漏出液或早期浆液性渗出液。约有20%透光性较差，多属浆液纤维蛋白性渗出液、血液或脓液，因此在液性无回声区中可有长短不定的细纤维带状回声，漂浮于胸腔积液中，左侧与纵隔邻近时，可有与心搏一致的有节律的摆动，或两端与胸膜粘连，大量纤维渗出并沉积在一起，互相构成网格状。这种现象常见于结核性及化脓性胸腔积液中。肋膈角回声，在漏出液或初期渗出液呈锐利清晰三角形；渗出液出现纤维索沉着，胸膜增厚，则逐渐模糊，呈毛玻璃样或肋膈角变钝闭塞。在胸膜上出现乳头状或结节状突起者，多见于肿瘤性或结核性胸腔积液中。如需明确胸腔积液性质，应在超声引导下进行胸腔穿刺，送检胸腔积液常规、生化、结核PCR（结核分枝杆菌基因检查）及脱落细胞检查。

（2）局限性胸膜积液。①包裹性胸腔积液（encapsulated pleural effusion）：胸腔积液在胸壁与肺之间，局限于一处，形成大小不等的圆形、卵圆形或半月形无回声区，凸向肺内，与肺野间分界清楚，近胸壁侧基底较宽，两端呈锐角。腔壁增厚，内壁多不光滑，有时腔内有分隔，并可见粗大点状或条状回声，液体无流动性表现。②肺底胸腔积液

(diaphragmatic pleural effusion)：从肋缘（剑突）下探测容易显示，无回声区在肺底与膈之间呈条带状或扁平状，凸向膈上，边缘清楚，肺侧边缘回声增强，有包裹时变换体位无回声区大小不变。③叶间积液：胸腔积液位于叶间裂，为小范围的局限性积液，呈外窄内宽的片状无回声区，超声较易漏诊。

（3）化脓性胸膜炎（suppurative pleurisy）：简称脓胸，急性脓胸多继发于邻近器官感染，如肺炎及肺化脓症，少数由食管穿孔或膈下脓肿蔓延而来；慢性脓胸多为结核性或由于急性脓胸引流不畅延误治疗的结果。脓胸时，胸腔积液呈混浊黏稠脓性或干酪样，腔壁增厚，常呈包裹性，有时可发生钙化。有时脓腔内容物稠稀分层。声像图表现，液性暗区内有漂动的散在高回声点，随体位变动和剧烈振动而移动；脓汁稠厚处则呈不均匀弱回声或高回声，反复转动患者身体，分层现象消失，代之以弥漫性弱回声，且有漂浮和翻滚现象。壁胸膜、脏胸膜呈不规则性增厚，回声增强，胸膜钙化时，可见局限强回声并伴声影。超声引导下穿刺置管引流已成为胸腔积脓最有效的治疗方法。

4　临床价值

超声对胸腔积液的诊断有重要临床价值，它可帮助定位、定量、指导穿刺引流以及鉴别胸部X线密度增强阴影是胸膜增厚、肺实质性病灶，还是胸腔积液或包裹性积液。少量胸腔积液X线难以诊断时，超声探测肋膈角内有液性暗区即可明确诊断。

（二）气胸

1　病理

胸膜腔内积气称为气胸。气胸的形成多由于肺组织、支气管破裂，空气进入胸膜腔，或因胸壁伤口穿破胸膜，胸膜腔与外界沟通，空气进入所致。气胸通常分为三大类：自发性气胸、创伤性气胸和人工气胸。

2　临床表现

起病大多急骤，典型症状为突发胸痛，继而胸闷或呼吸困难，并可有刺激性干咳。

3　超声检查

气胸的主要超声表现是动态观察时缺乏肺的呼吸移动，即无肺滑动征，胸膜间隙消失，呈粗糙的强反射回声，无彗星尾征（B线）。存在液气胸时，可有移动的液气平面，液体内的气泡呈高回声反射。

4　临床价值

肺滑动征消失提示存在气胸的可能。B线消失不能成为气胸极有价值的诊断标准，但是如果B线存在常可以排除气胸的诊断，证明脏胸膜和壁胸膜之间存在黏附，排除气胸的真阴性率可达到100%。

（三）胸膜肿瘤

原发性胸膜肿瘤中，以间皮瘤（mesothelioma）最常见，其他如纤维瘤、脂肪瘤、血管瘤较为少见。转移性胸膜肿瘤比原发性多见，常为肺癌、食管癌、纵隔恶性肿瘤、乳腺癌等经血行转移或直接侵犯所致。

1 胸膜间皮瘤

（1）病理：胸膜间皮瘤（mesothelioma of pleura）起源于胸膜间皮细胞或胸膜下结缔组织，按生长方式分为局限性纤维性间皮瘤和弥漫性恶性间皮瘤两种。前者80%为良性，多为单发，30%～50%肿瘤有短蒂，肿瘤呈圆形有包膜，大小不等，最大直径可达30 cm；肿瘤坚实，切面呈灰黄色，不向周围浸润，一般不产生胸腔积液。后者常以大片灰黄色肿瘤充填一侧胸腔，包围和压缩肺；肿瘤组织为上皮性，可发生出血、坏死症状；多伴有浆液性、浆液血性或血性胸腔积液和胸膜增厚，容易向膈肌、肺门、纵隔、心包浸润扩展。

（2）临床表现：局限性间皮瘤多无明显不适或仅有胸痛、活动后气促；弥漫性间皮瘤有较剧烈胸痛、进行性呼吸困难、消瘦等症状。

（3）超声检查。①局限性间皮瘤：肿瘤与胸壁相连，呈圆形或扁平形，有完整包膜回声，内部为较均匀的实质性低回声，基底宽，与胸壁夹角多呈钝角，有时可见小的囊性病变所产生的无回声区和钙化强回声。肿瘤邻近胸膜可均匀或不规则增厚。恶性者一般轮廓不规则，内部回声不均匀。当伴有胸腔积液时，肿瘤显示更为清晰。②弥漫性恶性间皮瘤：胸膜弥漫性增厚，可达膈上而包裹肺。肿瘤多呈结节或结节融合状低回声，边界不规则，与胸壁界限不清。较大者，内部回声不均匀，发生坏死、出血时可有灶性无回声区。肿瘤后部多有衰减，常伴有血性胸腔积液。

2 胸膜局限性纤维性肿瘤

（1）病理：胸膜局限性纤维性肿瘤（localized fibrous tumor of pleural，LFTP）起源于间皮下结缔组织，66%～80%来源于脏胸膜。

（2)-临床表现：临床上一般无临床症状，少数也可出现胸部症状，如胸痛、呼吸困难等。

（3）超声检查：声像图上显示为紧贴胸膜的实性低回声结节，多呈圆形或椭圆形，较小者内部回声均匀，较大者内部回声不均匀，发生坏死出血时可见灶性无回声区，良性者边界清晰，恶性者呈侵袭性生长，一般无钙化，部分肿瘤合并同侧胸腔积液。

（4）临床价值：胸膜肿瘤的声像图均缺乏特异性，应与包裹性胸腔积液、石棉肺的胸膜斑和弥漫性胸膜增厚恶性淋巴瘤等鉴别。定性诊断需依靠超声引导下穿刺活检。

3 转移性胸膜肿瘤

（1）病理：转移性胸膜肿瘤（metastatic pleural tumor）较原发性多见，多数为血行转移，少数为邻近器官恶性肿瘤直接侵犯所致。原发肿瘤最多为肺癌，其次为乳腺癌、纵隔肿瘤、卵巢癌及胰腺癌等，壁胸膜、脏胸膜均可受累，转移灶常为多发性。

（2）临床表现：转移性胸膜肿瘤常因发生胸腔积液而出现胸痛、呼吸困难等症状。

（3）超声检查：转移性胸膜肿瘤的声像图显示，肿瘤通常位于脏层和（或）壁层胸膜表面，单发或多发；多合并胸腔积液，呈结节样或乳头状，内部回声为低–中等回声，胸膜侧基底宽，与胸膜呈钝角，也可表现为局部胸膜明显不均匀增厚，表面不光整，向胸腔内凸出。彩色多普勒检查中肿瘤内多能检测到血流信号。转移瘤通常与周围组织边界欠清，有时可导致胸膜粘连。

二、肺部疾病的诊断

目前肺组织病变的诊断主要依靠X线、CT、MRI及支气管镜检查。超声检查因受肺内气体的干扰及肋骨、肩胛骨等的影响而受到限制。当肺内占位性病变接近胸壁或存在大片肺实变、不张或有胸腔积液存在时，超声检查对肺内的相应病变诊断及鉴别诊断有较高价值，成为又一新的辅助检查手段，正逐渐受到临床重视。

（一）肺肿瘤

在肺肿瘤的影像学诊断中，超声检查是一种有价值的补充。超声检查对肺肿瘤的诊断有助于判断病变性质、对肿瘤进行分期、引导穿刺活检、评估外科手术及监控治疗效果。

❶ 肺癌

（1）病理：根据肺癌细胞的分化程度形态特征，肺癌（primary bronchogenic carcinoma）可分为鳞状上皮细胞癌（简称鳞癌）、小细胞未分化癌、大细胞未分化癌、腺癌、混合型肺癌等，其中鳞癌最常见，约占50%，其次为腺癌、小细胞未分化癌。小细胞未分化癌是恶性程度最高的肺癌。根据肿瘤发生部位，肺癌分为中央型、周围型和弥漫型3类。中央型是指癌肿发生在肺段以上的支气管，即发生在段支气管和支气管的肺癌；周围型是指发生于段以下支气管的肺癌；弥漫型是指癌肿发生于细支气管或肺泡，多弥漫地分布于两肺。

（2）临床表现：主要临床症状有咳嗽、胸痛、咯血痰、呼吸困难及感染发热。有时无症状，偶由胸部透视被发现。

（3）超声检查

1）二维图像特征：肺癌肿块呈结节状或不规则类圆形团块，内部呈实质性弱回声或等回声多见，轮廓清晰。腺癌多呈弱回声或等回声，较均匀；鳞癌多较大，强弱不均；小细胞未分化癌多呈均匀弱回声或无回声。较大肿瘤或合并出血坏死者，则内部回声不均匀，并可见内壁不光滑的无回声区。与支气管相通的空洞，有时在无回声区中，可见不规则点状强回声。

2）胸膜、胸壁受侵犯：肿瘤对胸膜、胸壁的侵犯程度，是临床分期、判断手术适应证、决定治疗方式、判定预后的依据。在声像图上，仅脏胸膜受累，脏胸膜线状回声中断、增厚或消失，呼吸时肿瘤尚可随肺移动。肿瘤累及壁胸膜有粘连或侵犯胸壁时，肿瘤与胸壁分界不清，呼吸时肿瘤与胸壁同步运动或无活动（表1-1）。

表1-1　肺癌胸膜、胸壁侵犯分期及超声征象

分期	病理所见	超声征象
P0	癌组织未达脏胸膜表面	肿瘤表面有非含气肺组织且不与胸膜连续
P1	癌组织已达脏胸膜	肿瘤与脏胸膜相连，但胸膜平滑、连续，无增厚及纤维素形成
P2	癌组织超越脏胸膜表面	脏胸膜回声中断、缺损、增厚，有纤维素沉着，但呼吸时肿瘤可移动
P3	癌组织侵入壁胸膜及相邻胸壁和纵隔脏器	肿瘤与壁胸膜粘连，胸膜回声消失、增厚，呼吸时肿瘤移动受限或消失

3）特殊位置肺癌检查：①中央型肺癌，超声检查一般较困难，当肿瘤引起叶、段支气管阻塞时，以实变肺为超声窗，常可显示肿瘤。声像图上肿瘤呈结节状、团块状或形态不规则状，内部呈实质性弱回声，分布均匀或不均匀，边界多较清晰，位于实变肺近肺门的一端。左侧中央型肺癌，肿瘤团块有时在左室长轴及胸旁四腔观上，于左房后上方出现实质性肿块，内部均匀或不均匀，左房受压，后壁向腔内隆起呈弧形。肿瘤阻塞的外周肺实变内可显示扩张增宽的支气管液相，肿瘤压迫肺门部可见肺内动脉支扩张，彩色多普勒血流成像（CDFI）可显示高速血流。合并中至大量胸腔积液时，中央型肺癌位于肺门部的肿块更易被显示。②膈肌附近肺底部肺癌，于肋缘（剑突）下探测，在膈肌的条带状回声上方，可见边界清楚的弱回声实质肿块，内部均匀或不均匀，形态不定。胸膜未被波及时，膈肌回声带光滑、平整；肿瘤侵及胸膜及膈肌时，出现局限性增厚，膈回声带中断缺损，深呼吸时肿瘤随膈一起活动。可有局限性肺底积液无回声区。

4）彩色多普勒血流成像（CDFI）检测：肺癌病灶内部及周边可检出低速、低阻有搏动性血流、连续性低速血流或出现动静脉瘘血流信号，部分血流可伸向肿瘤内。

5）超声造影检查：由于肺双重血供的起源不同，超声造影剂的到达时间也有差别。正常人右心在注射造影剂后 1~5 s 开始显影（提示肺动脉期），而左心在 8~11 s 开始显影（提示支气管动脉期），因此病灶内造影剂的增强时间小于 6 s 常提示肺动脉供血，相反大于 6 s 提示支气管动脉供血。病灶的增强程度以脾脏增强程度为参照，高于其增强程度定义为明显增强，反之为轻微增强。

由于肺癌的血供主要来源于支气管动脉，偶有肺动脉参与供血，因此肺癌在"肺动脉期"呈无或轻微增强，而在"支气管动脉期"呈轻微或明显增强，该特征性表现是超声造影诊断肺癌的重要依据。造影动态增强后主要表现为肺癌内部及边缘的新生血管走形扭曲、紊乱，呈典型"螺旋状"。这些新生血管的生成与肿瘤增强程度密切相关，研究表明腺癌增强程度高于鳞癌。

6）食管内镜超声检查：用于判定肺癌淋巴结转移和中心型肺癌对邻近大血管的浸润程度。声像图上，可见血管受压变形，肿瘤浸润和包绕血管，血管搏动和呼吸时，血管与肿瘤间的滑动消失。肺门周围及纵隔淋巴结肿大。

（4）临床价值：超声对早期肺癌、弥漫性及中央型肺癌难以显示。此外，胸骨和肩胛骨等的掩盖区、纵隔胸膜、脊柱旁深部等区域也是超声检查的盲区。唯有对邻近胸壁的周围型肺癌，肿瘤与脏胸膜间肺组织较薄（≤1.0 cm）或发生阻塞性肺实变，以及合并胸腔积液者，超声才能显示出肿瘤病灶。CDFI 对判定肿瘤的良恶性、观察肺癌化疗及放疗疗效有重要意义。目前临床上仍需依靠穿刺活检明确病理性质，超声引导下肺占位病变的活检操作简便，能避开支气管、血管，成为更安全有效的方法，临床上有较高的实用价值。

❷ 肺错构瘤

（1）病理：肺错构瘤（hamartoma of lung）是肺正常组织胚胎发育障碍所形成的肿瘤样病变，起源于肺周围支气管组织。肿瘤主要由软骨和纤维组织构成，可含上皮、平滑肌、脂肪及骨组织等，可发生钙化；一般为单发，呈圆形或分叶状，有包膜，大小不一。周围型错构瘤多位于肺的边缘部胸膜下，与正常肺组织分界清楚。

（2）临床表现：肺错构瘤生长极慢，多无症状，偶在X线检查时被发现。

（3）超声检查：肺错构瘤的声像图显示，肿瘤呈均匀或不均匀性低回声，中心部可有条束状高回声，肿瘤的边界清晰光滑整齐，有时边缘可见钙化，呈圆形或椭圆形，后部回声减弱，很少侵犯胸壁。纤维型错构瘤可有囊性变，出现不规则无回声区。肺错构瘤应与炎性假瘤、结核球、肿瘤等鉴别。

③ 先天性肺囊肿

（1）病理：先天性肺囊肿（congenital pulmonary cyst）一般为先天性支气管潴留性囊肿，可分为单房或多房性，囊液澄清或为血性，囊壁菲薄，表面光整，内层有纤毛上皮或柱状上皮细胞被覆，外层有腺体、平滑肌、软骨和纤维组织。一般囊肿不与支气管相通。

（2）临床表现：小囊肿一般无症状，囊肿过大压迫邻近组织或纵隔，产生呼吸困难；发生感染时有发热、咳嗽、咳痰等症状。

（3）超声检查：较大的邻近胸壁的囊肿，声像图上显示囊肿呈圆形，边界清楚，内部为无回声区，囊壁光整，回声较高，后壁回声增强。与支气管相通的含气囊肿，上部可见强烈气体回声，下部为液体无回声区。合并感染时，与肺脓肿相似，囊肿壁增厚，内部回声不均匀。

④ 支气管腺瘤

（1）病理：支气管腺瘤（bronchial adenoma）为良性肿瘤，有恶变倾向。从病理分类，支气管腺瘤有癌型和唾液腺型两种，前者多见。该病好发于大支气管，右侧多于左侧，多数患者可以在支气管镜下探及；约3/4属于中央型支气管腺瘤，1/4属于周围型支气管腺瘤。

（2）临床表现：临床上多发生于30～40岁人群，女性多于男性，多无症状，少数可出现反复咯血、阻塞性肺不张症状。

（3）超声检查：周围型支气管腺瘤位于胸膜下时超声可显示，呈圆形，可有浅分叶，内部回声多为均质等回声，多无钙化，后壁回声清楚，多无衰减；恶变时，包膜不完整，内部回声不均质。中央型支气管腺瘤只在伴有肺实变时才可被超声探及，腺瘤向支气管内呈息肉样生长，超声可观察其形态及大小。

⑤ 肺棘球蚴病

（1）病理：肺棘球蚴病（pulmonary echinococcosis）又称肺包虫病（pulmonary hydatidosis），见于我国西北地区，系感染细粒棘球蚴或多房棘球蚴所引起，好发于右肺下叶，易破入支气管合并感染。

（2）临床表现：患者一般无症状，继发感染时则有发热、咳嗽、胸痛等症状。

（3）超声检查：肺包虫囊肿多为圆形、卵圆形，边界清晰，囊壁厚而规则，典型时见环形强回声钙化，囊肿随呼吸稍有变形。囊肿常为多房性，并可见"囊中囊"，也称"母子囊"。囊内多为无回声液性暗区，内可见强回声漂浮物，系脱落的囊壁组织，与支气管相通时，囊内可见气体反射。囊肿破入胸腔则可见部分囊壁残缺，胸腔内大量胸腔积液伴点片状强回声。

（二）肺炎症性病变

①肺脓肿

（1）病理：肺脓肿（lung abscess）是肺的化脓性炎症，发生坏死、液化时形成的。脓汁形成后积聚于脓腔内，张力增高，最后破溃到支气管或胸膜腔内。前者咳出大量脓痰，空气进入脓腔，形成脓气腔；后者产生脓气胸。邻近肺边缘的脓肿，常发生局限性胸膜炎，引起胸膜粘连和渗出。

（2）临床表现：有高热、胸痛、咳嗽、咳痰、气短等症状。

（3）超声检查：肺脓肿的声像图显示，早期脓肿病灶呈类圆形，边界不清，内部呈不均匀弱回声，并可见含气小支气管强回声。坏死液化，脓肿形成后，病灶中心部可见不规则无回声区，脓腔周围回声增高；有纤维包膜形成时，边界回声较清楚。脓肿与支气管相通时，脓肿上方可见气体为强回声反射，下方可见脓汁及坏死物质为弱回声的分层现象。合并胸膜腔积液或脓胸时，则可见胸膜增厚及包裹性或游离性液性暗区。

（4）临床价值：超声引导下抽吸获取样本进行病原学检查具有重要意义。

②肺结核

（1）病理：肺结核（pulmonary tuberculosis）是常见的肺部疾病。结核病灶以慢性增生、渗出和肉芽肿型病变为特征，继之发生干酪样变、液化及空洞形成，并可继发胸膜炎和其他器官结核。

（2）临床表现：有低热、乏力、体重减轻、咳嗽、咯血、胸痛和呼吸困难等症状。

（3）超声检查。①结核球：声像图上，多显示为不均匀实质性团块，呈圆形或椭圆形，轮廓较清晰，边缘光整，周边部回声较强，中心部分干酪样呈弱回声。空洞液化部分为无回声区，并有较厚的弱回声壁。有钙化的结核球时，可见点状强回声。②干酪性肺炎：声像图上，病灶区显示为较均匀弱回声，病灶内可见含气支气管的管状或点状强回声。③慢性纤维空洞型肺结核：病灶区呈不规则回声，强弱不等，空洞内显示为强烈气体回声。病灶边界不清，常可见胸膜增厚。心脏向病灶侧移位，双侧肺受损，常有右心系统内径增大、肝淤血、肝静脉增宽等改变。

（4）临床价值：肺结核的诊断，主要依赖X线、CT检查。超声检查对某些类型结核也只是起辅助诊断作用，如大片的干酪性肺炎、慢性纤维空洞型结核、接近胸壁的结核球、合并胸腔积液的浸润型肺结核和结核性胸膜炎等。

③肺炎

（1）病理：肺炎（pneumonia）可由多种病原体引起，由肺炎双球菌引起的大叶性肺炎，病理改变为肺泡内和间质炎症细胞浸润，浆液纤维蛋白渗出，继而发生肺实变，最后溶解咳铁锈色痰，病灶吸收而愈。

（2）临床表现：临床上起病急，有高热、寒战、胸痛、咳嗽、呼吸困难、全身酸痛等症状。

（3）超声检查：声像图上大叶性或肺段性肺炎显示肺实变，内部回声增强（似肝脏回声），边界清晰，其内可见含气支气管的管状强回声（支气管气相），后方有时出现彗星尾征和含液支气管所形成的管状无回声（支气管液相），以及由肺实质内残留空气所引起的散射点状强回声等三项改变；胸膜回声光滑连续或轻度凹陷，部分可有少量胸腔积液。彩色多普勒超声检查可于支气管旁显示肺动、静脉血流图和频谱。

（4）鉴别诊断：阻塞性肺不张的支气管气相常常是固定的，多数分散的强回声光点分散在肺组织内，而移动的支气管气相是肺炎的重要征象。

（5）临床价值：超声对于肺炎的诊断准确性优于胸部X线片，与CT的诊断准确性一致，对于评估疾病的病程尤其是妊娠期妇女及儿童有较大意义。

（三）肺水肿

❶ 病理

肺水肿（pulmonary edema）是由于某种原因引起肺内组织液的生成和回流平衡失调，使大量组织液在短时间内不能被肺淋巴和肺静脉系统吸收，积聚在肺泡、肺间质和细小支气管内，从而造成肺通气与换气功能严重障碍。肺水肿按解剖部位分为心源性和非心源性两大类。

❷ 临床表现

突然起病、呼吸困难、发绀、频繁咳嗽、咯大量泡沫样痰，双肺有弥漫性湿啰音，X线表现呈两肺蝶形片状模糊阴影。

❸ 超声检查

由于肺组织中液体量增加，超声在气体和液体的界面上产生强烈混响而形成的征象，也称彗星尾征、火箭征（B线），可出现单条或多条，可局限或弥散分布。B线的数量取决于肺的气液比例，也就是肺通气损失程度。无B线、孤立的B线或B线局限在膈肌上最后一个肋间时被认为是正常表现。B线间距在7 mm左右时（B7线），提示肺小叶间隔增厚，多为间质性肺水肿；B线间距在3 mm左右时（B3线），提示肺泡性肺水肿；弥漫性B线也称"白肺"，提示重度肺水肿。

❹ 临床价值

床旁超声检查能够在很大程度上提示间质增厚水肿的程度，而且方便易行，已经成为急诊室和监护病房的必备检查手段。

（四）肺隔离症

❶ 病理

肺隔离症（pulmonary sequestration）是一种少见的先天性肺部疾病。本病特点是部分肺组织被胸膜包裹而与正常肺组织互相隔离，无正常支气管相通，其血液供应动脉来自胸主动脉或腹主动脉的异常分支，静脉回流到半奇静脉或门静脉系统。肺隔离症的肺组织中肺泡发育不全，没有功能。肺隔离症分肺内型和肺外型两种，肺外型77%位于肺下叶与膈之间，80%在左侧。

2 临床表现

此病多无症状，偶由胸部X线透视被发现。

3 超声检查

只有肺外型肺隔离症可用超声诊断。声像图上，多见于左、右下叶基底段，肺实变呈类三角形低回声区，其内可见多发散在液性暗区，呈蜂窝状，有较粗伴行血管进入肿块内，类似肝实质样肿块，边界清楚；彩色多普勒血流显像可见到异常供应动脉血流来自胸或腹主动脉时，即可提出拟诊。

（五）肺不张

1 病理

肺不张（atelectasis）指全肺或部分肺呈收缩和无气状态。根据病因分类，肺不张可分为压缩性肺不张和支气管阻塞引起的阻塞性肺不张，压缩性肺不张多由大量胸腔积液、气胸、胸腔内肿瘤所致。

2 临床表现

肺不张的临床表现主要取决于病因、肺不张程度和范围，以及并发症的严重程度等。可有胸闷、气急、呼吸困难、干咳等症状。

3 超声检查

肺不张表现为肺内部分或完全无气体时，形成实变图像。声像图上多表现为楔形的均匀高回声区域，其形态取决于被阻塞的支气管大小和部位。压缩性肺不张可见伴有含气支气管的管状强回声（支气管气相）或含液支气管的管状无回声（支气管液相）。彩色多普勒超声检查可清晰显示不张的肺组织内血流呈"树枝样"分布，从肺门或段支气管向外延伸。阻塞性肺不张的二维声像图和彩色多普勒超声表现与压缩性肺不张类似，但一般无含气支气管回声。

（六）肺炎性假瘤

1 病理

肺炎性假瘤（pulmonary inflammatory pseudotumor）为某些非特异性炎症慢性增生导致的肺内肿瘤样病变。其是由多种细胞成分组成的炎性肉芽肿，周围有假性包膜，边缘较光整。

2 临床表现

临床上常有间歇性干咳、胸痛、低热等症状，或可无任何症状，偶由X线检查被发现。

3 超声检查

声像图上，一般为单发性圆形或椭圆形结节，边界回声清晰，内部多为低回声，胸膜回声多较平整或轻度凹陷；连续观察其生长缓慢。本病应与结核瘤肺癌、错构瘤等鉴别。

第四节 典型病例影像分析

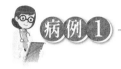

中央型肺癌

女性，65岁，主诉"发现左侧肺肿物3月余，咳嗽、胸闷1月余"就诊。患者无发热、咳嗽、咳痰、咯血、胸闷、胸痛等不适，无畏寒、乏力、盗汗、午后潮热等。实验室检查：白细胞计数为 8.29×10^9/L；肿瘤标记物中，神经元特异性烯醇化酶为45.52 ng/mL，癌胚抗原为1.52 ng/mL，糖类抗原125为10.89 U/mL，糖类抗原153为16.25 U/mL，非小细胞肺癌相关抗原为7.19 ng/mL。患者进行CT检查，见图1-1。

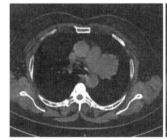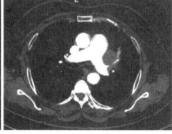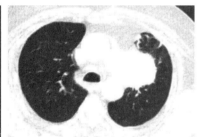

图1-1 CT图像

一、影像征象分析

（一）征象1

肿块表现：左上肺可见一团片状密影，密度欠均匀，其内可见更低密度液性坏死灶，左上肺支气管管腔大部分狭窄闭塞。

（二）征象2

邻近组织受侵：左上肺动脉及其分支受累。

（三）征象3

阻塞性肺炎：左上肺见多发斑片状模糊影及条索影。

（四）征象4

淋巴结肿大：左侧肺门及纵隔多发增大淋巴结，较大者短径约1.1 cm，可见强化。

（五）征象5

阴性征象：未见肺不张、"黏液支气管征"。

二、印象诊断

1.左上肺中央型肺癌并阻塞性炎症，左侧肺门及纵隔淋巴结转移，左上肺动、静脉受累。

2.考虑左肺下叶外基底段少许慢性炎症或纤维灶。

三、鉴别诊断

（一）支气管结核（又称支气管内膜结核）

支气管狭窄段较长，可跨叶，管壁凹凸不平，常有钙化，通常无肺门区肿块；所辖肺叶常见播散灶，有空洞时可时大时小，引起的肺不张经抗感染治疗可复张。

（二）支气管良性肿瘤

支气管的良性肿瘤很少见，通常表现为支气管腔内的软组织结节影，边界清楚，邻近支气管管壁无增厚，纵隔及肺门淋巴结无肿大；肿瘤较大时也可引起阻塞性炎症或肺不张。

（三）支气管内转移瘤

该病影像学表现多样。诊断及鉴别诊断需结合原发肿瘤病史。

四、手术结果

患者行支气管镜活检，病理可见送检穿刺组织中肿瘤细胞呈巢团状分布，瘤细胞核呈卵圆形及短梭形，核深染，核分裂多见，可见坏死。组织改变为恶性肿瘤，不除外小细胞肺癌，建议做免疫组织化学进一步诊断；免疫组织化学示组织改变为小细胞肺癌。

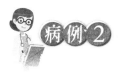

病例 2

周围型肺癌

女性，60岁，主诉"体检发现肺部结节半月余"来院门诊部就诊。患者于半个月前体检时发现右上肺结节，无明显咳嗽、咳痰，无气促、发热、咯血、胸闷、胸痛，无乏力、盗汗、四肢关节肿痛、皮疹。为进一步诊断治疗遂拟"肺部结节查因"收入我科，患者发病以来，精神、食欲尚可，睡眠一般，大小便正常，近3个月体重减轻2 kg。实验室检查：神经元特异性烯醇化酶为14.49 ng/mL，癌胚抗原为1.48 ng/mL，糖类抗原125为17.89 U/mL，糖类抗原153为11.29 U/mL，非小细胞肺癌相关抗原为2.60 ng/mL。患者进行CT检查，见图1-2。

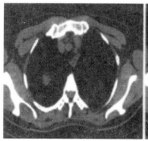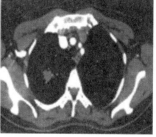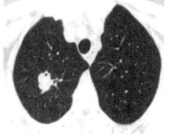

图1-2　CT图像

一、影像征象分析

（一）征象1

圆形肿块征：右上肺尖段见一大小约2.0 cm×2.4 cm类椭圆形软组织密度结节影，边缘欠光整。

（二）征象2

毛刺征：肿块边缘向周围肺实质内伸展的细短无分支的条状影，基底较粗，向外逐渐变细。肿瘤沿血管支气管向外侵犯，是肺癌的特征性征象。

（三）征象3

分叶征：较大的肿瘤多呈分叶状，一般密度较均匀。

（四）征象4

强化征：肿块明显不均匀强化，延迟期最明显。

（五）其他

阴性征象：未见支气管截断征及肿块内部坏死（壁较厚，内壁不光整，见结节状突起）及胸膜凹陷征。

二、印象诊断

右上肺尖段结节，考虑周围型肺癌可能性大。

三、鉴别诊断

（一）错构瘤

错构瘤是肺内良性肿瘤，患病男性多于女性。肿瘤多位于肺周边部，影像学表现为类圆形的边缘光滑锐利的结节，少数见浅分叶，无毛刺征，多为软组织密度，20%～30%可见钙化，典型者呈"爆米花征"。

（二）硬化性肺细胞瘤

硬化性肺细胞瘤是肺内少见良性肿瘤，中年女性多见。影像学表现为边缘光滑，少数见浅分叶，可见钙化灶，增强扫描强化明显，强化的程度与模式取决于瘤内构成情况。

（三）结核球

结核球患者临床常有低热、盗汗症状。影像学表现为病灶边缘光整，少数可见浅分叶，内部可见钙化，增强扫描无强化，周围常见卫星病灶。

四、手术结果

（右上肺尖段）送检肺组织见癌细胞排列成巢团状、腺泡状及索条状，组织改变为肺腺癌。免疫组织化学：CK7（＋）、TTF1/Napsin A（＋）、ALK（－）、ALK阴性对照（－）、C-met（＋）。

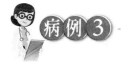
病例 3

支气管扩张症

女性，55岁，主诉"反复咳嗽、咳痰4年，加重2个月"。患者于4年前开始反复出现咳嗽、咳黄白痰，痰量多、黏稠，中间伴流涕，无胸痛、咯血，在当地医院反复就诊，经治疗症状可缓解，但症状反复，伴活动后气促，咳嗽频发时出现恶心呕吐；2个月前患者再次出现咳嗽、咳痰加重，伴发热。实验室检查：白细胞计数为 10.70×10^9/L。患者进行CT检查，见图1-3。

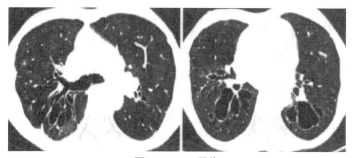

图1-3　CT图像

一、影像征象分析

（一）征象1

"轨道征"：两肺下叶支气管管壁增厚，管腔扩张直径大于对侧的同级支气管及邻近的肺动脉。可见在平行于扫描层面走形的支气管两侧壁增厚，形成平行线状，为"轨道征"。

（二）征象2

"印戒征"：可见垂直于扫描层面走行的支气管扩张的支气管环状透亮影与伴行的肺动脉形成"印戒征"。

（三）征象3

合并肺炎：在扩张的支气管周围可见片状高密度影，提示支气管扩张合并肺炎。

二、印象诊断

1.两肺中下叶支气管扩张。

2.两肺中下叶炎症。

三、鉴别诊断

（一）肺囊肿

肺囊肿为孤立性含液或含气的囊性病灶，壁薄且较光滑，但当继发感染时管壁也可增厚，此时应与囊状支气管扩张相鉴别。囊状支气管扩张多较局限，且囊状影与支气管相通。

（二）囊性纤维化

囊性纤维化是一种多器官受累的遗传性疾病，为欧美国家支气管扩张的常见原因，但在我国罕见。该病在肺部主要表现为广泛的支气管壁增厚及支气管扩张，支气管扩张以上肺为主或呈弥漫性；同时可伴有肺实变、节段性肺不张等。

（三）肺气囊

肺气囊多见于金黄色葡萄球菌肺炎，呈多个类圆形的薄壁空腔，影像学上变化很快，抗感染治疗后可吸收、消失。肺内常伴有浸润病灶或脓肿。

（四）变应性支气管肺曲菌病（ABPA）

本病是一种支气管、肺泡和肺间质对曲菌抗原产生的变态反应性疾病。临床常表现为哮喘、发热咳痰。实验室检查可见嗜酸性粒细胞增多。影像学上急性期表现为肺内实变影，实变影吸收后常残留支气管扩张，多可见支气管内的黏液嵌塞，以两上叶分布为主。慢性期表现为近端支气管扩张，曲张型和囊状支气管扩张为主，两侧对称，但远端支气管常不扩张。

（五）卡塔格内综合征

本综合征是常染色体隐性遗传病，属于原发性纤毛运动不良的一种，由纤毛动力蛋白缺如导致纤维运动障碍所致；以"支气管扩张、内脏转位、慢性鼻窦炎或息肉"为三联征，其中内脏转位必包括右位心。本病支气管扩张多发生于右肺中叶，多为柱状支气管扩张。若行胸部CT检查时发现右肺中叶支气管扩张及内脏转位，应想到此病的可能性，应进一步行鼻窦检查。

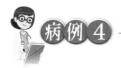

肺错构瘤

男性，50岁，主诉"间或胸部灼热感1月余"。患者1个月前自觉胸部灼热样不适，可耐受，间或发作，无咳嗽，无发热、气促等不适。行胸部CT检查，诊断为右上肺结节，未进行特殊处理，症状无明显变化。实验室检查：白细胞计数为 6.60×10^9/L，中性粒细胞比率为63.7%；肺肿瘤五项无异常。患者进行CT检查，见图1-4。

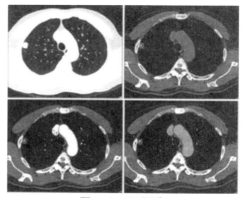

图1-4 CT图像

一、影像征象分析

（一）征象1

病灶表现：右上肺尖段见一类圆形实性结节影，浅分叶，边缘光滑，大小约1.7 cm×1.4 cm×1.4 cm，增强扫描前后CT值约35 Hu、41 Hu、43 Hu。

（二）征象2

钙化灶：病灶内见小结节状钙化灶。

（三）征象3

类似脂肪密度影：病灶内密度不均匀，见小斑片状低密度，平扫CT值约−5 Hu。

二、印象诊断

右上肺见孤立性肺结节（SPN），边界光滑，内见钙化灶及类脂肪密度影，考虑良性病变，错构瘤可能性大。

三、鉴别诊断

（一）周围型肺癌

病灶多有毛刺、分叶、胸膜凹陷征等，病灶较大者常出现坏死，密度不均匀，增强扫描强化程度多大于20 Hu。

（二）结核球

结核球与错构瘤相似，边缘光整，但周围常见"卫星灶"，部分可见环形强化。

（三）硬化性肺细胞瘤（PSP）

该瘤CT表现常为圆形或类圆形，边缘光滑，密度均匀，较少出现钙化，且强化明显，多大于90 Hu。

四、手术结果

冰冻切片：（右上肺结节）肺错构瘤。石蜡切片：（右上肺结节）肺错构瘤。

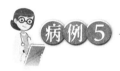

病例 5

结核球

男性，17岁，主诉"咳嗽、发热半个月"就诊。患者自诉于半个月前因受凉出现反复阵发性咳嗽、发热，干咳为主，呈单声咳，无明显时间规律性和节律性，发热于下午好发，最高体温38.89 ℃，发热前多伴畏寒，需要服用退热药才能消退，伴全身酸痛、乏力，食欲缺乏，无咳痰、盗汗、咯血、胸痛、气喘等症状。实验室检查：白细胞计数为11.50×10^9/L；神经元特异性烯醇化酶为34.10 ng/mL。患者进行CT检查，见图1-5。

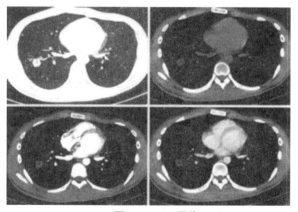

图1-5　CT图像

一、影像征象分析

（一）征象1

病灶表现：右下肺背段圆形或椭圆形的结节或肿块，大小约1.8 cm×1.7 cm，轮廓清楚整齐，增强扫描病灶未见强化。

（二）征象2

空洞：部分结核球可伴有空洞，空洞形态不一，常为厚壁，部分空洞为偏心性，多偏向肺门侧。

（三）征象3

卫星病灶：结核球附近肺野内的增殖性或纤维化病灶，即所谓的卫星灶，为结核球较为特征的表现。

（四）其他

阴性征象：未见钙化。

二、印象诊断

右下肺背段结节，边界清晰，内见空洞，周围可见卫星灶，病灶增强未见强化，考虑结核球并形成小空洞。

三、鉴别诊断

（一）肺癌

肺癌影像学常表现为分叶、有毛刺，合并空洞形成则空洞壁厚薄不均，空洞内壁不光滑，可见壁结节形成，增强扫描可见轻中度强化。

（二）错构瘤

错构瘤多位于肺周边部，影像学表现为类圆形的边缘光滑锐利的结节，少数见浅分叶，无毛刺征，多为软组织密度，20%～30%可见钙化，典型者呈"爆米花征"。

（三）外伤性肺内血肿

血肿密度均匀，周围多伴有肺挫伤或气液囊腔、气囊腔，动态观察显示肿块逐渐吸收、缩小，明确的胸部外伤史有助于诊断。

四、手术结果

（右下叶外基底段）送检肺组织，可见大片凝固性坏死，肉芽肿形成。特殊染色：抗酸（+）、PAS（－）、GMS（－），组织改变为肺肉芽肿性炎，考虑为肺结核。

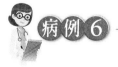
病例6

硬化性肺细胞瘤

男性，24岁，因"间或左胸隐痛2年余"入院。患者2年前自觉左胸隐痛，可耐受，无咳嗽、发热、气促等不适。到当地医院诊断为左肺结节，未进行特殊处理，症状无明显变化。入院时自诉"间或左胸隐痛，无气促"。血常规：白细胞计数为5.14×10^9/L，中性粒细胞百分比为52.2%，淋巴细胞百分比为35.2%；降钙素原检测（荧光定量法）为0.21 ng/mL（正常参考值0~0.05 ng/mL）；肺肿瘤五项：神经元特异性烯醇化酶为33.67 ng/mL（正常参考值0~16.3 ng/mL），其余四项未见异常。患者进行CT检查，见图1-6。

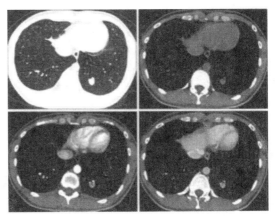

图1-6　CT图像

一、影像征象分析

（一）征象1

病灶表现：左下肺后基底段见一类圆形实性结节影，大小约1.2 cm×1.1 cm×1.2 cm，边界清晰，边缘光滑。

（二）征象2

强化程度：病灶内密度不均匀，增强不均匀明显强化，增强前后CT值约35 Hu、95 Hu、94 Hu，结节明显强化，是硬化性肺细胞瘤（PSP）的特征性表现。

二、印象诊断

左下肺后基底段实性结节，边界清，明显强化，考虑PSP可能。

三、鉴别诊断

（一）周围型肺癌

本病多有毛刺、分叶、胸膜凹陷征等恶性征象，部分病灶内可见支气管截断，病灶较大者常出现坏死，密度不均匀，增强扫描不均匀强化，但强化程度无PSP明显。

（二）结核球

临床常有低热、盗汗等症状，边缘光整，少数可见浅分叶，内部可见钙化，增强扫描无强化或环形强化，周围常见卫星病灶。

（三）类癌

本病好发于肺段以上支气管，周围型少见，临床可有类癌综合征的表现。

（四）Castleman病

本病好发于肺门，可出现钙化，钙化多位于病灶中央，呈粗大的向外放射状分布的分支状钙化，增强扫描后强化显著。

四、手术结果

石蜡切片：（左下肺肿物）送检肺组织，镜下见瘤细胞排列呈乳头状及巢片状，细胞大小较一致，少数细胞核较肥大，偶见核分裂，间质纤维组织增生及硬化。结合免疫组织化学结果，组织改变为PSP。免疫组织化学：CK7/Napsin A（部分+）、EMA（+）、TTF-1（+）、Syn（+）、CgA（-）、CD56（-）、Ki67（约2%+）。

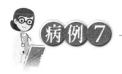

特发性肺纤维化

　　男性，71岁，主诉"气喘伴咳嗽、咳痰1月余"入院。患者1个月前无明显诱因下出现气喘，常在活动后气促加重伴咳嗽，偶伴咳黏液痰，无发热、心悸、夜间喘憋、午后盗汗等不适，双肺呼吸音粗。患者既往无结核等传染病史，无长期药物服用史，无特殊嗜好，无手术史。查体：体温37.29 ℃，血压113/74 mmHg，心率76次/分，呼吸19次/分。患者行HRCT检查，见图1-7。

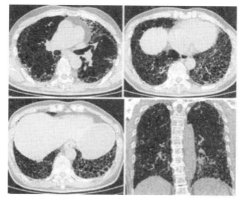

图1-7　HRCT图像

一、影像征象分析

（一）征象1

　　病灶表现：不规则网状影、蜂窝影，伴小叶结构不同程度的破坏。两肺散在线状影、小结节影及纤维条索影。

（二）征象2

　　病灶分布特点：双侧散在、斑片状分布，两肺下叶背段多见，病变胸膜下为著，从胸膜下至肺门逐渐减轻，尤以基底部多见。

（三）其他

　　肺容积偏小，反应性纵隔淋巴结肿大。

二、印象诊断

　　两肺不规则网状影、线状影及蜂窝影，以两下肺野外周区域、背段多见，考虑特发性肺纤维化（IPF）。

三、鉴别诊断

　　应注意与结缔组织病、石棉沉着病、药物毒性反应、非特异性间质性肺炎（NSIP）等相鉴别。结缔组织病患者通常具有系统性疾病的表现。石棉沉着病患者有在高危职业中的长期接触史，HRCT表现为胸膜下分支线影及小点状影，多数患者伴有胸膜病变。药物毒性反应患者有相应的服药史，HRCT以磨玻璃密度影（GGO）和实变影为主。NSIP患者以GGO为主，病变较少位于外周区，极少累及上肺野胸膜下，蜂窝肺亦少见。

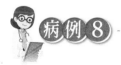

肺 炎

男性，59岁，10天前无明显诱因下出现发热，自行口服退热药物（具体药物及剂量不详）后热退。2天后，患者再次出现发热，体温39℃左右，逐渐出现咳嗽，干咳为主，咳少量黄痰，伴气促。实验室检查血常规示白细胞计数23×10^9/L，红细胞2.87×10^9/L，血红蛋白91 g/L，血小板93×10^9/L。患者先后进行了X线和CT检查，见图1-8。

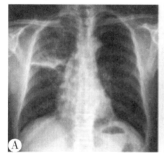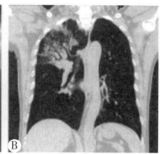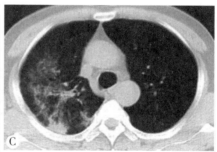

图1-8 X线和CT图像
A.X线；B.CT冠状位；C.CT轴位。

一、影像征象分析

（一）征象1

与肺叶一致的实变影：右肺上叶呈大片较均匀致密影，边界平直清楚。

（二）征象2

右肺上叶实变肺组织内可见含气支气管征。

二、印象诊断

右肺上叶大叶性肺炎。

三、鉴别诊断

本病主要与中央型肺癌引起的阻塞性肺炎相鉴别，通过CT可以观察到阻塞的病因，直接显示肺门肿块；另外，大叶性肺炎消散期应与浸润型肺结核相鉴别，了解患者的临床表现及治疗史后不难鉴别。

第二章

循环系统病变影像诊断鉴别

第一节　先天性心脏病影像诊断

一、左向右分流的先天性心脏病

（一）房间隔缺损

房间隔缺损（atrial septal defect，ASD）指房间隔发育过程中没有完全封闭而形成的缺损，可导致左、右心房之间异常血流交通，是最常见的先天性心脏病之一，通常分为原发孔型（Ⅰ孔型）和继发孔型（Ⅱ孔型）。Ⅰ孔型属于心内膜垫缺损畸形；Ⅱ孔型按部位可分为四型：中央型（卵圆窝型）、上腔静脉型、下腔静脉型和混合型（两种以上缺损同时存在）。既往被称为"冠状窦型"的房间隔缺损，现归为冠状窦发育异常，已不纳入房间隔缺损范畴。

❶ 临床与病理

（1）原发孔型占15%，是在胚胎发育过程中，原始房间隔下缘不能与心内膜垫接触，在房间隔下部残留有间隙而形成，合并房室瓣畸形时导致瓣膜反流。

（2）中央型占80%，缺损一般位于卵圆孔及其周围。

（3）上腔静脉型占5%，缺损位于上腔静脉入口，多伴发部分或完全型肺静脉异位引流入右心房或上腔静脉。

（4）下腔静脉型少于1%，缺损位于下腔静脉入口。

（5）混合型，同时存在以上（2）~（4）型的两种或以上。

正常情况下，左心房压力约8~10 mmHg，比右心房高3~5 mmHg，因此，当房间隔缺损存在时，血液自左向右分流。小的缺损多无症状，常因体检而发现杂音。大的缺损可引起活动耐量下降、发育迟缓等。随着病程的延长，缺损还可继发肺动脉高压及右心衰竭。

❷ 影像学表现

（1）X线：典型表现为肺血增多，肺动脉段轻凸，右房室增大。

（2）CT：直接征象为房间隔连续中断，可显示缺损位置、大小及数量。间接征象为右心房、室增大，肺动脉扩张。CT检查目的不是诊断房间隔缺损，而是为了：①（成人＞50岁）外科或介入治疗术前排除冠状动脉病变；②观察有无合并其他心外畸形，如肺静脉畸形引流；③诊断超声难以诊断的特殊类型ASD。

（3）MRI：可直接显示房间隔连续中断，还能通过MRI电影及血流成像序列显示缺损的部位、大小、血流方向并计算分流量；也能显示ASD引起的右心室增大、肺动脉扩张等间接征象。如果单纯为了诊断ASD，通常不做MRI检查。

❸ 诊断与鉴别诊断

超声心动图是房间隔缺损的首选确诊方法，但如果左心房与右心房压力相等时，多普勒超声显示无左向右分流，此时诊断会变得困难。CT和MRI能够显示缺损的直接征象，更多用于对心腔外畸形或者非典型部位房间隔缺损的诊断，如冠状窦型ASD（无顶冠状静脉窦综合征）、ASD合并肺静脉畸形引流等。本病需要与各种水平的左向右分流先天性心脏病相鉴别，以及需与各种有肺动脉高压表现的疾病相鉴别。

（二）室间隔缺损

室间隔缺损（ventricular septal defect，VSD）是室间隔发育不全或融合不良而引起心室间血流交通的一种先天性心脏畸形。

❶ 临床与病理

VSD是最常见的先天性心脏病，单发或多发。按照室间隔缺损部位可将其分为三大类：

（1）漏斗部室间隔缺损。缺损位置较高，包括：①干下型缺损，缺损位于右室流出道圆锥部，肺动脉瓣下，常合并主动脉窦脱垂；②嵴内型缺损，缺损位于室上嵴内，在漏斗部与三尖瓣环之间有肌肉相隔。

（2）膜部室间隔缺损。包括：①嵴下型缺损，缺损位于室上嵴下方，常较大，累及膜部和一部分室上嵴，缺损后上方与主动脉右冠瓣相邻，后缘接三尖瓣环；②单独膜部缺损，仅限于膜部室间隔的缺损，周边有完整的纤维边缘和三尖瓣腱索；③隔瓣下型缺损，缺损位于圆锥乳头肌后，累及膜部和一部分窦部，三尖瓣隔瓣将其大部分覆盖，缺损上缘为三尖瓣附着缘。

（3）肌部室间隔缺损。在近心尖层面可见肌部室间隔不连续，左右心室连通，缺损存在于不规则肌小梁之间，大小不等，多数较小，可多发。

室间隔缺损产生左向右分流，分流量取决于缺损的大小、左右心室压力阶差及肺血管阻力。分流量大的VSD可见肺血增多，如出现肺动脉高压，可引起右向左分流，出现艾森门格综合征，患者可出现发绀。

❷ 影像学表现

（1）X线：典型表现为肺血增多，肺动脉段饱满，左心房、室增大，如出现肺动脉高压、艾森门格综合征时则为全心增大。

（2）CT：直接征象为室间隔连续性中断，并可显示缺损的部位和大小；间接征象为左心房、室增大，肺动脉扩张。同时可以鉴别：①有无合并其他心外畸形；②主动脉瓣周病变，如主动脉窦瘤破裂；③超声难以诊断的上述特殊类型VSD。

（3）MRI：在SE序列上，通常以连续两个层面或在两个定位不同的图像上观察到室间隔连续性中断，即可诊断为室间隔缺损。电影序列可结合多角度、多层面观察到室间隔连续性中断以及缺损部位的过隔血流束，尤其对识别膜部和肌部缺损的敏感性较高。

❸ 诊断与鉴别诊断

超声心动图可以确诊室间隔缺损，是主要的检查手段。X线胸片仅能提供间接征象。CT和MRI一般不用于室间隔缺损的常规检查。

（三）动脉导管未闭

动脉导管未闭（patent ductus arteriosus，PDA）指胎儿时期肺动脉与主动脉之间正常连接的动脉导管在出生后没有自然闭合，肺动脉与主动脉之间仍保持有血管相通，形成血液异常分流的病变。它是最常见的先天性心脏病之一，可单独存在，也可与其他先天性心脏畸形合并存在。

❶ 临床与病理

根据未闭动脉导管的形态，本病通常分为：①管型，即导管的主动脉端和肺动脉端粗细大致相同，呈管状；②漏斗型，即导管自主动脉端向肺动脉端逐渐变细，呈漏斗状；③窗型，即导管较短粗，通常直径超过10 mm；④动脉瘤型，即导管膨大似动脉瘤样，较少见。

少量分流者一般无症状，多数患者可出现活动后心悸、气短、疲劳、胸痛等，可反复出现呼吸道感染。分流量大者，在胸骨左缘第二、三肋间可闻及响亮的连续性机器样杂音。如出现肺动脉高压，杂音可减弱或不明显，引起右向左分流时患者可出现发绀。

❷ 影像学表现

（1）X线：典型表现为肺血增多，左心室增大；主动脉结宽，肺动脉段凸出。如肺动脉高压发展为艾森门格综合征时则为全心增大。

（2）CT：直接征象为主动脉弓下层面可见降主动脉近端与主肺动脉分叉部间的异常血管影或交通；间接征象为当PDA较大时可有左心负荷增加、肺动脉高压的表现（左心室增大、中心肺动脉增宽等）。CT不作为PDA的首选诊断方法，但在出现以下情况时可能会需要进行CT检查：①成人肺动脉高压原因待查，而超声没有提示或不能除外PDA诊断；②主动脉弓及弓降移行部发育情况的评价，因为PDA常可合并主动脉弓缩窄；③其他小儿先天性心脏病复杂畸形，如肺动脉闭锁，PDA是肺动脉供血的主要途径之一，需要CT观察固有肺动脉、PDA和体–肺侧支血管发育情况。

（3）MRI：SE序列上PDA表现为管状或漏斗状的低信号或无信号影；电影序列可结合多角度、多层面观察到动脉导管内的血流束，并能显示血流的喷射方向。MRI与CT一样，不是诊断PDA的首选检查技术。

❸ 诊断与鉴别诊断

超声心动图是动脉导管未闭的首选检查方法。X线胸片可提供间接征象。CT和MRI的价值是评价本病有无合并畸形以及是否存在肺动脉高压。

（四）肺静脉异位引流

肺静脉异位引流（anomalous pulmonary venous connections，APVC）指部分或全部肺静脉未引流入左心房，而直接引流入体静脉–右心系统，分别称为部分性和完全性肺静脉异位引流。肺静脉异位引流可单独存在，也可与其他心血管畸形并存。

❶ 临床与病理

完全性肺静脉异位引流根据肺静脉连接的部位不同，又分为心上型、心内型、心下型及混合型。①心上型：左右肺静脉融合形成共同肺静脉干，引流入垂直静脉，与左侧头臂静脉相连，再与上腔静脉相连入右心房，约占50%。②心内型：左右肺静脉在心包后方融合形成共同肺静脉干，直接引流入右心房或冠状窦，约占30%。③心下型：左右肺静脉斜行向下汇合为一支总干，经横膈下行引流入下腔静脉、门静脉或肝静脉，约占13%；该型几乎均存在吻合口狭窄，造成静脉回流受阻，而产生肺静脉高压。④混合型：肺静脉通过以上两种连接方式引流。

完全性APVC最主要的并发畸形是房间隔缺损。患者的肺静脉血液全部流入右心系统，一部分血经房间隔缺损进入左心房，再进入体循环，因此引起肺循环血流量增加，易形成肺动脉高压；由于进入体循环的血液是混合血，血氧含量低，从而引起患者发绀，临床症状主要取决于肺静脉有无梗阻及房间隔、室间隔缺损的大小，患者表现为呼吸急促、发绀、右心扩大及右心衰竭症状。

❷ 影像学表现

（1）X线：大多数肺静脉异位引流合并房间隔缺损，因此在胸片上的表现类似房间隔缺损，肺血增多，肺动脉段凸出，右心增大。但完全性心上型肺静脉异位引流胸片上表现为特征性"雪人征"。

（2）CT：直接征象为肺静脉完全或部分未与左心房相连，而通过异位引流的肺静脉引流至上腔静脉、右心房、冠状窦、门静脉等。间接征象为右房室增大，肺动脉扩张，房间隔缺损。

（3）MRI：对比增强磁共振血管成像（CE-MRA）可清楚地从矢状位、冠状位和横断位等多方位观察全部肺静脉的连接情况，显示肺静脉的异常连接及其类型，并可判断连接部位是否存在狭窄。电影序列还可显示右心腔增大、左心腔相对较小等间接征象，以及并发的房间隔缺损和肺动脉高压等。

❸ 诊断与鉴别诊断

因为肺静脉位于心腔外，超声心动图对肺静脉异位引流的诊断受限。CT有较高的时间分辨率和空间分辨率，对肺静脉异位引流的诊断具有绝对优势，诊断中应逐层观察每支肺静脉，注意肺静脉引流部位及引流口有无狭窄。MRI也可用于本病的检查，相比CT没有辐射，但是成像时间长。

二、主动脉发育异常

（一）主动脉缩窄

主动脉缩窄（coarctation of aorta）90%以上发生在左锁骨下动脉开口远端的主动脉峡部。缩窄可为单一畸形，也可合并其他畸形。

❶ 临床与病理

根据病理解剖和临床特征，主动脉缩窄通常分为单纯型和复杂型。前者缩窄位于主动脉峡部，动脉导管已经闭合，不合并其他畸形；后者常合并动脉导管未闭等其他心血管畸形。

由于缩窄导致降主动脉血流受限，缩窄近心段血压升高，上下肢压差增大，缩窄远端由于血流冲击，出现狭窄后扩张。合并动脉导管未闭时，如果缩窄位于动脉导管近心端，患者常有分界性发绀（上肢没有发绀，下肢有发绀）；缩窄位于动脉导管远心端者，常合并肺动脉高压。同时由于上半身血压升高，导致左心室阻力负荷增加，逐渐引起左室心肌肥厚，失代偿期则出现左室扩张、左心功能衰竭。侧支循环的形成与主动脉缩窄的程度有关，常见的重要侧支循环途径有锁骨下动脉–乳内动脉–肋间动脉系统、椎动脉和脊髓动脉系统、颈动脉–肩胛外侧动脉系统。

出生后即有主动脉缩窄的患儿约一半在生后2个月左右出现心力衰竭，表现为呼吸困难、喂养困难、体重不增。年长儿或成年人多没有明显症状，或仅在活动后出现易疲劳、呼吸困难、下肢跛行等。主动脉缩窄常于后肩胛间区闻及收缩期吹风样杂音。

② 影像学表现

（1）X线：主动脉缩窄的典型X线表现为主动脉结下可见凹陷，呈典型"3字征"，由于扩张的肋间动脉的压迫，双侧肋骨下缘可见肋骨切迹。

（2）CT：CT血管增强是诊断主动脉缩窄最常用的方法，可直观显示主动脉全貌，明确缩窄部位、范围及程度，并判断缩窄与主动脉弓分支开口的关系、是否合并PDA、有无主动脉弓发育不全等；此外，还可显示侧支血管，可见前胸壁乳内动脉扩张，或椎旁和肩胛部广泛的细小侧支血管网形成，通过侧支循环情况可反映缩窄的严重程度。

（3）MRI：CE-MRA可以清晰显示主动脉缩窄的部位、程度和类型，以及是否合并动脉导管未闭和其他心内畸形。此外，血流序列还可以进行流速测定、计算压差等；电影序列可以显示心脏继发改变，如左心增大、肥厚及心功能减低等。

③ 诊断与鉴别诊断

CT或MRI可对主动脉缩窄的部位、形态、程度、与头臂动脉和未闭动脉导管的关系、乳内动脉及肋间动脉有无扩张等进行直观显示，是诊断主动脉缩窄的最佳方法。超声心动图由于受声窗的限制，对主动脉缩窄的诊断有一定的局限性。而有创性心血管造影检查的优势在于能够测量缩窄两端的压力变化，同时根据情况进行球囊扩张和（或）支架植入术。

（二）主动脉弓离断

主动脉弓离断（interruption of aortic arch，IAA）指升主动脉与降主动脉之间无直接沟通，管腔连续性中断的疾病，是一种少见的先天性心血管畸形。

① 临床与病理

根据离断部位，本病可分为以下三型：

A型：左锁骨下动脉以远离断，主动脉弓三大分支均起自主动脉弓正常位置。

B型：左锁骨下动脉与左颈总动脉之间离断，左颈总动脉和右无名动脉起自主动脉弓。

C型：左颈总动脉与无名动脉之间离断，仅右无名动脉起自主动脉弓。

动脉导管未闭和室间隔缺损是最常见的并发畸形，三者并存称为"主动脉弓离断三联征"。合并动脉导管未闭时，离断近端主动脉及分支由升主动脉供血，离断远端部位由

PDA向降主动脉供血。由于下肢接受右心系统的静脉血，因此常出现发绀和杵状趾。由于肺动脉高压，患儿早期即出现发绀，继而发生心力衰竭。

② 影像学表现

（1）X线：主动脉弓离断的典型X线表现为主动脉结下可见凹陷，呈典型"3字征"，由于扩张的肋间动脉的压迫，双侧肋骨下缘可见肋骨切迹。

（2）CT和MRI：是诊断主动脉弓离断最常用的方法，可直观显示主动脉全貌，明确离断分型、侧支血管等。

直接征象：显示主动脉弓离断的部位，并根据与头、臂动脉的关系进行明确分型；显示升主动脉的发育情况、冠状动脉的起源和走行、合并动脉导管未闭和室间隔缺损的情况。

间接征象：主动脉弓离断的侧支循环丰富。最常见的是乳内动脉扩张和锁骨下动脉-肋间动脉扩张。

③ 诊断与鉴别诊断

CT和MRI操作简单，检查快速、准确，可作为主动脉弓离断定性及分型诊断的金标准，结合超声心动图对心内畸形的评价，二者联合应用可大大减少心血管造影的检查。

三、　右心系统发育异常

（一）先天性肺动脉瓣狭窄

肺动脉狭窄是肺动脉瓣、瓣上及瓣下狭窄的统称。单纯的肺动脉瓣狭窄表现为瓣膜增厚，瓣叶交界处呈不同程度的粘连、增厚；主肺动脉大多发育良好，瓣环本身正常。瓣膜发育异常可呈单瓣或二瓣化畸形等，以后者多见。肺动脉瓣发育不良常合并瓣环和肺动脉窦发育狭小、变形，主肺动脉干常伴有发育不全，多存在于其他畸形中。

① 临床与病理

先天性肺动脉瓣狭窄时，肺动脉瓣增厚、粘连，瓣口缩小，跨瓣压差增大（压差20～30 mmHg为轻度狭窄，30～50 mmHg为中度狭窄，超过50 mmHg为重度狭窄）。肺动脉瓣狭窄导致右心负荷增大，舒张末压升高，引起心肌肥厚、右心室增大，或者三尖瓣关闭不全等。患者临床表现取决于病程和狭窄的严重程度，胸闷、憋气症状主要由右心功能不全所致，听诊闻及心前区明确的收缩期杂音。

② 影像学表现

（1）X线：主要表现为两肺血非对称性减少，即右肺血明显减少，左肺外围肺血减少，左肺门反而增大呈"直立样"凸出；右心室圆隆。

（2）CT和MRI：肺动脉成像显示肺动脉瓣增厚、粘连或钙化等，主肺动脉干狭窄后扩张且多延伸至左肺动脉，是瓣膜型狭窄的特征之一；中到重度狭窄可继发右室流出道狭窄，肌小梁增粗，室壁增厚。MRI电影序列可显示肺动脉瓣开放受限，表现为跨肺动脉瓣口的"喷射征"。

（二）法洛四联症

法洛四联症（tetralogy of fallot，TOF）是最常见的发绀型先天性心脏病，包含四种病理改变，即肺动脉狭窄、室间隔缺损、主动脉骑跨和右心室肥厚，病理生理变化主要取决于前两者，后两者为继发改变。

1 临床与病理

法洛四联症的病理生理变化主要取决于肺动脉狭窄和室间隔缺损对血流动力学的影响。由于室间隔缺损使左、右两心室收缩压近似，肺动脉狭窄更使右心室压力升高并导致心内右向左分流，动脉血氧饱和度降低，使组织缺氧，临床出现发绀。肺血减少使体、肺之间的侧支循环增加，减少程度主要取决于肺动脉狭窄的严重程度和肺动脉发育状况，狭窄越重，组织缺氧与发绀越严重。

2 影像学表现

（1）X线：主要表现为两肺血减少，肺动脉段凹陷，右心室圆隆、增大。

（2）CT：显示肺动脉狭窄的部位及程度，狭窄可为肺动脉瓣、瓣上、瓣下肌性流出道狭窄，也可为肺动脉外围分支单发或多发狭窄；可确定室间隔缺损的位置，以及合并的其他畸形；通过室间隔与左、右、无名窦的位置关系判断主动脉骑跨程度；显示右室壁增厚、肌小梁肥大；观察主动脉弓、降主动脉及其分布于肺内或纵隔的分支血管异常。

（3）MRI：MRA可清晰显示肺动脉的闭锁和狭窄情况、扩张的支气管动脉以及体-肺动脉的侧支循环。SE序列和多角度电影序列可显示出室间隔缺损的大小和部位、右心室流出道狭窄、右室壁肥厚以及骑跨于室间隔之上的升主动脉。其独特优势还在于能够定量分析左、右室容积指数和射血分数。

3 诊断与鉴别诊断

超声心动图是法洛四联症的常规检查，但对肺动脉及其分支发育和侧支循环的评价有限。CT可以较清晰地显示肺动脉发育情况，通过准确评估肺动脉发育情况以及左心室发育情况，可指导手术方案的制订；还可以评估体-肺动脉侧支血管情况，因为体肺侧支血管的处理策略对于患者术后恢复至关重要。本病主要需与肺动脉闭锁相鉴别。

（三）肺动脉闭锁

肺动脉闭锁（pulmonary artery atresia，PAA）是一组严重的发绀型先天性心脏病，泛指肺动脉与右心室间连接中断，肺动脉血液由体循环动脉供给，多数合并室间隔缺损。

1 临床与病理

由于肺动脉与心室之间无连接，其血供主要依靠以下三种途径：①未闭动脉导管；②体肺侧支血管；③支气管动脉。

同一患者可同时出现上述三种肺动脉供血途径。

根据肺动脉闭锁的部位，可将其分为以下五型：Ⅰ型，右心室漏斗部和（或）肺动脉瓣闭锁，主肺动脉及双侧肺动脉均存在，双侧肺动脉融合；Ⅱ型，主肺动脉闭锁为一盲端，双侧肺动脉存在且有融合；Ⅲ型，主肺动脉闭锁，双侧肺动脉存在，但无融合；Ⅳ

型，一侧肺动脉闭锁，该侧肺组织依靠体-肺侧支和（或）支气管动脉供血；Ⅴ型，两侧肺动脉闭锁，双肺均依靠体-肺侧支和（或）支气管动脉供血。

由于肺动脉及右室流出道闭锁，患儿存在强制性右向左分流，右心血全部进入主动脉与左心血混合，导致出现发绀和低氧血症。发绀的程度主要取决于左、右心室血量的相对多少。由于肺动脉闭锁时，肺循环血流量减少，导致左心房回心血量减少，主动脉血氧饱和度降低。

2　影像学表现

（1）X线：主要表现为两肺血减少，肺动脉段凹陷，右心增大。

（2）CT：CT对肺动脉闭锁的诊断具有重要价值。直接征象为肺动脉与右室流出道之间无连接。此外，CT还可以观察以下情况：①肺动脉及其分支的发育情况；②肺动脉血供来源，如动脉导管或体-肺侧支；③室间隔缺损的位置；④冠状动脉起源及走行；⑤有无合并其他心内外畸形。

（3）MRI：MRI空间分辨率低且成像时间长，相对限制了对婴幼儿的检查。

3　诊断与鉴别诊断

超声心动图是肺动脉闭锁的必备检查，对心内情况和分流有很好的显示，但对肺动脉的发育和体-肺侧支情况、冠状动脉的显示、主动脉及肺静脉异常的评价有限。而这些恰恰是CT的优势，对于发育极为细小，甚至心血管造影亦显示不清的肺动脉，CT可较好地显示，为手术适应证的选择提供参考。MRI的无创、无辐射是其优势。

第二节　冠状动脉疾病影像诊断

一、冠状动脉粥样硬化性心脏病

冠状动脉粥样硬化性心脏病（coronary atherosclerotic heart disease）是指冠状动脉发生粥样硬化引起管腔狭窄或闭塞，导致心肌缺血、缺氧或坏死而引起的心脏病，简称冠心病（coronary heart disease，CHD）。

（一）临床与病理

冠状动脉粥样硬化的病理改变可分为五个阶段：①脂质浸润前期血管内膜改变，常有内皮细胞损伤；②脂纹是肉眼可见的最早病变，为点状或条状黄色不隆起或微隆起于内膜的病灶；③纤维斑块由脂纹发展而来，内膜面散在不规则表面隆起的斑块，斑块表面为薄厚不一的纤维帽；④粥样斑块，肉眼可见内膜表面隆起的灰黄色斑块，纤维帽变硬，斑块内部脂质坏死，钙盐沉积；⑤继发性病变，常见有斑块内出血、斑块破裂、血栓形成、钙化、动脉瘤形成及血管腔狭窄。

目前，临床上主要依据发病特点及治疗原则将CHD分为两大类。①急性冠状动脉综合征（acute coronary syndrome，ACS），包括不稳定型心绞痛（unstable angina pectoris，UAP）、非ST段抬高心肌梗死（non-ST segment elevation myocardial infarction，NSTEMI）和ST段抬高心肌梗死（ST segment elevation myocardial infarction，STEMI）；②慢性冠状动脉疾病，包括稳定型心绞痛、缺血性心肌病、隐匿性冠心病。

典型临床表现如下：①心绞痛，典型的稳定型心绞痛表现为心前区、胸骨体上段或胸骨后压迫、发闷、紧缩感或烧灼感，伴濒死感、恐惧感，常由体力劳动或情绪激动、饱食、寒冷等诱发，疼痛可放射至左肩、左上肢内侧或颈咽、下颌部，通常停止活动后或舌下含服硝酸甘油3至5分钟内逐渐消失；不稳定型心绞痛表现为胸部不适症状与稳定型心绞痛相似，可无明显规律或诱因，发作时间不规律、持续时间更长且程度更重。②心肌梗死及其并发症，急性心肌梗死最常见的表现是剧烈胸痛，可向胸部其他部位和肩部、颈部放射，还常有胸闷和呼吸困难，以及出冷汗、脸色苍白等症状。随着病情的加重，患者会出现呼吸困难、端坐呼吸、咳粉红色泡沫痰等急性左心功能不全的表现。并发症是心律失常、心力衰竭、心源性休克，严重者出现心脏破裂、猝死等。

（二）影像学表现

❶ X线

（1）X线胸片：冠心病在不合并其他异常时，胸片上无异常表现；在陈旧性心肌梗死或室壁瘤形成的患者可表现为左心室增大；当出现左心功能不全时，可表现为肺淤血、肺水肿。急性肺水肿的特点是来去迅速，治疗后短时间内迅速缓解。

（2）冠状动脉造影：目前仍为冠心病诊断的参照标准（仅在诊断管腔的狭窄程度方面）。可见病变段有狭窄或闭塞，管腔不规则或有瘤样扩张；侧支循环形成发生于较大分支的严重狭窄或阻塞。狭窄近端血流缓慢，狭窄远端显影和廓清时间延迟；闭塞近端管腔增粗、侧支血管形成，闭塞远端出现空白区和（或）逆行充盈的侧支循环血管。

❷ CT

（1）冠状动脉钙化CT：冠状动脉钙化为动脉粥样硬化的特异性标志，通常采用前置门控的平扫并采用半定量测量获得。常用于临床的钙化评分测量方法是Agatston积分，还有体积评分及质量评分。钙化评分只代表冠脉整体粥样斑块负荷的程度，与严重狭窄病变并无对应关系，且随着年龄增加其基线值有所提升。

（2）冠状动脉粥样斑块的CT征象：根据CT密度值大致将斑块划分为钙化斑块、非钙化斑块和混合斑块。此外，更值得关注的是易损斑块的CT征象，主要包括4类：①低衰减斑块，斑块CT值＜30 Hu；②血管正性重构，狭窄部位与参照部位的整个血管面积的比值（血管重构指数）≥1.1；③点状钙化，斑块近管腔侧直径＜3 mm的小钙化；④餐巾环征（napkin-ring sign，NRS），冠状动脉非钙化斑块的低密度斑块核心周围包绕以较高CT值的"强化斑块"。通常具有上述特征数量≥2的斑块可认定为易损斑块。

（3）冠状动脉狭窄及闭塞的CT征象：CT能够对管腔狭窄程度、形态特征、病变范围进行定量或半定量分析。根据2016年国际心血管CT协会指南，将狭窄分为5级：轻微狭窄（＜25%）、轻度狭窄（25%～49%）、中度狭窄（50%～69%）、重度狭窄（70%～99%）、闭塞（100%）。根据狭窄的形态特征可将其分为向心性狭窄、偏心性狭窄、局限性狭窄、管状狭窄、弥漫性狭窄、不规则狭窄。对于闭塞的血管，CT表现为无对比剂充盈。如果是急性闭塞病变，多伴有血栓形成，其CT值较低，约20 Hu；如果是陈旧性或慢性闭塞病变，则表现为闭塞血管内组织CT值更高，血管"萎缩"，可有钙化形成。慢性闭塞性病变，应评估闭塞段CT值、累及范围、钙化多少、闭塞远段血管的显影情况等，为临床治疗方案的选择提供更多信息。

（4）心肌缺血和心肌梗死的CT征象：单纯采用冠脉CTA图像评价心肌缺血存在较大限度。心肌梗死较易诊断，表现为被病变冠状动脉血管支配的心肌密度减低，部分患者可见室壁瘤或伴有血栓形成。心肌灌注CT成像（CT-MPI）是判定心肌缺血程度的较好方法，可用于定量评价心肌微循环和判断疾病预后。

（5）CT血流储备分数（CT fractional flow reserve，CT-FFR）：采用冠状动脉CTA一次采集的数据进行狭窄病变处血流动力学的模拟，用于评价该病变是否为具有血流动力学意义的狭窄，可使心脏冠状动脉CT血管造影（CCTA）实现形态学—功能学一体化评估。

❸ MRI

（1）MRA可以显示冠状动脉，因其检查时间长、图像空间分辨率不如CTA，临床尚未广泛应用。

（2）急性缺血期，病变心肌T_2WI信号增高，室壁运动减弱。心肌梗死后，病变心肌变薄、室腔扩大或室壁瘤形成、室壁运动减弱甚至消失。坏死心肌出现延迟强化，而顿抑心肌或冬眠心肌无延迟强化，多巴酚丁胺负荷试验时心肌功能障碍可短暂恢复，可据此判断心肌活性。

（3）MRI电影序列可同时评价心功能变化。

（三）诊断与鉴别诊断

冠状动脉造影是诊断冠心病管腔狭窄的"金标准"，通过造影显示冠状动脉存在不少于50%的狭窄，即可明确冠心病的诊断；但该方法不能显示粥样硬化斑块及其类型，不利于评价冠状动脉炎性病变、冠状动脉血管的纤维结构发育不良等疾病。同时，冠状动脉造影是有创性检查，不能常规用于门诊可疑冠心病患者的检查。CT操作相对简便、无创，使其成为冠心病的首选检查方法，结合CT-MPI或CT-FFR可以实现从解剖到功能两个方面评估狭窄。MRI能良好地显示心室壁的形态、厚度、信号特征及运动状态，但对冠状动脉的评价价值有限。冠心病的鉴别诊断主要是各种累及冠状动脉的疾病，如血管炎性疾病、累及血管的免疫性疾病等，临床相对少见。

二、非动脉粥样硬化性冠状动脉疾病

（一）川崎病

❶ 临床与病理

川崎病（kawasaki disease）又称为皮肤黏膜淋巴结综合征，是以全身血管炎性病变为主要病理改变的急性发热性出疹性小儿疾病，原因不明，约80%的患者为4岁以下婴幼儿。

川崎病的临床诊断标准：发热5日以上，伴下列5项表现中4项者，排除其他疾病后，即可诊断为川崎病。①四肢变化：急性期掌跖红斑和手足的水肿，恢复期指（趾）膜状脱皮；②多形性红斑；③眼结膜出血，非化脓性；④唇充血皲裂，口腔黏膜弥漫充血，舌乳头突起、充血，呈草莓舌；⑤颈部淋巴结肿大。

如上述5项临床表现中不足4项，但超声心动图有冠状动脉损害，亦可诊断为本病。

该病可发生严重的冠状动脉等心血管病变。冠状动脉受累的主要表现是冠状动脉扩张、动脉瘤、血栓形成、冠状动脉狭窄与闭塞，病史长者可形成钙化；冠状动脉近段最易受累。冠状动脉管腔狭窄严重时可以引起心肌缺血、心肌梗死，继而形成室壁瘤、心腔扩大等改变。行心脏和冠状动脉检查的主要目的是评估冠状动脉有无受累及其严重程度。

②　影像学表现

（1）X线胸片：对本病的诊断缺乏特异性。病变严重，出现心肌梗死、室壁瘤时可显示左心室增大。

（2）CT：川崎病的CT检查主要针对冠状动脉。其表现如下：①冠状动脉扩张伴动脉瘤形成，左、右冠状动脉近、中段动脉瘤形成，可为梭形、囊状、柱状扩张，与狭窄并存时呈"串珠状"改变；瘤体内可合并附壁血栓形成，瘤壁可有钙化，管腔可完全闭塞。②左心室增大，随着病情加重，可出现心肌缺血、心肌梗死，严重者室壁瘤形成，心肌变薄，出现低密度灶，左心室扩大。③其他血管病变，川崎病累及头臂动脉等其他血管时，也可致其瘤样扩张或狭窄改变。

③　诊断与鉴别诊断

CT对川崎病的诊断具有重要价值，根据患者的临床表现，结合冠状动脉瘤样扩张，管腔不同程度狭窄或闭塞，基本可作出诊断。本病需与导致冠状动脉扩张的其他疾病相鉴别，如动脉炎累及冠状动脉。大动脉炎多见于中青年女性，患者的IgG水平升高，主要累及冠状动脉开口，致开口狭窄多见，并同时有主动脉及其分支血管管壁增厚、弥漫狭窄等改变，根据这些症状可与川崎病相鉴别。

（二）家族性高胆固醇血症

家族性高胆固醇血症是一种遗传性疾病，由于低密度脂蛋白受体基因突变，致其受体活性缺陷而引起。患者血总胆固醇水平明显升高，在年轻时发病。

①　临床与病理

该病的主要临床特点：

（1）血浆胆固醇及β脂蛋白含量明显升高，而甘油三酯正常或轻度升高。

（2）肌腱、四肢关节伸侧皮下黄色瘤为其特征性表现。

（3）脂质沉积或瘤样改变累及升主动脉、主动脉瓣，造成主动脉瓣上狭窄、主动脉瓣增厚及冠状动脉病变。

（4）发病早，常在中青年时期发病，以缺血性心脏病为首发病症。

② 影像学表现

（1）X线胸片：X线检查对本病的诊断缺乏特异性。病变严重，出现心肌梗死、室壁瘤时可显示左心室增大。

（2）CT：该病累及冠状动脉时，CT上主要表现为冠状动脉不规则狭窄及闭塞和（或）扩张性改变，有时可见钙化。

③ 诊断与鉴别诊断

脂质沉积致皮肤黄色瘤样改变为该病的典型表现，结合血生化检查和冠状动脉扩张（或）狭窄的改变，多数患者同时合并主动脉瓣上狭窄，即可诊断该病。该病主要需与川崎病和大动脉炎累及冠状动脉相鉴别。

第三节　瓣膜性心脏病影像诊断

一、二尖瓣狭窄与关闭不全

（一）二尖瓣狭窄

在我国，绝大多数二尖瓣狭窄（mitral stenosis，MS）都是风湿热的后遗病变，少数为退行性变所致。

① 临床与病理

二尖瓣狭窄时，左心房的血液进入左心室受阻，左心房内压力升高，致左心房增大，并使肺静脉和肺毛细血管压增高而引起肺静脉和肺毛细血管扩张、淤血，导致慢性肺淤血。为保持正常的肺动、静脉压差，建立有效的肺循环，肺动脉平均压升高，右心室逐渐肥厚。二尖瓣狭窄表现为瓣膜肥厚、纤维化或钙化，瓣叶交界处粘连，瓣口缩小，乳头肌或肌腱粘连、肥厚、缩短，甚至断裂，常合并二尖瓣关闭不全。

患者临床症状以劳累后心悸为主，重者可有咯血、端坐呼吸、肝大、下肢水肿等右心衰竭症状与体征，心尖区舒张期闻及隆隆样杂音。

② 影像学表现

（1）X线胸片：轻者心影可正常，早期可只见肺淤血，较重者可见混合性肺循环高压，心影呈"二尖瓣型"，为左心房及右心室增大的表现。其中左心房增大程度一般与瓣口狭窄程度呈负相关，右心室增大是判断肺循环高压程度的重要指征。右心房增大较少见，是肺动脉高压的间接征象，轻度右心房增大提示相对性三尖瓣关闭不全或右心功能不全。单纯二尖瓣狭窄时，左心室不大或缩小。此外，部分病例可见二尖瓣区及左心房壁钙化。

（2）CT：（CT检查的主要目的）①外科换瓣术前排除冠状动脉病变；②拟行经皮穿刺二尖瓣球囊成形术（percutaneous balloon mitral valvuloplasty，PBMV）患者，术前行CT检查，可直观观察二尖瓣叶钙化程度，并除外冠心病和左心房血栓。

（3）MRI：MRI检查不是单纯性二尖瓣狭窄的常规检查。当二尖瓣狭窄伴左心房内病变存在时，MRI可用于鉴别左心房是血栓还是肿瘤。当心功能较差，与瓣膜病不匹配时，可选择MRI检查排除心肌病。电影序列可显示二尖瓣增厚、狭窄的形态及严重程度，舒张期左心室流入到血流喷射所致的信号缺失区；收缩期可观察有无二尖瓣反流。

❸ 诊断与鉴别诊断

超声检查即可明确诊断。CT和MRI是为了进一步明确或者排除并发症，如冠心病、心肌病，以及其他病因导致的二尖瓣病变，如乳头肌功能不全、二尖瓣复合体发育不良等。

（二）二尖瓣关闭不全

二尖瓣复合体包括瓣环、瓣叶、腱索和乳头肌，任何一个或多个成分出现结构异常或功能障碍即可导致二尖瓣关闭不全（mitral regurgitation，MR）。

原发性二尖瓣关闭不全罕见，是因先天性二尖瓣裂、腱索或乳头肌过长等引起瓣膜脱垂所致。继发性二尖瓣关闭不全常见，各种病因导致二尖瓣复合体的结构和功能变化，均可导致二尖瓣关闭不全，如风湿性瓣膜病、感染性心内膜炎、二尖瓣黏液样变性、心肌病、缺血性心脏病导致的乳头肌功能不全等。

❶ 临床与病理

二尖瓣关闭不全时，左心室收缩后有部分血液回流到左心房，使左心房充盈度和压力增加，发生扩张，而左心室也因接受额外的左心房回流血液，容量负荷增大，左心室腔扩大。

慢性二尖瓣关闭不全的患者在出现左心衰竭前，临床常无症状。部分患者因心排血量减少而出现疲倦、乏力。一旦发生左心衰竭，患者即可出现劳力性呼吸困难或夜间阵发性呼吸困难，进而出现肺循环高压、右心衰竭。典型体征为心尖部全收缩期吹风样杂音。

❷ 影像学表现

（1）X线胸片：早期仅表现为轻度肺静脉高压。晚期出现肺循环高压，心影呈"二尖瓣型"或"普大型"，左心房、左心室均增大，其程度相称并与二尖瓣关闭不全程度相关，右心房、室亦可增大，主动脉结正常或缩小。

（2）CT：（CT检查的主要目的）①外科换瓣术前排除冠状动脉病变；②行微创经皮经导管二尖瓣治疗前观察二尖瓣及瓣环的具体形态和结构特征，明确定位。

（3）MRI：MRI的检查不是为了诊断二尖瓣关闭不全本身，而是用于排除心肌病或者合并其他疾病导致的二尖瓣关闭不全。MRI收缩期左心室血流反流入左心房呈信号缺失区，可以做到半定量分析。

❸ 诊断与鉴别诊断

本病常规诊断以超声心动图为主，以CT和MRI为辅助检查。后者可用于协助诊断二尖瓣关闭不全的病因，评估心肌活性，为诊断、手术评估和预后提供帮助。对于本病，主要是鉴别原发性与继发性二尖瓣关闭不全，需要明确是瓣膜本身的病变，还是继发的瓣膜功能异常，即进行病因的诊断。

二、主动脉瓣狭窄与关闭不全

（一）主动脉瓣狭窄

正常的主动脉瓣口面积为 $3 \sim 4 \ cm^2$。主动脉瓣口变窄引起血流动力学改变称为主动脉瓣狭窄（aortic stenosis，AS）。主动脉瓣狭窄的主要病因为风湿热为主的炎性病变、退行性主动脉瓣钙化、黏液样变性和先天性主动脉瓣畸形（如单叶瓣或双叶瓣畸形）。

①临床与病理

主动脉瓣狭窄时，左心室射血受阻。当瓣口面积缩小至正常的1/3或更小时，明显影响左心室血流，左心室压力升高，进而导致左心室向心性肥厚，舒张末期左心室腔容积缩小。当出现左心室功能不全时，左心室腔扩大。主动脉瓣狭窄患者无症状期长，有症状期短，主要表现为心绞痛、晕厥和心力衰竭等。临床检查脉压差一般低于50 mmHg，颈动脉搏动减弱或消失，可闻及主动脉瓣区收缩期喷射样杂音。

②影像学表现

（1）X线胸片：轻度狭窄时心影大小和形态无明显异常。中重度狭窄时，升主动脉扩张，右心缘升主动脉段向外膨凸，左心室增大，部分患者可见主动脉瓣钙化。左心衰竭时出现左心房、室增大及肺淤血、肺水肿表现。

（2）CT：（CT检查目的）①外科换瓣术前排除冠状动脉病变；②明确主动脉根部和升主动脉扩张状况，以及有无合并主动脉夹层、溃疡等；③微创介入治疗经导管主动脉瓣植入术（transcatheter aortic valve implantation，TAVI），术前必行CT检查，用以观察主动脉瓣及瓣环钙化、径线、与冠状动脉关系、导管路径情况等。

（3）MRI：临床行MRI检查不是为了诊断主动脉瓣狭窄，而是用MRI检查来排除肥厚梗阻性心肌病或者合并的其他疾病。MRI可以显示主动脉瓣增厚、开放受限，升主动脉扩张；MRI电影序列显示主动脉瓣口喷射的低信号血流束，但对钙化显示不良。

③诊断与鉴别诊断

本病常规诊断以超声心动图为主，以CT、MRI辅助。CT对病因诊断有提示作用，且为外科及介入治疗术前、术后评估不可或缺的手段。MRI对瓣膜狭窄引起的血流动力学改变的显示有很大优势，可以评估升主动脉扩张和心脏各腔及心肌情况。主动脉瓣狭窄需要与各种病因导致的左心室流出道梗阻（如肥厚梗阻性心肌病、主动脉瓣下狭窄）、主动脉瓣水平狭窄（如风湿性心脏病、退行性变、血管炎累及主动脉瓣、先天性单瓣或二瓣化畸形），以及先天性瓣上狭窄等相鉴别。

（二）主动脉瓣关闭不全

主动脉瓣关闭不全（aortic insufficiency，AI）指由于主动脉瓣结构改变或升主动脉扩张，导致主动脉瓣关闭不全，舒张期血流从主动脉反流入左心室，使左心室舒张末期容积增大，晚期左心室舒张末压升高。

❶ 临床与病理

舒张期大量血液反流入左心室致左心室腔扩大，左心房因血液进入左心室受阻而增大，进而出现肺静脉高压；收缩期流入主动脉的血液增多致升主动脉扩张。

各种病因均可导致主动脉瓣关闭不全，如主动脉瓣本身的原发病变，包括风湿性心脏病、感染性心内膜炎、退行性变、先天性发育异常等；累及主动脉瓣或瓣环的病变，如主动脉根部瘤、马方综合征、主动脉夹层等。

急性、重度主动脉瓣关闭不全通常由感染性心内膜炎、主动脉夹层和创伤等引起。此时，左心室充盈压急剧升高且心输出量减少，可危及生命。慢性主动脉瓣关闭不全患者可耐受很长时间而无症状，出现症状主要表现为劳力性呼吸困难、胸痛、心悸，甚至晕厥。体征为心界向左下扩大，主动脉瓣区收缩期震颤，颈动脉搏动增强，闻及主动脉瓣区舒张期杂音。

❷ 影像学表现

（1）X线胸片：典型重度主动脉瓣关闭不全表现为升主动脉增宽，主动脉瓣可见钙化，左心室明显增大，呈主动脉型心。左心衰竭时出现肺淤血、肺水肿表现。

（2）CT：（CT检查的目的）①外科换瓣术前排除冠状动脉病变；②明确主动脉根部和升主动脉扩张状况，以及有无合并主动脉夹层、溃疡等，以便了解是否需要置换升主动脉；③部分主动脉瓣关闭不全也是TAVI治疗的适应证，因此术前必行CT检查，用以观察主动脉瓣及瓣环钙化、径线、与冠状动脉关系、导管路径情况等；④其他疾病导致主动脉瓣关闭不全的鉴别诊断；⑤对TAVI或外科换瓣术后主动脉瓣反流或瓣周漏进行评价。

（3）MRI：MRI检查的目的是排除各种心肌病继发的主动脉关闭不全，评估左心室功能以及心肌运动和纤维化情况。MRI电影序列显示主动脉瓣口低信号血液反流束，可以定量评价左心室整体以及心肌功能。

❸ 诊断与鉴别诊断

本病常规诊断以超声心动图为主，以CT、MRI辅助。CT对病因诊断有提示作用，并可显示主动脉情况，且为外科及介入治疗术前、术后评估不可或缺的手段。MRI可测量主动脉瓣反流量和反流口的面积，且可应用延迟强化评估心肌纤维化程度，进而提示预后。一般诊断较为明确，鉴别诊断少。

三、联合瓣膜病

联合瓣膜病或多瓣膜病（multivalvular disease）是指两个或两个以上的瓣膜病变同时存在。多数为单一病因引起，临床最常见的是风湿热引起的风湿性瓣膜病，常常累及二尖瓣和主动脉瓣。瓣膜退行性变和黏液样变性较少同时累及多个瓣膜。

单一病因引起单个瓣膜原发性器质性病变，随着血流动力学的恶化，继发其他瓣膜的功能性改变，是临床最常见的一种情况。如二尖瓣狭窄，血流动力学改变会引起肺循环高压，从而继发引起肺动脉瓣关闭不全和三尖瓣关闭不全。联合瓣膜病的血流动力学变化复杂，心脏、升主动脉和肺动脉的形态学特征多样，主要依靠超声结合临床表现综合诊断。

第四节 循环系统病变超声诊断

一、心脏瓣膜病

(一) 二尖瓣狭窄

二尖瓣狭窄（mitral stenosis）是心脏瓣膜病中最常见的疾病，主要见于风湿性心脏病，先天性畸形和老年人二尖瓣钙化引起者少见。慢性风湿性心脏瓣膜病中二尖瓣发病率为95%～98%，单纯二尖瓣狭窄约占慢性风湿性心脏病的25%，合并二尖瓣反流者约占40%。超声技术可以直接观察瓣膜的形态学改变，也可以通过多普勒超声对其所导致的血流动力学改变进行定量分析。

① 病理

风湿性二尖瓣狭窄早期病理改变为瓣膜前后叶交界处及根部发生水肿、炎症，进而相互粘连、融合，并逐渐产生瓣膜增厚、硬化，致使瓣口狭窄，当瓣口狭窄程度达正常一半时，才会产生临床症状。根据二尖瓣病变形态，二尖瓣膜狭窄可分为：①隔膜型，瓣叶交界处相互粘连，呈隔膜状，瓣体病变较轻；②漏斗型，瓣叶交界处相互粘连，瓣体腱索、乳头肌均可发生明显粘连、增厚纤维化，且有腱索、乳头肌缩短、变硬，牵拉瓣膜，使整个瓣膜形成漏斗状，活动严重受限，常伴二尖瓣关闭不全。

二尖瓣狭窄时左心房血液不易进入左心室，部分血流淤积于左心房，导致左心房压升高，左心房扩张。由于血流缓慢，左心房及左心耳内可出现血栓。左心房压升高导致肺静脉和肺毛细血管压升高，并且也扩张淤血，肺内淤血导致肺循环阻力增加，肺动脉压逐渐升高，右心室负荷增加，右心室代偿性肥厚和扩大，右心房扩张，发生右心衰竭。左心室因充盈不足，可正常或缩小，左心房压增高，左心房、左心室压差增大。

正常瓣口面积约4 cm^2，舒张期跨二尖瓣口的平均压差为5 mmHg。一般认为轻度二尖瓣狭窄跨二尖瓣口的平均压差为5～10 mmHg，瓣口面积为1.5～2.0 cm^2；中度二尖瓣狭窄，平均压差为10～20 mmHg，瓣口面积为1.0～1.5 cm^2；重度二尖瓣狭窄，平均压差＞20 mmHg，瓣口面积＜1.0 cm^2。

② 临床表现

二尖瓣狭窄时出现明显症状，最早出现劳力性呼吸困难，可伴咳嗽，随着病情加重，休息时可出现呼吸困难、咯血，甚至急性肺水肿。肺水肿时可咳出大量浆液性粉红色泡沫血痰。

重度二尖瓣狭窄时双颧常呈绀红色，呈"二尖瓣面容"，心尖区舒张期杂音是最重要的体征，典型者在心尖区可闻及舒张中晚期低调、隆隆样，先递减后递增型杂音，常伴舒张期震颤；心尖区第一心音亢进及二尖瓣开放拍击音，提示二尖瓣前叶的弹性及活动度良好，仅见于隔膜型。

③ 超声检查

超声心动图主要检查左心室长轴切面，心尖四腔心切面和二尖瓣水平短轴切面，观察瓣膜形态及功能改变、心腔大小。采用多普勒超声技术测量二尖瓣狭窄所致血流动力学改变，计算通过二尖瓣口的血流速度、压差及二尖瓣口面积等。

（1）二维和M型超声图像：①二尖瓣结构和功能改变，可见二尖瓣前后叶增厚，因瓣膜粘连，瓣尖部活动幅度减低，瓣口变小。瓣体病变较轻时，舒张期瓣口排血受阻，因此，二尖瓣前叶于舒张期呈气球样向左心室突出，呈所谓圆顶状运动，常见于隔膜型狭窄，这往往是实施二尖瓣狭窄成形术的最好指征。当病变严重时，瓣体也可增厚、纤维化钙化，活动减小或消失，腱索可增粗、粘连，相当于漏斗型狭窄。二尖瓣后叶活动度因明显缩小，后叶与前叶同向运动。②二尖瓣狭窄时，舒张期左心房血液不能顺利经二尖瓣口进入左心室，因此在整个舒张期中，左心房与左心室间始终保持较高的压力阶差，左心室内压减低。由于左心室面向左心房漂浮二尖瓣的压力减小，使二尖瓣前叶靠近室间隔，舒张中期向左心房的运动速度减慢，故二尖瓣曲线显示二尖瓣前叶于舒张期呈"城墙样"改变，EF斜率（EF slope）减低，A波消失。重度二尖瓣狭窄时，因前后叶粘连，舒张期前后叶运动曲线可呈同向运动。但少数患者因粘连较轻，也可呈镜向运动。③二尖瓣狭窄时，舒张期左心房血液不能顺利经二尖瓣口进入左心室，左心房血液淤积，可见左心房增大。左心房、左心耳流速减慢可形成云雾状回声，甚至观察到附壁血栓，多在左心耳内或左心房顶部。④可见肺动脉增宽，右心室、右心房扩大。

（2）多普勒超声心动图

1）频谱多普勒：①可记录到二尖瓣口的舒张期射流频谱，E波上升速度增加，峰值高于正常，E波下降速度明显减慢。A波峰值高于正常，下降速度增加。在二尖瓣狭窄时，E波多高于A波，在少数轻度二尖瓣狭窄时，A波高于E波。②二尖瓣跨瓣压差增大，利用简化的伯努利方程，根据二尖瓣口的血流速度可以计算出舒张期左心房–左心室间最大瞬时压差和平均压差。③二尖瓣口面积的测量：利用多普勒超声技术测量二尖瓣口面积，常采用两种方法，即压差半降时间法和连续方程法。A.压差半降时间法：该方法是一个经验公式，左心房–左心室舒张早期最大压差值下降一半所需要的时间称压差半降时间（pressure half time，PHT），PHT与二尖瓣狭窄的程度成正比，即二尖瓣口面积（MVA）＝220/PHT。当存在重度主动脉瓣反流及重度二尖瓣关闭不全时，PHT可缩短或延长，造成瓣口面积的高估或低估，应用此公式误差较大。B.连续方程法：根据连续方程（continuous equation）的原理，在无瓣膜反流和心内分流的情况下，通过二尖瓣口的血流量等于主动脉瓣口的血流量。因此，如果已知主动脉瓣口的面积（AVA）和收缩期血流速度时间积分（SVTI），就可以求出主动脉瓣口的血流量，将这一血流量除以二尖瓣口的舒张期血流速度时间积分（DVTI）时，即可得出二尖瓣口的面积。计算公式：MVA＝（AVA×SVTI）/DVTI。在二尖瓣狭窄合并二尖瓣反流时，通过主动脉口的血流量低于舒张期二尖瓣口的血流量，连续方程不再适用。此时可用二尖瓣环处的舒张期血流量代替主动脉瓣口的血流量，代入上述公式计算二尖瓣口的面积。

2）彩色多普勒血流显像：在二尖瓣狭窄时，由于舒张期经过二尖瓣口的血流受阻，左心房压增高，通过二尖瓣的血流速度加快。彩色多普勒显示左心室流入道血流经过二尖瓣口时变细，形成射流。射流主要显示为红色，色泽明亮，在离开二尖瓣后，直径迅速增大，在左心室内可形成五彩镶嵌的烛火状形态。

（3）三维超声检查：可实时观察二尖瓣的立体结构，观察瓣叶的形态。作为术前常规超声检查的补充，经食管实时三维超声心动图还可通过二尖瓣定量分析（MVQ）软件测量多项二尖瓣的参数，包括瓣环、瓣叶面积或体积、瓣叶长度或角度、主动脉-二尖瓣的角度以及腱索长度的测量等。这对于外科瓣叶修复术及人工瓣的植入可提供详尽的术前信息，并可准确地评估修复术的疗效。

（4）经食管超声心动图：经食管超声心动图探头距左心房较近，可清晰地显示左心房、二尖瓣及瓣下组织的结构，尤其对于左心房内及左心耳血栓的检测具有更重要的应用价值。目前已将经食管超声心动图作为二尖瓣狭窄检测血栓的必要检查方法，以及血栓治疗效果的监测手段。

④ 诊断要点和鉴别诊断

（1）诊断要点：①二尖瓣增厚，回声增强，瓣叶活动受限，瓣口明显减小，舒张期前叶瓣体可呈气球样向左心室流出道膨出，左心房增大。②彩色多普勒血流显像显示舒张期二尖瓣口五彩射流束。脉冲波和连续波多普勒测量跨二尖瓣口压差增大，二尖瓣口面积减小。

（2）鉴别诊断：①应注意与二尖瓣血流增多的疾病相鉴别，如室间隔缺损、动脉导管未闭、主动脉窦瘤破裂、二尖瓣关闭不全等，这些疾病均可因二尖瓣口血流量增多，出现二尖瓣血流速度高于正常。在多普勒血流频谱图中E波明显升高，彩色多普勒显示色泽明亮和多色镶嵌的二尖瓣血流，易与二尖瓣狭窄混淆。但流速增高并不局限于二尖瓣口，脉冲多普勒检查可发现流速增高贯穿于整个流入道。这些疾病都有各自的特点，如室间隔缺损可见心室水平左向右分流信号，室间隔可见连续中断。动脉导管未闭，可见降主动脉起始端与肺动脉有未闭的动脉导管，且可见左向右分流信号。②二尖瓣口面积减小的疾病，当主动脉瓣反流时，有时反流束指向二尖瓣前叶，可造成二尖瓣口舒张期开放受限，使二尖瓣血流速度增高。彩色多普勒检查，二尖瓣口血流显示明亮和色彩逆转，多普勒频谱图中显示E峰和A峰增高，但E波下降速度正常，血流速度仅轻度升高。二维超声心动图显示二尖瓣结构正常。

⑤ 临床价值

超声心动图对二尖瓣狭窄具有最重要的诊断价值，诊断准确率达100%。它不仅可确定二尖瓣狭窄及狭窄的性质，还可与其他疾病鉴别。利用二维超声心动图、多普勒超声技术还可对病情严重程度做出定量诊断，包括二尖瓣口面积、血流速度和跨瓣压差。这对于治疗方案及手术方式的选择和手术效果的评价具有重要的临床意义。目前超声心动图诊断二尖瓣狭窄具有X线检查及有创的心导管检查无可比拟的优点。

（二）二尖瓣关闭不全

二尖瓣关闭不全（mitral insuffciency）可由多种原因引起，既往多为风湿性心脏病，约占所有风湿性心瓣膜病患者的34%，且多数合并二尖瓣狭窄。

近年来，风湿性心脏病减少，二尖瓣脱垂、腱索断裂、乳头肌功能不全、二尖瓣瓣环和瓣下部钙化、左心室显著扩大心肌病变也为常见病因，也见于感染性心内膜炎及先天性畸形等。

① 病理

正常二尖瓣关闭取决于瓣环、瓣叶、腱索、乳头肌和左心室的结构与功能的完整性，这些结构的任一异常均可导致二尖瓣关闭不全。二尖瓣的钙化和左心室扩大造成的二尖瓣环扩张，可使瓣叶不能完全关闭瓣口；风湿性炎症使瓣叶增厚、纤维化、僵硬、挛缩，瓣叶不能紧密结合；腱索断裂和乳头肌功能障碍可使瓣叶收缩期脱入左心房，产生二尖瓣反流；左心室下后壁基底部心肌梗死后局部可向外扩张，二尖瓣后叶瓣环扩张，导致前后叶关闭异常。在二尖瓣关闭不全时，收缩期一部分血液从左心室排入升主动脉，另一部分血液可反流至低压的左心房，故二尖瓣反流造成左心房血流量增加。但心室舒张期左心房血流迅速排入左心室，左心房容量负荷即缓解，故心房缓慢扩大，压力逐渐升高。在左心室舒张时，反流至左心房的血液连同肺静脉回流至左心房的血液一同流入左心室，使二尖瓣口血流量增加，血流速度加快，左心室前负荷增加，左心室扩大，而室壁运动可代偿性增强；另外，由于收缩期左心室血液同时射向主动脉和左心房，故左心室后负荷减轻，总的左心室每搏输出量增加，左心室射血分数超过正常。长期的严重的左心室容量负荷增重，可使左心室心肌代偿功能衰竭，发生左心功能不全。严重二尖瓣关闭不全，左心房压和肺静脉压明显升高，导致肺淤血，甚至急性肺水肿。慢性二尖瓣关闭不全，左心房、左心室可显著扩大而左心衰竭发生较晚，一旦发生左心功能不全，则病情发展迅速。

② 临床表现

轻度二尖瓣关闭不全可无症状，严重反流由于有效每搏输出量减少常首先出现乏力，晚期出现呼吸困难。主要体征是心尖区出现全收缩期吹风样、音调高或粗糙的杂音，强度在3/6级以上。杂音一般向左腋下和左肩胛下区传导，吸气期增强。二尖瓣脱垂可闻及喀喇音后的收缩晚期杂音。

③ 超声检查

超声心动图主要选择左心室长轴切面、心尖二腔切面和心尖四腔切面，观察房室腔大小、二尖瓣叶、腱索、乳头肌等情况。胸骨旁心底短轴切面观察二尖瓣关闭对合是否良好。利用彩色多普勒可观察左心房内异常反流束，脉冲波和连续波多普勒可探测二尖瓣反流频谱。

（1）二维超声图像：①可显示瓣叶、瓣环腱索和乳头肌形态及功能状态，二尖瓣瓣叶或瓣环可出现不同程度的增厚、回声增强。当合并二尖瓣狭窄时较易观察瓣叶形态改变。②二尖瓣关闭不全时两瓣叶不能合拢。在胸骨旁左心室长轴切面和四腔心切面，可显示二尖瓣关闭时对合欠佳。二尖瓣口短轴切面可显示瓣叶部分或全部瓣叶收缩期关闭有缝隙。二尖瓣开放幅度增大，但在风湿性心瓣膜病时，舒张期瓣口开放变小。在二尖瓣脱垂时，可显示二尖瓣前叶或（和）后叶收缩期超过二尖瓣瓣环脱入左心房。腱索断裂时，左心室腔内可见活动的飘带样回声，二尖瓣呈连枷样改变，收缩期可见脱入左心房的短带状二尖瓣回声，舒张期则消失。③左心房、左心室扩大，代偿期室间隔、左心室壁运动增强，表现为左心室容量负荷过度，肺静脉增宽。

（2）多普勒超声心动图

1）频谱多普勒：①脉冲多普勒，将取样容积置于二尖瓣环，可探及收缩期高速的异常血流信号，记录到收缩期向下的反流频谱。由于二尖瓣反流速度均超过脉冲多普勒测量范围，因而出现频率失真，记录到充满整个频谱显示范围的双向充填的方块形频谱。左心房内出现湍流信号。在明显二尖瓣反流时，肺静脉血流异常，肺静脉血流频谱中的正向S波消失，代之以收缩期负向的波形，D波峰值增大。由于舒张期二尖瓣血流量增多，故E波峰值升高，但E波下降速率正常或轻度延长。②连续波多普勒，可记录到收缩期反流频谱，占据全收缩期，频谱呈负向单峰波形，加速支及减速支均陡直，顶峰圆钝。在左心室收缩功能正常时，最大反流速度一般大于4 m/s。因连续波多普勒记录了左心室流入道内所有速度成分，因而出现频谱充填。另外，中度以上二尖瓣反流舒张期血流量和E波峰值升高，主动脉血流量和峰值降低。

2）彩色多普勒血流显像：收缩期探及起自二尖瓣瓣口至左心房的异常反流信号是诊断二尖瓣反流最直接、可靠的依据。反流一般为五彩镶嵌的血流信号。二尖瓣脱垂时，前叶脱垂反流朝向左心房侧后壁，当后叶脱垂时，反流束朝向左心房前内侧壁。根据反流面积和左心房面积的比值可半定量评价二尖瓣关闭不全的程度，一般认为，当比值不足20%时为轻度反流，20%~40%时为中度反流，超过40%时为重度反流。在目前的无创性诊断方法中，此半定量方法是最方便也是相对比较准确的。

3）定量分析：二尖瓣反流量和反流分数。二尖瓣反流量可根据下列公式计算：二尖瓣反流量（MRV）=二尖瓣口流量（TSV）−主动脉瓣口流量（ESV）。在单纯二尖瓣反流时，主动脉瓣口流量代表了有效每搏输出量，舒张期二尖瓣口血流量代表了全部每搏输出量。主动脉瓣口血流量=主动脉瓣口面积（AVA）×主动脉收缩期血流速度时间积分（SVTI），二尖瓣口流量（TSV）=二尖瓣口面积（MVA）×二尖瓣血流速度时间积分（DVTI）。二尖瓣反流分数可由下式得出：RF =（TSV-ESV）/TSV = 1-ESV/TSV。二尖瓣反流量的多少主要取决于二尖瓣反流口的面积，收缩期房室压差和反流时间（表2-1）。

表2-1　二尖瓣反流严重程度的定性及定量分析

		轻度	中度	重度
结构	左心房	正常[*]	正常或扩大	常扩大[**]
	左心室	正常[*]	正常或扩大	常扩大[**]
	二尖瓣叶或附属结构	正常或异常	正常或异常	异常/瓣叶连枷/乳头肌断裂

续表

		轻度	中度	重度
多普勒	二尖瓣前向血流	A峰为主★	不定	E峰为主★
	彩色血流射流面积▼	小，中心射流（常<4 cm²或<20%左心房面积）	不定	大的中心射流（常>10 cm²或>40%左心房面积）或射流碰壁折返呈左心房内涡流
	射流密度	不全或暗淡	致密	致密
	射流轮廓	抛物线	常呈抛物线	三角形†
	肺静脉血流	收缩期为主§	收缩期变钝	收缩期逆流§
定量&	射流紧缩宽度/cm	<0.3	0.3～0.69	≥0.7
	反流容积/（mL/beat）	<30	30～44 45～59	≥60
	反流分数/%	<30	30～39 40～49	≥50
	有效反流口面积/cm²	<0.2	0.2～0.29 0.3～0.39	≥0.4

注：①*除非有其他导致左心房或左心室扩大的原因，正常二维测量：左心室小径≤2.8 cm，左心室舒张末期容积≤82 mL，左心房最大前后径≤2 cm，左心房最大容积≤36 mL。②**特例：急性二尖瓣反流。③▼Nyquist极限50～60 cm/s。④†肺静脉收缩期反流对重度二尖瓣反流特异但不敏感。⑤★常为50岁以上或存在舒张功能受损，但无二尖瓣狭窄或其他可导致左心房压升高的原因。⑥§除非有其他可导致收缩期变钝的原因（如心房颤动，左心房压升高）。⑦&定量分析可进一步将中度反流细分为轻-中度及中-重度。

4 诊断要点和鉴别诊断

（1）诊断要点：①瓣叶部分或全部对合不拢，二尖瓣脱垂时可见收缩期脱垂部分二尖瓣超过二尖瓣环水平脱入左心房。腱索断裂可见连接于二尖瓣的腱索残端活动度大。②左心房、左心室扩大，室壁运动增强。③多普勒超声检查于左心房探及起自二尖瓣口的反流信号是诊断的最重要的依据。

（2）鉴别诊断：①应与左心房、左心室增大疾病相鉴别，如并发心房颤动的冠心病，可见左心房、左心室增大，但室壁活动不强，二尖瓣活动幅度不大，故易于鉴别。②舒张期二尖瓣反流，可见于心房颤动R-R间期较长时，房室传导阻滞所致P-R间期明显延长，原发性心肌病和重度主动脉瓣反流所致左心室舒张压明显升高。以上情况下，可分别由于舒张期左心房-左心室压差逆转和二尖瓣不完全闭合导致舒张期二尖瓣反流。一般于舒张中晚期出现，血流速度小于前向流速值，反流量小，故反流范围局限于二尖瓣口附近。③生理性反流的特点：信号微弱；范围局限；多局限于二尖瓣环附近，瓣环上1 cm的范围内；占时短暂；一般起始于二尖瓣关闭，多见于收缩早、中期。

5 临床价值

根据超声心动图二尖瓣、腱索、乳头肌形态及功能改变确定病因。确定是否存在二尖瓣关闭不全，区别生理性与病理性反流，并可进一步半定量及定量二尖瓣反流程度。因多普勒超声技术具有无创伤性、操作简单迅速等优点，可作为诊断二尖瓣关闭不全的首选方法。

（三）主动脉瓣狭窄

1 病理

老年性主动脉瓣狭窄常见于高脂血症、糖尿病及动脉粥样硬化患者。瓣膜纤维化及钙化病变常见于瓣膜根部，严重者影响整个瓣叶，致瓣膜活动受限。风湿性主动脉瓣狭窄由于瓣膜交界处粘连、增厚，瓣口变小，开放受限。先天性主动脉瓣狭窄常见于瓣膜发育畸形，由于功能异常的瓣膜长期受血流的冲击而发生病理改变，可出现纤维化和钙化，增厚的瓣膜粘连融合，使瓣口变小，形成狭窄。瓣膜亦可发生感染性心内膜炎。

2 临床表现

主要临床表现为呼吸困难、晕厥、心绞痛。典型体征为在胸骨左缘闻及粗糙而响亮、喷射性收缩期杂音，一般在3/6级以上，可伴收缩期震颤。杂音向左颈动脉及胸骨上切迹传导。杂音性质为递增-递减型（菱形）。脉搏细而弱，重度狭窄者脉压变小，晚期出现左室增大。

3 超声检查

二维超声心动图主要检查胸骨旁左心室长轴切面，心底短轴切面和心尖五腔心切面。多普勒超声心动图检查主要选择左心室长轴切面、心尖五腔心切面，观察主动脉瓣狭窄的彩色多普勒血流改变及血流频谱。

（1）二维超声图像：①瓣膜形态改变，主动脉瓣根据不同病变及病变严重程度而不同。瓣叶可增厚，回声增强，主动脉瓣形态发生改变，瓣叶活动度小，瓣口变小。左心室长轴切面可显示先天性主动脉瓣单叶于收缩期呈帐篷样突向主动脉腔，舒张期突向左心室流出道。二叶主动脉瓣可为前后或左右排列，两瓣叶开放间距变小，舒张期关闭线正常或偏离中心。心底短轴切面可见3个主动脉瓣瓣叶不同程度增厚、纤维化或钙化，回声增强，后方可伴声影，瓣叶交界处粘连，瓣口开放受限。关闭线Y字形结构消失，二叶式主动脉瓣可显示增粗关闭线位于前后方向或水平方向。②左心室壁可向心性肥厚，晚期左心室腔可扩大。③升主动脉可出现狭窄后扩张。

（2）多普勒超声心动图

1）频谱多普勒：①脉冲多普勒，主动脉瓣狭窄时，由于左心室流出道血流在主动脉瓣口受阻，因此狭窄口上游的流速减慢。将脉冲多普勒的取样容积置于左心室流出道内，可记录到最大流速降低、峰值后移的窄带频谱，频谱形态近似于对称的圆钝曲线。由于主动脉瓣口压差的增大，主动脉瓣口处最大射流速度往往超过脉冲多普勒的测量范围，发生频率失真，将取样容积置于主动脉瓣口时，可记录到双向充填的方块形血流频谱。此时需要应用连续波多普勒测量主动脉瓣狭窄的最大速度。②连续波多普勒，主动脉瓣狭窄时，利用连续波多普勒可记录到主动脉瓣口的高速血流，收缩期射流频谱形态为单峰曲线。检查部位可为胸骨上窝胸骨右缘或者心尖部。在胸骨上窝检查时频移为正向，在心尖部检时频移为负向。频谱曲线上升速度缓慢，峰值后移，射血时间延长，频谱充填，并且这些改变与狭窄程度成正比。

2）彩色多普勒血流显像：收缩期可见起自主动脉瓣口的收缩期五彩射流束，射入主动脉内，严重狭窄时可至主动脉弓及其分支。彩色血流起始的直径与瓣口大小成正比。一般主动脉瓣狭窄的血流为中心性，在二叶式主动脉瓣时，主动脉的射流束多呈偏心性。左心室流出道排血受阻，故血流速度缓慢，左心室流出道血流色彩暗淡。

3）定量评价：通常可根据估测的主动脉瓣口面积和跨主动脉瓣压差评价主动脉瓣狭窄的严重程度。①主动脉瓣口面积：根据连续方程，通过左心室流出道（LVOT）的每搏血流量与主动脉瓣口的每搏血流量是相等的。根据公式可计算主动脉瓣口面积（AVA）＝（CASLVOT × VTILVOT）/VTIAV。其中，CASLVOT为左心室流出道的横断面面积，根据二维超声测量的流出道直径（D）即可算出$CASLVOT = 3.14 × (D/2)^2$；VTILVOT可根据脉冲多普勒测量的左心室流出道血流频谱得出；VTIAV可根据连续波多普勒测量的主动脉口射流频谱得出。应该注意，该方法是估测的主动脉瓣的有效瓣口面积，通过主动脉瓣的血流面积，不是真正的解剖面积；测量的结果受左心室功能的影响，左心室功能减退时通过瓣口的血流减少，瓣尖开放幅度小，可造成面积测量的低估。②平均压差：根据连续波多普勒频谱可准确地测定主动脉瓣口的跨瓣压差，估测主动脉瓣狭窄的严重程度。轻度狭窄时，瓣口面积＞$1.5~cm^2$，平均压差为＜20 mmHg；中度狭窄时，瓣口面积$1.0 ~ 1.5~cm^2$，平均压差为20 ~ 40 mmHg；重度狭窄时，瓣口面积＜$1.0~cm^2$，平均压差＞40 mmHg。当血容量不足或心力衰竭时可出现压差的降低。

（3）负荷超声心动图检查：主动脉瓣严重狭窄可出现低血流、低压差的主动脉瓣狭窄，即左心室功能不全（LVEF＜40%），心排血量减少时可出现低压差（平均压差＜40 mmHg）、主动脉瓣有效瓣口面积减小（AVA＜$1.0~cm^2$），这时临床要正确判断是真正的严重主动脉瓣狭窄还是假性严重狭窄。严重主动脉瓣狭窄可导致左心室收缩功能减退，出现低血流、低压差的真正主动脉瓣重度狭窄的血流动力学改变，而继发于其他原因造成的左心室收缩功能降低可导致的中度主动脉瓣狭窄出现低血流、低压差，从而将中度狭窄程度错误估计为重度狭窄。进一步的鉴别对于临床治疗方案的选择具有重要意义。此时行小剂量多巴酚丁胺负荷试验增加左心室收缩功能有助于进一步鉴别诊断。

（4）经食管超声检查：由于主动脉瓣增厚、粘连，经胸超声心动图难以清晰显示瓣叶数目及结构，此时行经食管超声检查对于病因的诊断和形态学观察可提供更多的信息，可指导经导管主动脉瓣植入术（TAVI）适应证的选择和术中监测。

④ 诊断要点和鉴别诊断

（1）诊断要点：①主动脉瓣增厚，瓣口开放幅度减小，左室壁增厚。②定性诊断：彩色多普勒显示主动脉瓣口出现收缩期多色镶嵌的射流束，进入升主动脉后明显增宽。脉冲多普勒和连续波多普勒显示主动脉瓣口的高速射流频谱。③定量诊断：主要包括主动脉瓣跨瓣压差和瓣膜口面积的估测。

（2）鉴别诊断：需要与梗阻性肥厚型心肌病、膜性主动脉瓣下狭窄或瓣上狭窄、主动脉窦瘤破裂、动脉导管未闭、二尖瓣反流和重度主动脉瓣反流等疾病相鉴别。

5 **临床价值**

超声心动图成为诊断主动脉瓣狭窄的最主要方法，利用这一技术不仅能够观察瓣膜的形态，而且还可以对主动脉瓣狭窄所致血流动力学改变进行评价，估测狭窄的严重程度。超声检查方法具有准确、无创性、操作简单等优点，能够取代X线和心导管检查技术。

（四）主动脉瓣关闭不全

1 **病理**

主动脉瓣瓣叶可产生纤维化、增厚、缩短和变形，舒张期瓣叶不能充分闭合，升主动脉的血液反流入左心室。因此，舒张期左心室将同时接受来自二尖瓣口的正常充盈血液和主动脉瓣口的异常反流血液，使左心室前负荷增加，左心室舒张期容量逐渐增大，左心室扩张。如果左心室扩张与左心室容量增加相适应，左心室舒张末压不高，由于左心室代偿性收缩力增强，左心室搏出量增加。当左心室壁厚度与心腔半径的比例和正常一致时，室壁张力得以维持正常。长期的容量负荷过重，可导致左心室收缩功能降低，每搏输出量减少，收缩末期和舒张末期容量增加，左心室舒张末压增高，发生左心室功能衰竭。此外，严重主动脉瓣关闭不全时，主动脉舒张压下降，冠状动脉血流减少，引起心肌缺血，促进左心室功能恶化。正常情况下，舒张期二尖瓣口血流量、左心室每搏输出量和收缩期主动脉血流量三者是完全相等的，在主动脉瓣关闭不全时，前者代表有效每搏输出量，后二者代表全部每搏输出量，全部每搏输出量与有效每搏输出量之差为主动脉瓣反流量。

2 **临床表现**

主动脉瓣关闭不全患者早期症状多为心悸、心前区不适、头部强烈搏动感，严重者出现心绞痛、头晕、左心功能不全表现。主动脉瓣关闭不全主要体征为主动脉瓣区舒张期高调哈气样递减型杂音。

杂音可传导至心尖区，瓣膜活动差或反流严重者主动脉瓣第二心音减弱或消失。由于动脉收缩压升高，舒张压降低，脉压增大，常出现周围血管征，如水冲脉枪击音、毛细血管搏动及股动脉双重杂音，随心脏搏动的点头征。

3 **超声检查**

超声心动图主要选用胸骨旁左心室长轴切面或心尖三腔心切面、心底短轴切面和心尖五腔心切面，可从不同角度观察主动脉瓣结构及反流。彩色多普勒检查应注意左心室流出道有无舒张期主动脉瓣反流信号，并观察其方向和范围。连续波多普勒检查应选择心尖五腔心切面，尽量减少取样线与反流束的夹角以获取满意的血流频谱。另外，在严重主动脉瓣关闭不全患者亦可选用剑突下腹主动脉长轴切面，观察心动周期中主动脉内血流方向的改变。

（1）二维超声图像：①主动脉瓣膜病变所致主动脉瓣关闭不全，可见主动脉瓣不同程度地增厚、回声增强，瓣叶呈不规则的团状或粗线状回声，活动受限。舒张期主动脉瓣关闭时，瓣膜可见到裂隙。心底短轴切面，可清楚地观察瓣叶的解剖结构发生改变，关闭线变形，显示瓣膜关闭不全的部位，其间可看到有裂隙。主动脉瓣脱垂时，舒张期脱垂瓣膜超过主动脉瓣关闭点之连线，突向左心室流出道。②左心室增大，室壁活动增强，左心室容量负荷过度的表现。③当舒张期主动脉瓣反流血液冲击二尖瓣前叶时，可导致二尖瓣前叶开放受限，开口呈半月形改变。

（2）多普勒超声心动图

①频谱多普勒：a.脉冲多普勒，将取样容积置于主动脉瓣环下，舒张期探及起源于主动脉瓣的高速异常血流，并向左心室流出道延伸。反流速度出现频率失真。b.连续波多普勒，在左心室流出道可记录到舒张期反流频谱，持续全舒张期，频谱呈正向梯形状。最大反流速度一般大于4 m/s。②彩色多普勒血流显像：可直接显示舒张期起源于主动脉瓣的五彩反流束，并延伸入左心室流出道。彩色多普勒不仅可对主动脉瓣关闭不全做出定性诊断（敏感性、特异性可达100%），还可进一步确定关闭不全的程度（表2-2）。根据反流束在左心室流出道内的最大宽度和左心室流出道宽度的比值，可将关闭不全分为3种程度，轻度关闭不全者该比值小于25%，中度为25%～65%，重度大于65%。

表2-2　主动脉瓣反流严重程度的定性及定量分析

		轻度	中度	重度
结构	左心房	正常[*]	正常或扩大	常扩大[**]
	主动脉瓣	正常或异常	正常或异常	异常/连枷或较宽对合不良
多普勒	左心室流出道射流宽度[▼]	小、中心射流	中等	大的中心射流，或可变偏心射流
	射流密度	不全或暗淡	致密	致密
	射流减速速度（PHT/ms）[★]	慢，>500	中，500～200	快，<200
	降主动脉内舒张期逆流	轻微，舒张早期逆流	中	明显，全舒张期逆流
定量[&]	射流紧缩宽度/cm[▼]	<0.3	0.3～0.6	>0.6
	射流宽度/左心室流出道宽度/%[▼]	<25	25～45 46～64	≥65
	射流横截面积/左心室流出道横截面积/%[▼]	<5	5～20 21～59	≥60
	反流量/（mL/beat）	<30	30～44 45～59	≥60
	反流分数/%	<30	30～39 40～49	≥50
	有效反流口面积/cm²	<0.1	0.1～0.19 0.2～0.29	≥0.3

注：①[*]除非有其他可导致左心室扩张的原因，正常二维测量：左心室小径≤28 cm，左心室舒张末期容积≤82 mL。②[**]例外：急性主动脉瓣反流，此时心腔未来得及扩张。③[▼]Nyquist极限50～60 cm/s。④[★]压差减半时间（PHT）会因左心室舒张压增高及扩血管药物治疗而缩短，随着重度主动脉瓣反流的慢性适应而延长。⑤[&]定量分析可进一步将中度反流细分为轻-中度及中-重度。

（3）经食管超声心动图：当经X线检查声窗欠佳、瓣叶形态显示不清晰，无法确定感染性心内膜炎是否合并瓣周漏或脓肿时，可行经食管超声心动图检查。该检查可对评价主动脉瓣的结构和功能提供更多的信息。

④ 诊断要点和鉴别诊断

（1）诊断要点：①主动脉瓣数目异常，瓣膜增厚或钙化，关闭可见缝隙。②左心室增大，左心室流出道增宽，室壁活动幅度增大。③彩色多普勒超声检查在左心室流出道内探及起自主动脉瓣的舒张期反流束。脉冲波或连续波多普勒可见正向的反流频谱。

（2）鉴别诊断：①主动脉瓣关闭不全常合并主动脉瓣狭窄或联合瓣膜病变，应注意详细分析，避免漏诊及误诊。②生理性主动脉瓣反流：心脏、瓣膜及大动脉形态正常；反流面积局限（＜1.5 cm^2）；最大反流速度＜1.5 m/s。③二尖瓣狭窄时，在左心室内可探及舒张期射流，射流方向与主动脉瓣反流束方向基本相似，但射流束的起源不同。④主动脉瓣关闭不全时，反流束冲击二尖瓣前叶，二尖瓣出现扑动、开放幅度减小；亦应与二尖瓣狭窄相区别，注意观察二尖瓣有无器质性改变。

⑤ 临床价值

超声诊断主动脉瓣关闭不全的可靠性已被公认，利用这一技术不仅可以观察心脏大小及主动脉的宽度，而且还可以显示主动脉瓣口的结构，对其反流程度进行估测。多普勒超声诊断主动脉瓣关闭不全的敏感性为88%～100%，特异性为96%～100%。对于无临床体征或无心脏形态变化的患者，多普勒超声检查成为其唯一的诊断依据。对反流程度的评价，多普勒超声与放射性核素心血管造影、心导管检查时心血管造影术相比较，具有良好的相关性。

（五）三尖瓣关闭不全

三尖瓣关闭不全（tricuspid insufficiency）可由三尖瓣的器质性或功能性改变所致。功能性三尖瓣关闭不全常见，由于右心室扩张致瓣环扩大从而引起收缩时瓣叶不能合拢，多见于右心室收缩压增高或肺动脉高压疾病，常见于二尖瓣狭窄、先天性心脏病和肺源性心脏病等。器质性三尖瓣关闭不全少见，可见于风湿性三尖瓣病变、三尖瓣下移畸形（Ebstein畸形）、三尖瓣发育不全及感染性心内膜炎等。

① 病理

风湿性三尖瓣病变可见三尖瓣叶增厚、纤维化、粘连，关闭时合并不拢。Ebstein畸形则有三尖瓣隔叶或后叶远离房室环，附着于环下近心尖部的右心室壁与室间隔，三尖瓣前叶增宽变长，三尖瓣畸形使关闭与开放均受限制，产生狭窄与关闭不全。继发性三尖瓣关闭不全多因右心室扩大，三尖瓣环扩张而导致三尖瓣不能很好闭合引起关闭不全。在三尖瓣反流时，收缩期血液由右心室同时射向肺动脉和右心房，由于右心房压力明显低于肺动脉压力，因此右心室收缩时后负荷减轻，而右心房因血容量增加而增大，此外，明显三尖瓣关闭不全使收缩期进入肺动脉的血流量减少，肺动脉压下降。因此，尽管肺动脉高压可致三尖瓣反流，但三尖瓣反流可缓解肺动脉压。在舒张期，右心房内反流的血液及上、下腔静脉回流的血液一同进入右心室，使右心室前负荷增加，导致右心室扩大。严重三尖瓣关闭不全发生右心衰竭，可使右心房和腔静脉的压力升高，上、下腔静脉增宽，导致体循环淤血，下腔静脉可有收缩期扩张。

② 临床表现

三尖瓣关闭不全合并肺动脉高压时，才会出现心排血量减少和体循环淤血的症状，如疲乏、腹腔积液、水肿等右心衰竭症状。其体征有胸骨右下缘或剑突下区闻及全收缩期的高调吹风性杂音，杂音随吸气增强。颈静脉扩张伴明显的收缩期波动，吸气时增强。严重时出现肝大、下肢水肿及腹腔积液。

③ 超声检查

超声心动图主要观察四腔心切面、右心室流入道长轴切面及下腔静脉长轴切面，观察房室大小及上、下腔静脉的宽度，三尖瓣有无畸形、瓣叶增厚和下移及瓣环有无扩张等；结合其他切面进一步明确三尖瓣关闭不全的可能原因。利用彩色多普勒显示三尖瓣反流束的起源、途径和大小，脉冲多普勒将取样容积置于三尖瓣环的右房侧、下腔静脉及肝静脉内，标测反流信号的范围，连续波多普勒测量三尖瓣最大反流速度。

（1）二维超声心动图：①三尖瓣关闭不全因不同病因而有不同表现。风湿性心脏病可见三尖瓣增厚、反射增强，活动受限，关闭时可有裂隙。Ebstein畸形时，隔叶与后叶远离房室环，附着于环下近心尖部的右心室壁与室间隔，将右心室分为房化右室与机能右室。因三尖瓣关闭不全时瓣叶不能合拢，右心房容积扩大，与房化右室相连，形成巨大的右心房腔，真正的机能右室则萎缩、变小。三尖瓣脱垂时，三尖瓣在收缩期向右心房膨出，超过三尖瓣附着点连线之上。继发性三尖瓣关闭不全，三尖瓣环扩大，瓣膜形态一般正常，瓣叶活动略增大。三尖瓣关闭不全时，因血液反流至下腔静脉，下腔静脉因而增宽超过20 mm，并可见收缩期扩张现象。②三尖瓣关闭不全时，右心房及右心室增大，严重时室间隔可向左心室突出。

（2）多普勒超声心动图

1）频谱多普勒：①脉冲多普勒，将取样容积置于三尖瓣环的右心房侧，可检测到起自三尖瓣环收缩期的高速射流信号，向右心房内延伸。频谱幅度高，最大速度＞2 m/s，频谱呈单峰圆顶形。在大多数三尖瓣反流中，反流速度超过脉冲多普勒的测量范围，反流速度出现频率失真。三尖瓣关闭不全较严重时，由于右心房内反流血液的影响，肝静脉血流频谱中的负向S波消失，代之以一正向S波形，而D波仍为负向，但峰值增大。下腔静脉血流方向与上述相反。②连续波多普勒，在右心房内记录到收缩期负向单峰波形，顶峰圆钝，频谱轮廓近于对称。收缩期右心房压迅速升高者，频谱减速提前，顶峰变尖前移，频谱峰值升高。右心室压力显著升高时，最大反流速度可达4 m/s以上。三尖瓣关闭不全时，根据连续波多普勒可测量右心室收缩末压（RVSP）＝ΔPTR+RAP，ΔPTR为三尖瓣反流最大跨瓣压差，RAP为估测的右心房压。轻度三尖瓣反流时RAP为5 mmHg，中度时RAP为10 mmHg，重度时为15 mmHg。右心房压明显增高时，估测的压力过小，可低估实际的右心室压力。

2）彩色多普勒血流显像：①右心房内检测到收缩期蓝色为主的彩色血流信号并起自

三尖瓣口，可确诊为三尖瓣反流。当反流量较大、速度较快时，在右心房内形成涡流，形成五彩镶嵌的射流。下腔静脉内也可见蓝色反流信号。严重三尖瓣关闭不全时，收缩期肝静脉内亦可见到红色的反流信号。②三尖瓣反流程度的分级，应用彩色多普勒血流显像技术将三尖瓣反流分为3级。

Ⅰ级：反流束占据部分右心房。

Ⅱ级：反流束抵达右心房后壁。

Ⅲ级：反流束进入腔静脉。

上述方法高估术中反流程度，不能用于心功能不全时反流程度的评价。

❹ 诊断要点和鉴别诊断

（1）诊断要点：①右心房内探及起自三尖瓣的收缩期射流。②右心房、右心室增大。③观察三尖瓣的结构、形态和活动状态，明确三尖瓣关闭不全为三尖瓣病变或继发性原因所致。

（2）鉴别诊断：三尖瓣关闭不全应与可导致右心房、右心室增大的疾病相鉴别，如房间隔缺损、冠状动脉窦瘤破入右心房、肝静脉畸形引流等，但以上各种疾病均无三尖瓣反流征象，均有各自临床表现。另外，还要与生理性三尖瓣反流相鉴别，由于多普勒检查在部分正常人中亦发现轻度三尖瓣反流，检出率可达35%～95%，其特点为：信号微弱，难以记录到完整频谱轮廓；占时短暂，反流时间小于全收缩期；分布局限。

❺ 临床价值

三尖瓣关闭不全超声诊断具有重要的临床价值，应用多普勒超声技术诊断三尖瓣关闭不全的敏感性为87%～100%，特异性为88%～100%。目前，多普勒超声心动图成为定性诊断三尖瓣反流最准确的技术。

（六）肺动脉及肺动脉瓣病

肺动脉及肺动脉瓣病较为常见，多数见于先天性心脏病，后天性肺动脉瓣病变极为少见。该病可单独存在，也可合并其他心脏病。

❶ 肺动脉瓣狭窄

（1）病理：肺动脉瓣狭窄（pulmonary stenosis）的最常见病因为先天性畸形，约占先天性心脏病的3.1%，可分为瓣上狭窄、瓣膜狭窄和瓣下狭窄，但大多数为瓣膜狭窄。肺动脉瓣狭窄时，3个瓣叶融合成圆顶状的纤维隔膜，瓣叶不能充分开放，瓣下狭窄可因右心室漏斗部肌肉肥厚或一纤维隔膜，将整个漏斗部或其中一部分与右心室隔开，形成右心室双腔。肺动脉瓣上狭窄最为少见，主肺动脉或左、右肺动脉均可见狭窄。肺动脉瓣上隔膜样狭窄罕见。

正常肺动脉瓣口面积约3.0 cm^2，当瓣口面积减小到正常瓣口面积的1/2左右时，右心室血液排出障碍，收缩期右心室压力代偿性增加，右心室和肺动脉之间才出现明显压力阶差，肺血流量减少。由于右心室后负荷过重，室壁代偿性肥厚。一般右心室收缩压小于36 mmHg时为轻度狭窄，右心室收缩压超过36 mmHg但小于64 mmHg时为中度狭窄，超过64 mmHg为重度狭窄。

（2）临床表现：轻度无症状。重度肺动脉瓣狭窄可出现心悸、胸闷、气喘乏力。主要体征：胸骨左缘第二肋间可闻及响亮的粗糙喷射性收缩期杂音，第二心音减弱，可有收缩期震颤。

（3）超声检查

超声心动图主要检查心底短轴切面，将探头置于胸骨左缘第二、三肋间，顺时针旋转探头，使超声束与左心室长轴切面相垂直，以清晰显示右心室流出道、肺动脉瓣、肺动脉及左右肺动脉的解剖结构及功能。利用彩色多普勒检查显示肺动脉瓣口的异常射流束的起源途径或分布。脉冲多普勒检查可将取样容积置于右心室流出道内，并逐渐移向肺动脉瓣、主肺动脉或左右肺动脉内检查射流信号。应用连续波多普勒测量最大速度及压差。儿童患者也可取剑突下右心室流出道长轴切面，可获得较胸骨旁切面更理想的多普勒血流信号。

1）二维超声心动图：①肺动脉瓣狭窄时，可见肺动脉瓣瓣叶增厚，开口变小，呈圆顶样改变；肺动脉瓣环也可变小。②肺动脉瓣下狭窄时，右心室流出道出口部肥厚，可形成长而狭窄的通道。右心室漏斗部也可见一纤维隔膜，将漏斗部或其中一部分与右心室隔开，近端右心室壁明显肥厚，心室腔变小，而远端的右心室流出道可扩大，形成右心室双腔。肺动脉瓣正常，主肺动脉无扩张现象。③肺动脉瓣上狭窄时，可见主肺动脉或左、右肺动脉变细。肺动脉瓣上可见一隔膜。④肺动脉可有狭窄后扩张，室间隔及右心室前壁增厚。

2）多普勒超声心动图

①频谱多普勒：a.脉冲多普勒，肺动脉瓣狭窄时，将取样容积置于右心室流出道并向肺动脉瓣口移动时，肺动脉瓣口流速突然上升，可见负向充填的多普勒频谱；在大多数肺动脉瓣狭窄时，因最大射流速度超过脉冲多普勒的测量范围，记录到正负双向充填的方块形血流频谱。右心室流出道狭窄时，在右心室流出道内探及收缩期血流速度，缓慢加速后突然加速，频谱峰值后移，形态不对称，频谱形状为特征性的匕首状形态，一般流速在1.5 m/s以上。b.连续波多普勒，可记录到肺动脉瓣口的收缩期高速血流频谱，形态呈负向单峰曲线，形态较对称，射血时间延长；当合并右心室流出道狭窄时，可记录到包含于肺动脉口的射流中的右心室流出道血流频谱，形态不对称。应用连续波多普勒可测量跨肺动脉瓣的压差及右心室流出道的压差。②彩色多普勒血流显像：可显示起自肺动脉瓣口的收缩期五彩镶嵌的射流，射流束入肺动脉并明显增宽。

3）三维超声心动图：二维超声心动图一般显示肺动脉瓣的纵切面图像，很难全面观察肺动脉瓣的数目和结构。三维超声心动图可从右心室流出道或肺动脉直观显示肺动脉瓣的横断面图像，显示肺动脉瓣的数目，观察膜的形态和功能，尤其对于先天性肺动脉瓣的畸形提供更多的诊断信息。

（4）诊断要点和鉴别诊断

1）诊断要点：肺动脉瓣狭窄时，肺动脉瓣增厚；开放时瓣口变小，呈圆顶样改变。瓣下狭窄时，右心室流出道可见增厚、变窄，肺动脉瓣无明显改变。多普勒超声检出起自肺动脉瓣口的收缩期射流信号。肺动脉瓣狭窄后肺动脉可扩张，肺动脉瓣下狭窄则肺动脉正常。肺动脉内可见隔膜。

2）鉴别诊断：主要与肺循环血流增多疾病相鉴别。肺动脉瓣反流、房间隔缺损、室间隔缺损、主动脉窦瘤破入右心室等疾病时，通过肺动脉瓣口的血流量增多，流速高于正常，易误诊为肺动脉瓣狭窄。多普勒超声检查无起自肺动脉瓣口的射流束，肺动脉瓣两端无明显压差。

（5）临床价值：超声心动图对于肺动脉瓣狭窄的诊断具有较高的特异性，可从解剖结构和血流动力学来诊断肺动脉瓣狭窄，其已成为目前诊断肺动脉狭窄的主要方法。

❷ 肺动脉瓣关闭不全

肺动脉瓣关闭不全（pulmonary insufficiency）最常见于继发性肺动脉高压，后者可使肺动脉干的根部扩张引起瓣环扩大，瓣膜不能很好关闭。肺动脉瓣关闭不全包括各种原发性或继发性可导致肺动脉高压的疾病。其他少见病因为特发性或马方综合征的肺动脉扩张所致功能性肺动脉瓣关闭不全。原发性肺动脉瓣损害所致关闭不全少见，可由风湿病、感染性心内膜炎、肺动脉瓣脱垂等引起。

（1）病理：原发性肺动脉瓣损害，可见肺动脉瓣脱垂，舒张期肺动脉瓣突向右心室流出。风湿性肺动脉瓣关闭不全常合并其他瓣膜病变，瓣膜可增厚纤维化，但一般程度较轻。细菌性心内膜炎时肺动脉瓣可见赘生物。肺动脉高压或肺动脉扩张引起者一般肺动脉瓣正常，可见肺动脉扩张。肺动脉瓣关闭不全时，右心室舒张期同时接受来自三尖瓣口的正常血液和肺动脉瓣瓣口的异常反流血液，使右心室前负荷明显增加，右心室因而扩大；肺动脉瓣血流量亦增大。当肺动脉瓣关闭不全合并肺动脉高压时，反流血液可增加右心室射血时的室壁张力，造成右心室后负荷增加，因而加重右心室扩张和肥厚。

（2）临床表现：肺动脉瓣关闭不全时，多数患者仅出现原发病的临床表现，掩盖肺动脉瓣关闭不全的表现。查体主要于胸骨左缘2～4肋间闻及舒张早期吸气性高调递减性杂音，吸气时增强，肺动脉高压时，肺动脉瓣区第二心音增强，由于肺动脉扩大和右心每搏输出量增加，可闻及收缩期喷射样杂音。

（3）超声检查

应检查心底短轴切面，观察肺动脉有无增宽，多普勒检查肺动脉瓣有无反流信号，检测反流起源、大小和形态，测量反流速度，评价反流程度。另外，可检查四腔心切面或左心室长轴切面，观察右心室形态及大小。

1）二维超声心动图：肺动脉瓣可有不同程度的增厚，回声增强，活动正常或轻度受限，开放幅度增大，舒张期瓣叶合不拢，但不能据此做出关闭不全的诊断。右心室及肺动脉可因血流量增加而扩张，肺动脉高压时右心室壁可增厚。同时可见右心室内径扩大，右心室前壁和室间隔活动度增强。

2）多普勒超声心动图

①频谱多普勒：a.脉冲多普勒，肺动脉瓣下探及舒张期射流信号。肺动脉瓣反流速度一般超过脉冲多普勒测量范围，发生频率失真，表现为双向充填的方块形频谱。b.连续波多普勒，可记录到舒张期肺动脉瓣反流频谱，一般呈正向单峰形，反流程度较轻时，形态类似梯形；反流较严重时，形态类似于三角形，频谱峰值速度升高。最大反流速度大于1.5 m/s。利用连续波多普勒可以测量肺动脉瓣反流量及肺动脉舒张压。②彩色多普勒血流

显像：右心室流出道内可显示起自肺动脉瓣环的舒张期肺动脉瓣反流束，主要显示为明亮的红色。但由于最大反流速度一般明显增高，可呈蓝色斑点或多色镶嵌的信号。反流信号长度多大于1.5 cm。

（4）诊断要点和鉴别诊断

1）诊断要点：①肺动脉增宽，肺动脉瓣开口增大，有时可见瓣叶对合欠佳。②右心室增大，室壁活动增强。③多普勒检查右心室流出道探及起自肺动脉瓣的舒张期反流信号。

2）鉴别诊断：①主要需与右心室增大的疾病相鉴别，如肺动脉高压患者右心室可以增大，但肺动脉反流不明显，且室壁增厚。②正常肺动脉瓣反流时，利用多普勒技术在35%正常人中可发现肺动脉瓣反流。其特点为于舒张中期开始出现，流速较低，最大流速低于1.2 m/s，范围局限，最大长度小于肺动脉瓣下1.0 cm。③主动脉窦瘤破入右心室流出道时，常显示持续整个心动周期的分流束。射流起源部位不同于肺动脉瓣反流。

（5）临床价值：在肺动脉瓣关闭不全患者，二维超声心动图可以观测房室大小、肺动脉瓣及肺动脉情况，但对于肺动脉瓣反流诊断意义不大。多普勒检查对于肺动脉瓣关闭不全的诊断具有高度敏感性和特异性，对于定性诊断具有很高的准确性。

（七）老年性心脏瓣膜病

老年性心脏瓣膜病（senile valvular heart disease）是一种发生在老年人的瓣膜病变，多见于50岁以上患者，女性发病率为男性的2倍，以高血压和糖尿病患者多见，并且该病已成为65岁以上老年人单纯性主动脉瓣狭窄的常见原因。

❶ 病理

病理改变以瓣环部位的纤维化及钙盐沉着为主要特征。主动脉瓣瓣叶改变主要位于瓣叶主动脉面，可有钙化结节限制瓣叶活动。二尖瓣病变常局限于二尖瓣环、后叶与相邻的左心室后壁之间，而二尖瓣瓣膜可能无病变。病变也可沿着后叶进展延伸到前叶的纤维层或瓣叶下，造成瓣叶基底部钙化。由于瓣环活动受限，收缩期不能充分扩张，可产生功能性二尖瓣狭窄。另外，乳头肌病变导致收缩期牵拉二尖瓣的力量不足，也可造成二尖瓣脱垂和关闭不全。

❷ 超声检查

（1）二维超声心动图：①主动脉瓣环及瓣叶根部增厚，回声增强，最常见于主动脉无冠瓣。二尖瓣后缘和后叶基底部局限性增厚，回声增强。严重钙化显示大块强回声光团。后叶与瓣环交界处不易区分，钙化可向左心室体部扩展。二尖瓣环前部钙化，主动脉根部与二尖瓣前叶基底部回声增强。随着病变的发展，严重者可累及主动脉瓣瓣叶或二尖瓣前叶，受累瓣叶根部活动受限。②左心房、左心室可扩大。

（2）多普勒超声心动图：彩色多普勒血流显像可探及二尖瓣反流信号。连续波多普勒检查在部分病例中，可探及主动脉瓣狭窄的血流频谱。二尖瓣环钙化，可伴有功能性二尖瓣狭窄，瓣口面积缩小。

❸ 鉴别诊断

主要应与风湿性心瓣膜病及瓣叶赘生物相鉴别。

❹ 临床价值

超声心动图检查对于老年性心脏瓣膜病的诊断具有很高的敏感性和特异性。

二、心肌和心包疾病

（一）心肌病

心肌病（cardiomyopathy）是指除风湿性心脏病、冠心病、高血压心脏病、肺源性心脏病和先天性心脏病等以外的以心肌病变为主要表现的一组疾病。心肌病发病的病理学分为原发性心肌病和继发性心肌病。从功能学的角度，心肌病又可分为扩张型心肌病、限制型心肌病及肥厚型心肌病。根据《中国心肌病诊断与治疗建议（2007）》，将原发性心肌病分为扩张型心肌病、肥厚型心肌病、限制型心肌病、致心律失常性右室心肌病和未定型心肌病。原发性心肌病根据发病机制分为遗传性心肌病、获得性心肌病、混合性心肌病；继发性心肌病病因复杂，缺乏影像学特异性表现。

❶ 扩张型心肌病

（1）病理：扩张型心肌病（dilated cardiomyopathy，DCM）是原发性心肌病的常见类型。病变以心脏扩张为主，心房、心室呈普遍性扩大，常以左心室扩大为主，房室环也因此而扩大，故可引起房室瓣关闭不全，室壁厚度正常、变薄或代偿性轻度肥厚，心室重量增加。

由于心肌的变性和坏死，心肌收缩力减退，心室射血分数和每搏输出量下降，心室收缩和舒张末期容量增多，心脏逐渐扩大；由于房室环扩张，可造成二尖瓣或三尖瓣关闭不全。左心室舒张末压升高，最终发展为充血性心力衰竭。少数病例心肌病主要累及右心室。

（2）临床表现：多数起病缓慢，少数突然发病，有气急甚至端坐呼吸、水肿和肝大等充血性心力衰竭的症状。部分病例可发生栓塞和猝死。主要体征有心脏扩大，75%病例可闻及第三心音或第四心音奔马律，心尖区或三尖瓣区可闻及2/6～3/6级相对房室瓣关闭不全的杂音，常可出现各种类型的心律失常。

（3）超声检查

超声心动图检查时，常选用左心室长轴切面、四腔心切面、五腔心切面，观察房室腔大小，瓣膜的开放及关闭功能，室壁活动幅度。利用多普勒技术测定瓣口血流速度及有无反流信号。

1）二维超声心动图：①各房室腔径增大，以左心室、左心房为主，左心室明显增大，形似球样，室间隔因左心室扩大而向右心室膨出，乳头肌向上向后移位，二尖瓣前后叶被牵拉向后贴近左心室壁，远离室间隔，因此左心室及左心室流出道扩大。②与明显扩大的左心室相比，室壁相对变薄；室间隔与左心室后壁厚度可正常或变薄，甚至稍厚。③室壁运动弥漫性减弱，室间隔和室壁运动幅度减小。④四个瓣膜开放幅度均减低，开放时间缩短，以二尖瓣最为显著。二尖瓣口短轴切面显示二尖瓣开口变小，与扩大的左心室相对应，形成大心腔小瓣口的特征性改变。⑤少见病例心室腔内可见附壁血栓。

2）多普勒超声心动图

①频谱多普勒：a.脉冲多普勒超声，可记录到二尖瓣及三尖瓣收缩期反流信号；显示主动脉血流频谱的加速支上升缓慢，形成近似于对称的单峰圆顶形频谱曲线，流速降低。肺动脉高压时，肺动脉的血流频谱加速支上升加快，形成近似于三角形的频谱曲线。b.连续波多普勒，可记录到二尖瓣及三尖瓣反流的高速血流频谱，可出现肺动脉高压。②彩色多普勒血流显像：因心功能减退，各瓣口血流速度减慢，心腔内血流显色暗淡。由于心腔扩大，瓣环扩张，左、右心房内可出现多色斑点的二尖瓣和三尖瓣反流束。左、右心室流出道内亦可见主动脉瓣或肺动脉瓣反流束。

（4）诊断要点和鉴别诊断

1）诊断要点：室间隔与室壁活动幅度普遍性减低。全心扩大，以左心为主，呈球样改变。各瓣口开放幅度变小，二尖瓣口与左室形成"大心腔、小瓣口"的特征。各瓣口血流速度减慢，二尖瓣和主动脉瓣常可记录到反流信号。

2）鉴别诊断：扩张型心肌病主要需与冠心病合并心功能不全相鉴别。冠心病时左心室也可增大，但一般不呈球形改变，可见节段性运动异常，二尖瓣后移不明显。重要的诊断需要临床排除其他继发性心肌病变。

（5）临床价值：扩张型心肌病缺乏特异性临床诊断方法，一般需排除其他心脏疾病而做出诊断。

2 肥厚型心肌病

肥厚型心肌病（hypertrophic cardiomyopathy）是以心室肌的明显非对称肥厚、心室腔变小为特征，伴有左心室高动力性收缩和左心室血液充盈受阻，舒张期顺应性下降为基本病变的原因不明的心肌疾病。

（1）病理：肥厚型心肌病主要表现为心肌肥厚，其特征是室间隔非对称性肥厚，常发生于室间隔上中部，也可累及左心室前壁、下壁心尖部，少数患者出现右心室流出道梗阻；心室腔缩小，但心房腔扩大；二尖瓣前叶可有增厚，少数患者出现左心室弥漫性肥厚。

根据血流动力学改变，一般将肥厚型心肌病分为梗阻性和非梗阻性。在静息状态或诱发条件下出现左心室流出道内压差者为梗阻性肥厚型心肌病，不出现左心室流出道内压差者为非梗阻性肥厚型心肌病。后者对血流动力学影响不大。

梗阻发生在左心室收缩期。当心室收缩时，肥厚的心室间隔突入左心室腔，同时二尖瓣前叶异常向前移位，导致左心室流出道狭窄伴二尖瓣关闭不全，左心室流出道血流速度增快，主动脉瓣因高速血流冲击，可出现扑动或收缩中期关闭。左心室出现高动力性收缩，左心室射血分数高于正常。由于心肌的肥厚和心室腔的缩小，舒张期左心室充盈阻力增大，左心室舒张速度减慢，舒张早期充盈速率下降，舒张期容积减小，故心脏射血功能逐渐减弱，可发生心功能不全。部分患者出现隐匿型梗阻，即安静状态流出道内血流速度基本正常，运动时流出道血流加速。

（2）临床表现：部分患者可无症状，而在体检中发现或突然发生猝死。一般可有心悸、胸痛、气急、胸闷。梗阻性可有头晕或晕厥。查体可有心脏轻度增大，流出道梗阻的患者可在胸骨左缘第三～四肋间闻及非特异性较粗糙的喷射性收缩期杂音，此杂音为机能性。

当吸入亚硝酸异戊酯或静脉滴注异丙肾上腺素等扩血管药物时，可因周围血管扩张，流出道梗阻部位压力阶差增加，杂音增强。各种减弱心肌收缩力或增加心脏回流量的药物或方法可减小压力差而使杂音减弱。

（3）超声检查

超声心动图主要检查左心室长轴切面、二尖瓣水平及乳头肌水平短轴切面、四腔心切面，主要观察室壁增厚的部分和厚度以及二尖瓣的活动。M型超声心动图检查时，应注意左心室流出道的宽度以及二尖瓣前叶CD段有无收缩期前向运动（SAM）。必要时可用负荷试验，观察有无SAM出现或SAM加重现象。多普勒超声心动图探测左心室流出道内是否存在射流及左心室内反流束，并记录最大射流及反流速度。

1）二维超声图像：①非对称性心肌肥厚是肥厚型心肌病的主要特征，但肥厚型心肌病性质不同，其测值也不相同。正常情况下，室间隔和左心室后壁厚度基本一致，一般小于12 mm，二者厚度之比平均为1∶1。而肥厚型心肌病，其比值＞1.3。关于肥厚型心肌病室间隔增厚的标准尚不一致，一般认为室间隔厚度以大于15 mm为宜，多数在19～30 mm。心尖肥厚主要表现是心室壁下1/3明显肥厚，心尖部心腔狭小，常呈"黑桃样"改变，严重者心尖部心腔闭塞。②心肌回声不均匀，呈斑点样回声增强。③左心室流出道狭窄，正常人左心室流出道的宽度为20～35 mm，肥厚型心肌病患者，由于增厚的室间隔凸向流出道以及二尖瓣前叶收缩期前向运动，常使左心室流出道狭窄，一般小于20 mm。④二尖瓣前叶收缩期前向运动，由于收缩期二尖瓣前叶前移，可显示二尖瓣关闭不全的直接征象。⑤肥厚心肌运动异常，收缩期增厚率减低。

左心室呈不对称性增厚，室间隔明显增厚，心肌回声不均匀，呈斑点样回声增强，后壁无增厚。

2）M型超声心动图：①收缩期二尖瓣前叶CD段可以看到收缩期前向运动（SAM）与室间隔相贴近，完全梗阻时收缩期难以测出左心室流出道宽度。SAM现象无特异性，凡左心室流出道血流增快时即可出现。②主动脉瓣运动异常，梗阻性肥厚型心肌病由于在收缩中期左心室流出道狭窄加重，血流阻滞，收缩中期瓣膜提前关闭。另外，收缩期左心室流出道血流速度很快，常冲击主动脉瓣，引起主动脉瓣的扑动。

3）多普勒超声心动图

①频谱多普勒：a.脉冲多普勒，左心室流出道内出现收缩期射流信号，流速较高，通常记录到双向充填的血流频谱。射流信号通常起自二尖瓣瓣尖水平，但也可出现于二尖瓣乳头肌与腱索交界处的水平。在室间隔基底部显著肥厚时，射流可起始于左心室流出道。主动脉血流频谱呈"尖峰圆顶状"的双峰状，第二峰明显小于第一峰。由于左心室舒张速度减慢，二尖瓣血流频谱E波峰值正常或降低，下降速度减慢，压差半降时间轻度延长，A波峰值可增高。b.连续波多普勒，在左心室流出道狭窄时，其特征性改变为频谱形态呈单峰"匕首状"频谱形态，占据收缩期。流速在收缩早期迅速上升后突然减慢，然后迅速上升，收缩晚期达峰值，其后速度下降。谐频明显充填，在心尖部探测，呈负向。收缩早期流速一般为2 m/s左右，峰值流速多数超过4 m/s。左心室流出道压力阶差超过30 mmHg提示为梗阻性肥厚型心肌病，运动时超过这一标准为隐匿型梗阻。②彩色多普勒血流显

像：可直接显示左心室流出道的收缩期射流束，根据肥厚部位不同可起自不同水平。射流束向主动脉瓣口延伸，在升主动脉内信号明显减弱。因收缩早期左心室流出道血流速度较高，射流一般为红色；在收缩中期，由于二尖瓣前叶前向运动，左心室流出道变窄，流速显著增高，在左心室流出道狭窄之上和主动脉瓣之下，可以见到红蓝镶嵌的涡流区。另外，左心房内可见起自二尖瓣口收缩期的反流束。③组织多普勒：应用组织多普勒超声技术测量二尖瓣环的运动速度，舒张期早期运动速度 e' 和晚期运动速度 a'，结合二尖瓣血流速度可判断左心室舒张末期压力。肥厚型心肌病患者可出现左心室舒张末期压力增高，左心室舒张功能异常。

（4）诊断要点和鉴别诊断

1）诊断要点：室间隔增厚，室壁也可以增厚，厚度 ≥ 15 mm，多数呈非对称性局部心肌增厚。梗阻性心肌病，左心室流出道变窄，二尖瓣前叶有SAM现象。多普勒超声检查左心室流出道可见射流，在SAM近主动脉瓣侧有湍流。无其他导致左心室壁肥厚的心脏疾病存在。

2）鉴别诊断：主要和高血压、主动脉瓣狭窄等继发性心肌病所引起的室壁增厚相区别。肥厚型心肌病多为室间隔增厚为主的非对称性增厚，室间隔厚度多大于15 mm。而高血压和主动脉瓣口狭窄室壁增厚多为对称性，左心室后壁也增厚。其他尿毒症等心肌肥厚有相关疾病表现。利用多普勒记录的射流频谱形态，切面超声心动图显示局部狭窄的部位等，结合临床有助于鉴别。

（5）临床价值：超声心动图对肥厚型心肌病有决定性的诊断价值，不仅可根据切面超声心动图确定室壁增厚的部位和程度，而且也可根据多普勒超声估测血流动力学的改变情况。据Doi等报告，如室间隔和左心室后壁厚度比值大于等于1.3作为诊断肥厚型心肌病的标准，其敏感性为91%，特异性为56%；如以比值大于等于1.5为标准，则敏感性为90%，特异性为94%。多普勒超声测定的血流动力学改变有助于治疗方案的选择及疗效的判断。

❸ 限制型心肌病

限制型心肌病（restrictive cardiomyopathy）比较少见，约占心肌病的3%，其主要病理改变是心内膜至心肌的广泛纤维化，心腔可由于纤维化和血栓形成而部分闭塞。心室腔以流入道增生为主时，其充盈可受增生纤维组织的限制，心室回心血流减少，导致心室舒张功能障碍，产生类似缩窄性心包炎的改变。

（1）临床表现：患者主要为婴幼儿或青年。临床表现与缩窄性心包炎极为相似，代偿期可无症状或有头晕乏力、劳累后心悸等，以后可出现慢性右心衰竭症状。体检一般无杂音，少数患者心尖区可闻及1/6～2/6级收缩期杂音。

（2）超声检查

超声心动图主要检查左心室长轴切面、四腔心切面，注意心内膜有无增厚，并注意心包改变，以便和缩窄性心包炎相鉴别。利用多普勒超声主要检查各瓣口血流速度。

1）二维超声图像：可见心内膜弥漫性增厚，在心室内膜表面显示致密的回声带，反射增强。心尖部心腔多闭塞，呈整个心腔长径缩短，而短轴相对延长的特异畸形。左、右心房多数增大，下腔静脉和肝静脉增宽。室间隔和室壁活动幅度明显变小，收缩期增厚率小于30%，舒张末期左心室内径明显变小，舒张末期容量明显减低。射血分数及短轴缩短率明显减小。

2）多普勒超声心动图：限制型心肌病的二尖瓣血流频谱为限制性充盈方式，舒张早期最大流速E波增高，减速时间显著缩短，A波降低，E/A＞2.0。组织多普勒测量二尖瓣环心肌收缩期和舒张期运动速度均减低。另外，限制型心肌病的肺动脉收缩压通常超过50 mmHg，而缩窄性心包炎的肺动脉收缩压通常小于50 mmHg。

（3）诊断要点和鉴别诊断

1）诊断要点：根据室间隔和左心室后壁均匀增厚，反射增强，活动幅度变小，左心室舒张末期内径变小，可做出诊断。

2）鉴别诊断：主要与缩窄性心包炎相鉴别，后者主要是心包脏层及壁层增厚，而本病主要是心肌至心内膜层增厚。吸气显著延长了左心室等容舒张时间并逐渐减小二尖瓣血流的最大速度，这一改变只出现于缩窄性心包炎，心包炎时二尖瓣环室间隔处心肌运动速度正常。

（4）临床价值：超声诊断本病有一定价值，能够观察心内膜的变化情况，有利于与缩窄性心包炎相鉴别，有助于临床诊断。心导管检查和心内膜活检具有重要的诊断价值。目前限制型心肌病在临床上缺乏一种特异性的诊断方法。

❹ 心肌致密化不全

心肌致密化不全（noncompaction of ventricular myocardium，NVM）又称"海绵样心肌病变"或"心肌窦状隙持续状态"，与心脏形态发育停滞有关，即心肌的致密化过程及随后的肌小梁网状结构的退化受阻，表现为小梁化的心肌持续存在及以众多突出的肌小梁和深陷的隐窝为特征。

（1）临床表现：临床表现差异很大，此病最先报道于儿童，但成人发病的报道日益增多，约42%的患者无临床症状。心力衰竭、心律失常及血栓形成是左心室心肌致密化不全病理生理的三大特点。

（2）超声检查

超声心动图检查是该病筛查及确诊的主要方法，通常采用胸骨旁左心室长轴及短轴切面心尖及剑突下切面，均可观察到病变心肌。

1）二维超声图像：心腔内多发、过度隆凸的肌小梁和深陷其间的隐窝形成网状结构，即"非致密化心肌"。病变以心室中段至心尖段最为明显，左心室中部以侧壁、下壁、前壁、后壁等游离壁最常见。同一室壁部位致密心肌层变薄，儿童非致密化心肌与致密化心肌厚度之比值超过1.4，成人超过2。当合并其他先天性心脏病时可有相应的表现。左心室腔不同程度扩大，室壁活动度减低。左心室射血分数减低，收缩功能减低。

2）多普勒超声心动图：病变区域肌小梁隐窝内可见低速血流充盈并与心室腔相通，典型者可见心动周期内隐窝与心室腔有血流往返。因左心室腔扩大，常合并二尖瓣反流，也可合并三尖瓣反流及主动脉瓣反流。

3）其他超声图像：包括三维超声心动图、经食管超声心动图及心脏声学造影。实时三维超声心动图能直观、立体地显示心腔内丰富的粗大肌束及深陷隐窝。当经胸超声图像质量差时，可通过经食管超声显示左心室心肌的形态结构。心脏声学造影可通过造影剂在心腔内的充填显影判断隐窝、非致密化心肌及致密心肌的准确厚度及分布范围。

（3）诊断要点和鉴别诊断

1）诊断要点：左心室腔内多发、过度隆突的肌小梁和深陷其间的隐窝形成网状结构，即"非致密化心肌"。彩色多普勒可探及隐窝间腺之间有低速血流与心腔相通。

2）鉴别诊断：主要与扩张型心肌病、肥厚型心肌病及左心室心尖部血栓形成相鉴别。扩张型心肌病在心尖部有时可见轻度增粗的肌小梁，但其数量较少，同时其室壁厚度均匀变薄，不同于心肌致密化不全时室壁厚度不均；肥厚型心肌病可以有粗大的肌小梁，但缺乏深陷的隐窝；心尖部血栓往往表现为邻近不运动区域的团块状回声，且强弱不均。

（4）临床价值：超声诊断本病有一定价值，能够观察到左心室心尖部多发肌小梁及隐窝，结合声学造影有助于临床诊断和鉴别诊断。

（二）心包积液

心包积液（pericardial effusion）是指心包腔内异常积聚液体，它是一种常见的心脏疾病。心包可因细菌、病毒、自身免疫、物理、化学等因素而发生急性反应和心包粘连、缩窄等慢性病变。常见病因为结核、病毒、炎症肿瘤、风湿病等。超声心动图不仅可以诊断心包积液，而且可以估测液体量，目前已成为常规检查手段。

❶ 病理

心包分纤维性心包和浆膜性心包两部分。前者在心包的最外层，较厚，为致密而坚韧的结缔组织构成，伸缩性较小。后者较薄而光滑，分为壁层和脏层，壁层衬于纤维心包的内面，脏层又名心外膜。两层之间有一间隙叫心包腔，正常含20～30 mL浆液，起润滑作用。当心包液体增多时，临床上诊断为心包积液。心包腔在心尖部、心前区及膈面区间隙范围较大，心包积液时，脏壁两层心包膜分开，因重力作用，心底大隐窝积液较多，也可位于斜窦及横窦。当心包腔液体增加时，腔内压力升高，当达一定程度时，心脏扩大受限，以致心室血流充盈减少，心排出量随之下降，静脉压升高，造成肝淤血，下肢水肿。当心包腔内积液量过多或积聚速度过快时，则出现心脏压塞。

心包积液吸收良好，则无任何后遗症；如果积液内含有较多的细胞成分及纤维素，则吸收较为困难，心包可粘连增厚，影响心功能。少数患者心包纤维化形成坚硬的瘢痕组织，形成心包缩窄。

❷ 临床表现

症状和体征取决于心包积液的病因与本身特点。急性非特异性心包炎和感染性心包炎的主要症状为心前区疼痛或闷痛，呼吸困难及心脏压塞。心包渗液最突出的症状为呼吸困难，可有端坐呼吸，呼吸表浅而快，躯体前倾，并伴发绀。心包积液量极大时，可有干咳、声音嘶哑、吞咽困难。体格检查心包摩擦音为纤维蛋白性心包炎的特异性征象。渗液性心包炎体征主要有心尖搏动微弱或不能触及，心浊音界向两侧增大，卧位时心底部浊音界加宽，颈静脉怒张，肝大，下肢水肿，腹腔积液。心脏压塞失代偿时，可出现颈静脉怒张、奇脉、血压下降及休克征象。

③ 超声检查

心包积液时，主要检查左心室长轴切面、四腔心切面及由心尖至二尖瓣环的一系列短轴切面。注意观察右心室前壁、左心室后壁心包腔之间有无液性暗区，估测液体量。当体位变动时，低位处心包腔内液性暗区扩大，这对心包积液的诊断有重要意义。

（1）二维超声图像：①少量心包积液时，胸骨旁左心室长轴切面于房室沟处及左心室后壁心包腔内可见液性暗区。心包积液增加时，右心室前壁与胸壁之间、心尖部、心脏外侧、前方及后方亦可见均匀分布的带状液性暗区。积液量少时暗区较窄，量多则较宽，多数患者因液体向下流动，一般心后的暗区较心前者宽。大量心包积液时，因心包上推，心房后可出现液性暗区。②少量心包积液时，心脏各腔室大小正常。大量积液时，心脏受压，心脏变小，以右心室变小为著。而心房因血容量增加，故可出现增大。③大量心包积液时，可见心脏摆动征，右心室前壁、室间隔及左心室后壁呈同向运动，即收缩期向前，舒张期向后。右心室前壁活动增强，呈波浪式运动。④包裹性心包积液可见积液部位呈局限性液性暗区，液性暗区中可见絮状粘连带。⑤心包积液的定量诊断：心包积液量的估测有不同的计算方法供参考。当心包积液液平段不足8 mm时，积液量在500 mL以下；液平段在10～15 mm时，积液量为500～1000 mL；当液平段超过25 mm时，积液量则超过1000 mL。根据切面超声心动图也可估计心包积液量。积液位于左心室后下方，在心前区及心外侧无液性暗区或仅有少量，积液量一般在100 mL以下；积液均匀分布于心脏周围，则积液量可达100～500 mL；液性暗区较宽，环包在心脏周围，心后最多，左心房后也可见到时，积液量可达500 mL以上。在治疗和穿刺抽液后，液性暗区消失。有研究者用容量计算法算出心包壁层内容积减去心脏容积之差为心包积液量。⑥缩窄性心包炎可见心包增厚，回声增强，可伴钙化影。室壁舒张期运动受限，表现为室壁舒张早期扩张迅速停止运动，舒张期室壁运动呈平坦的曲线。室间隔运动异常，受呼吸和心室间压力变化的影响较大，动度不规则或呈抖动。心室舒张受限，房室环缩窄变形，常出现双心房增大，房室交界处后角小于150°。下腔静脉血流回流受阻，下腔静脉扩张，严重时不随呼吸变化。

④ 诊断要点和鉴别诊断

（1）诊断要点：①心包脏层和壁层之间可见液性暗区，且随体位变化而改变。②心尖部检查时，收缩期液性暗区内可以看到异常反射。

（2）鉴别诊断：①心包积液时应与心包脂肪垫所形成的暗区相鉴别，前者在体位改变时液性暗区有变化，无改变时则为心包脂肪垫形成。②与左侧胸腔积液相鉴别，心包积液时，胸壁和肺反射之间可见一液性暗区，但暗区内有心脏搏动反射，暗区也较稳定，则可鉴别。③缩窄性心包炎需与限制型心肌病相鉴别，进一步结合多普勒超声和应变测量可有助于鉴别。不典型改变需行其他影像学检查（表2-3）。

表2-3　限制型心肌病和缩窄性心包炎的鉴别诊断

鉴别点	限制型心肌病	缩窄性心包炎
室间隔运动	正常	呼吸位移
二尖瓣血流E/A比值	＞1.5	＞1.5

续表

鉴别点	限制型心肌病	缩窄性心包炎
二尖瓣血流减速时间 DT/ms	<160	<160
二尖瓣血流随呼吸变化	无	通常存在
肝静脉多普勒	吸气相舒张期血流反向	呼气相舒张期血流反向
室间隔处二尖瓣环 e' 值	通常小于 7 cm/s	通常大于 7 cm/s
侧壁处二尖瓣环 e' 值	高于室间隔瓣环处 e' 值	低于室间隔瓣环处 e' 值
室间隔心肌应变	减低	通常正常

❺ 临床价值

超声心动图对心包积液有肯定的诊断价值，诊断符合率在90%以上，并且与其他特殊检查相比其敏感性高达90%，X线为65%，心电图仅为50%。50 mL 心包积液时，超声检查即可发现。超声检查也可估测心包积液量，为临床诊断和治疗提供可靠的信息。心包穿刺时，超声检查可有助于准确定位，选取穿刺点，提高成功率。另外，超声心动图对于心脏扩大与心包积液的鉴别有重要的意义。但目前仅靠超声检查难以正确判断心包积液的病因和性质，缩窄性心包炎常需要结合其他影像学才能更为准确地诊断。

（三）缩窄性心包炎

缩窄性心包炎（constrictive pericarditis），这一名词是于1669年由 Richard Lower 首次提出；1935年，White 进行了进一步总结，描述了缩窄性心包炎的主要特点并首次对12例缩窄性心包炎进行了手术治疗。缩窄性心包炎是由于心包增厚、炎症、粘连或钙化引起的，主要影响心脏的舒张功能。目前其主要病因为特发性、心脏手术、放化疗及结核性、病毒性等感染类病变。

❶ 病理

缩窄性心包炎的病理改变主要为心包脏、壁层广泛粘连、增厚及钙化，心包膜厚度多在 3 ~ 5 mm，少数可达 10 mm 以上，也有20%的患者心包厚度基本正常。由于心包腔闭塞，心脏表面形成一个纤维瘢痕外壳，包绕和压迫整个或局部心脏结构，如房室壁或大血管根部，导致心脏及大血管受压，心室舒张受限，每搏输出量减少，静脉回流受阻，静脉压升高。呼吸所产生胸腔压力的周期性变化不能通过心包传导到各心腔，从而产生左侧充盈压力梯度（肺静脉和左房间压差）的呼吸性变化；由于心包内心腔的总容积相对固定，使左、右心室舒张期充盈相互依赖，左心室充盈减少时右心室充盈增加。

急性心包炎中，7% ~ 10%存在一过性缩窄，除放射治疗外，所有引起慢性缩窄性心包炎的原因均可引起一过性缩窄性心包炎。一过性缩窄可持续 2 ~ 3 个月，可自行或抗感染治疗后逐渐缓解，增厚的心包可恢复至正常厚度，血流动力学变化可以缓解。抗感染治疗对新近出现的缩窄非常有意义。

❷ 临床表现

缩窄性心包炎的主要临床表现为呼吸困难、疲乏、食欲缺乏、上腹胀满或疼痛，呼吸困难为劳力性，主要与每搏输出量降低有关。体征有颈静脉怒张 Kussmaul 征、肝大、腹腔积液、下肢水肿心率增快。心脏体检可发现心尖搏动不明显，心浊音界不增大，心音减低，可闻及心包叩击音。心律一般为窦性，有时可有心房颤动，脉搏细弱无力，动脉收缩压降低，脉压变小。

❸ 超声检查

（1）二维超声图像

1）选择切面：选择胸骨旁左心室长轴、短轴切面、三腔和两腔心切面及剑突下切面等。左心室短轴切面包括瓣口水平、乳头肌水平和心尖水平，通过不同的切面可以更好地观察和评价心包增厚的范围和程度及室间隔的运动情况。

2）主要超声表现：心包膜明显增厚，回声增强，部分患者可出现心包钙化，心包厚度多大于 2~3 mm，尤其以房室环部位显著。剑突下四腔心切面可清晰显示心包增厚回声增强和粘连程度。心室充盈明显受限，多切面显示左心室游离壁舒张中晚期运动受限，运动明显减弱或消失。房室比例异常，心房扩大，心室正常或稍小，左心室长轴切面显示左心房与左心室后壁连接处心包形成的夹角减小，通常小于 150%。室间隔异常运动，由于舒张早期心腔压力迅速上升，心室内压力相互依赖，室间隔出现矛盾运动。由于心包的限制，右心室充盈受限，静脉回流受阻，静脉压升高，导致下腔静脉扩张，剑突下切面显示下腔静脉充盈饱满，内径增宽，内径随呼吸变化率减小，多数小于 50%~20%，少数小于 20%。

（2）多普勒超声心动图

1）频谱多普勒：由于心包限制，呼吸所产生胸腔压力的周期性变化不能通过心包传导到各心腔，吸气时肺静脉压力降低，左心充盈减少，二尖瓣口 E 峰较呼气时减低，幅度大于 25%，E 峰减速时间 DT 明显缩短，小于 150 ms。右心充盈相对增加，三尖瓣吸气时 E 峰较呼气时增加大于 40%。

2）彩色多普勒血流显像：彩色多普勒血流显像可显示不同程度的二尖瓣、三尖瓣反流，当三尖瓣反流较严重时，下腔静脉和肝静脉近心端也可见反流。

3）组织多普勒：组织多普勒记录二尖瓣环运动速度对缩窄性心包炎的诊断和鉴别诊断具有重要意义。由于缩窄性心包炎患者心肌较少受累，且侧向伸展受限，心脏纵轴运动增强，二尖瓣环舒张早期运动速度，尤其是间隔侧瓣环速度正常或增加（>7 cm/s），二尖瓣侧壁瓣环运动速度一般小于间隔侧瓣环运动速度。

❹ 鉴别诊断

缩窄性心包炎主要的鉴别诊断为限制型心肌病，但后者无心包增厚、回声增强等，二尖瓣、三尖瓣频谱不受呼吸影响。由于存在心肌病变，二尖瓣环舒张早期速度减低。但也有极少数患者超声较难鉴别，需要其他检查来鉴别。

❺ 临床价值

心脏超声检查是临床早期诊断缩窄性心包炎和进行鉴别诊断的首选方法，还可以评价其治疗效果和预测其转归。

第五节　典型病例影像分析

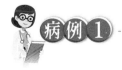

房间隔缺损

女性，12岁，发现心脏杂音6个月。胸骨左缘第二肋间闻及2/6级收缩期杂音，杂音呈喷射性、无震颤，肺动脉瓣区第二心音固定分裂。患者先后进行了X线及CT检查，见图2-1。

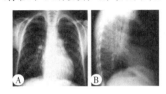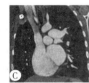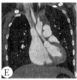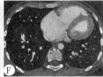

图2-1　X线平片及CT图像

A.X线平片正位；B.X线平片左侧位；C.左前斜位增强多平面重组；D.轴位增强；E.右前斜位增强多平面重组；F.轴位增强

一、影像征象分析

（一）X线平片征象

正侧位（图2-1 A、B）示双侧肺血管增粗，肺血管边缘清晰提示肺多血。右心房及右心室增大，肺动脉段膨隆，主动脉结缩小。

（二）CT直接征象

增强扫描显示房间隔连续性中断，位于房间隔中上部，为继发孔型。

（三）CT间接征象

增强扫描显示右心房及右心室增大，左心室缩小，肺动脉增宽（图2-1 C～F）。

二、印象诊断

先心病（ASD合并肺动脉高压）。

三、鉴别诊断

CT直接征象的存在可作出诊断，一般无须鉴别；但当图像质量较差，或缺损小时，CT容易漏诊，此时需要参考超声心动图。

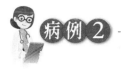

室间隔缺损

女性，1岁8个月，咳嗽喘息1周，加重伴气促1天。胸骨左缘第三～四肋间闻及3/6级收缩期杂音，肺动脉第二心音亢进。患者先后进行了X线平片及CT检查，见图2-2。

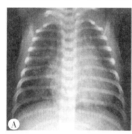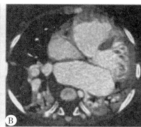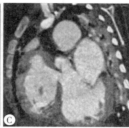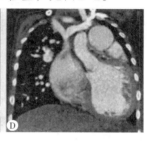

图2-2 X线平片及CT图像

A.正位X线平片；B.CT轴位增强；C.CT斜矢状位增强多平面重组；D.CT斜冠状位增强多平面重组

一、影像征象分析

（一）X线平片征象

正位片（图2-2 A）示双肺血管增粗，肺血管边缘清晰，提示肺多血。左、右心室均增大。

（二）CT直接征象

增强扫描示室间隔膜周部连续性中断，位置及大小明确。

（三）CT间接征象

左心房（图2-2 B）和左、右心室均增大（图2-2 B～D）；右心室壁增厚（图2-2 B、C）；肺动脉主干增宽（图2-2 D），提示肺动脉高压。

二、印象诊断

先心病（膜周部VSD），肺动脉高压。

三、鉴别诊断

应与其他左向右分流、肺多血先心病相鉴别，如ASD；还需注意是否合并其他复杂畸形。由于CT能显示畸形的直接征象，因此多数无须鉴别，但CT容易漏诊细小的VSD或修补术后的残留分流，此时需结合超声心动图。

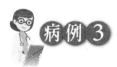

动脉导管未闭

女性，3个月，气促半个月，哭闹时轻微发绀1周。胸骨左缘第二～三肋间闻及2/6级连续性机械样杂音。患者先后进行了X线和CT检查，见图2-3。

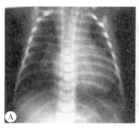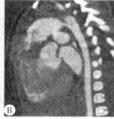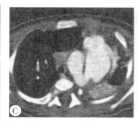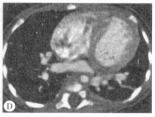

图2-3　X线平片及CT图像
A.正位X线平片；B.CT左前斜位增强多平面重组；C、D.轴位增强

一、影像征象分析

（一）X线平片征象

正位（图2-3 A）示双肺动脉增粗，肺血管边缘清晰，提示肺多血。左、右心室增大。

（二）CT直接征象

增强扫描示主动脉弓降部与主肺动脉间见一条异常血管相连（图2-3 B、C）。

（三）CT间接征象

左、右心室增大，右心室壁增厚（图2-3 D）；主肺动脉宽于同层升主动脉宽度（图2-3 C），提示存在肺动脉高压。

二、印象诊断

先心病（PDA），肺动脉高压。

三、鉴别诊断

PDA需与肺动脉狭窄时出现的体-肺侧支血管相鉴别。动脉导管位置恒定，其主动脉端位于主动脉弓降部，肺动脉端位于主肺动脉分叉或左肺动脉开口附近，不在此位置的血管均为侧支血管。

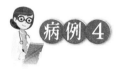病例4 --

法洛四联症

男性，8个月，发现心脏杂音2个月，伴活动后气促、发绀。胸骨左缘第三～四肋间闻及3/6级收缩期杂音。患者先后进行了X线平片和CT检查，见图2-4。

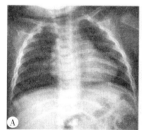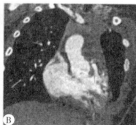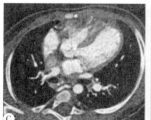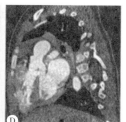

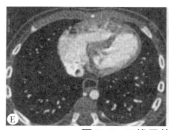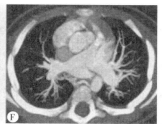

图2-4　X线平片及CT图像

A.X线正位平片；B.CT右前斜位增强多平面重组；C.轴位增强；D.左前斜位增强多平面重组；E、F轴位增强

一、影像征象分析

（一）X线平片征象

正位（图2-4 A）示心影呈靴型，心腰凹陷，肺动脉及分支细小，外周肺动脉血管稀少，肺野透亮度增高，提示肺少血。心尖圆钝上翘，提示右心室肥厚。

（二）CT直接征象

1.肺动脉狭窄（图2-4 B、D、F），狭窄位于右心室流出道肺动脉瓣及肺动脉主干。

2.VSD（图2-4 C、D），位于主动脉瓣下。

3.主动脉骑跨（图2-4 D），主动脉骑跨于室间隔之上，骑跨程度约50%。

4.右心室游离壁及漏斗部增厚，肌小梁粗大（图2-4 B～F）。

（三）CT间接征象

肋间动脉及支气管动脉增粗、扭曲，即主动脉侧支血管增粗（图2-4 F）。

二、印象诊断

先心病（TOF），主动脉侧支循环形成。

三、鉴别诊断

TOF需与下列畸形相鉴别：

1.右心室双出口合并肺动脉狭窄，鉴别点是其主动脉骑跨度大于75%。

2.室间隔缺损合并肺动脉狭窄，鉴别点是其主动脉起自左心室、无骑跨。

3.VSD合并肺动脉闭锁，鉴别点是右心室与肺动脉流出道间单处或多处闭锁。

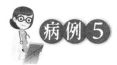病例5

冠心病，单支病变

男性，40岁，因"急性胸痛1天"入院。患者平素偶感胸闷约2月余，无咯血、喘息。查体：血压130/80 mmHg，心界无扩大，律齐，各瓣膜听诊区未闻及杂音，周围血管征阴性；腹软，无压痛，肝、脾、肋下未触及。心电图未见异常。患者进行冠状动脉CTA检查，见图2-5。

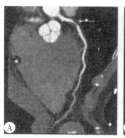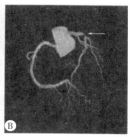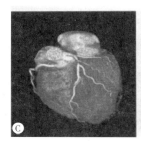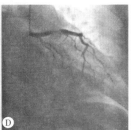

图2-5　CT图像
A.曲面重建；B、C.容积再现；D.冠状动脉造影

一、影像征象分析

CT增强扫描冠状动脉CTA曲面重建（CPR；图2-5 A）、容积再现（VR；图2-5 B、C）示左前降支近段非钙化斑块形成，管腔重度狭窄；冠状动脉造影示左前降支管腔重度狭窄（图2-5 D）。

二、印象诊断

冠心病，单支病变（左前降支近段重度狭窄）。

三、鉴别诊断

CT可显示左前降支斑块形成，管腔变窄，可诊断为冠心病。如患者有不典型胸痛，须注意排除有无合并主动脉夹层或肺动脉栓塞等。主动脉夹层CT可显示真假腔及内膜片；肺动脉栓塞CT可显示肺动脉主干或分支内充盈缺损。

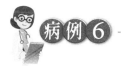 病例 6

冠心病，单支病变，室壁瘤

男性，36岁，因"胸痛20余天"入院。患者20天前无明显诱因突发剧烈胸痛，疼痛位于胸骨下段，约拳头大小范围，呈绞榨样痛、持续不缓解，无向他处放射。外院就诊，行心电图检查未见明显异常，按"急性胃出血"处理，住院期间，患者解黑便2天，住院6天后出院。胸痛症状共持续21小时，后未再复发胸闷、胸痛。患者有胃病史5年，食油腻食物后常有嗳气、反酸；有高血压病、糖尿病、肺癌、肝硬化家族史。入院体检：听诊心率75次/分，律齐，心音正常，各瓣膜听诊区未闻及病理性杂音及心包摩擦音。辅助检查：心电图示左心室前壁、下壁心肌缺血；超声心动图示左心室腔近心尖区局部扩张呈瘤样并呈矛盾运动。患者先后进行了X线平片、CT及冠状动脉造影检查，见图2-6。

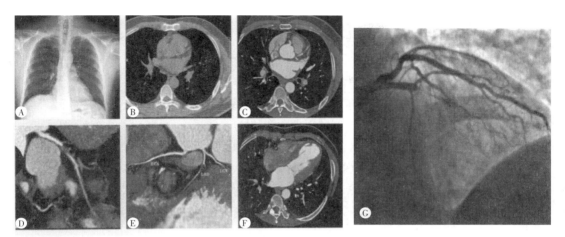

图2-6　X线平片、CT及冠状动脉造影图像
（RCA–右冠状动脉；LAD–左前降支；LCX–左回旋支）

　　A.后前位X线平片；B.CT平扫轴位；C.增强轴位1；D、E.增强曲面重组；F.增强轴位2；G.冠状动脉造影

一、影像征象分析

（一）X线平片征象

　　正位片（图2-6 A）示心影大小、形态正常，双肺纹理分布正常，肺野清晰。

（二）CT征象

　　CT平扫轴位（图2-6 B）示冠状动脉无钙化。CT增强轴位（图2-6 C）及CPR（图2-6 D、E）示冠状动脉左前降支近段非钙化斑块管腔闭塞。CT增强轴位（图2-6 F）还可见左心室心尖部心肌变薄，强化程度降低，并局部膨隆。

（三）冠状动脉造影征象

　　左前降支近段管腔闭塞，中远段血管未见显影（图2-6 G）。

二、印象诊断

　　冠心病，单支病变，左心室心尖部室壁瘤。

三、鉴别诊断

　　心肌梗死后室壁瘤形成应与肥厚型心肌病伴左心室心尖部室壁瘤相鉴别。前者由于心肌缺血坏死导致左心室心尖部变薄，心肌运动减弱、消失，形成室壁瘤，因而其通常不存在局限性心肌肥厚，更不会形成左心室流出道狭窄；而后者是在心肌肥厚的基础上形成的室壁瘤，其通常表现为明显的非对称性心肌肥厚、流出道狭窄和梗阻。

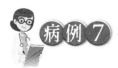

冠心病，多支血管病变

　　女性，80岁，因"反复胸闷、胸痛7年，加重3周"入院。患者7年前无明显诱因出现

心前区闷痛，为压榨样，持续数分钟到数十分钟不等，服用"速效救心丹"后可缓解，偶伴胸痛，未放射至后背部及左肩部，稍气促，乏力，无头晕、头痛，无冒冷汗，可平卧，无夜间阵发性呼吸困难，无粉红色泡沫痰，在外院诊断为冠心病，予冠心病二级预防治疗。3周前患者胸闷症状再发，伴明显胸痛，呈压榨样，持续约2小时后自行缓解，为进一步治疗入院。既往史：有高血压病及糖尿病史。查体：心率80次/分，律齐，未及明显病理性杂音。辅助检查：心电图示窦性心律，一度房室传导阻滞；超声心动图示心肌运动未见明显异常。患者先后进行了X线平片、心脏CT及冠状动脉造影检查，见图2-7。

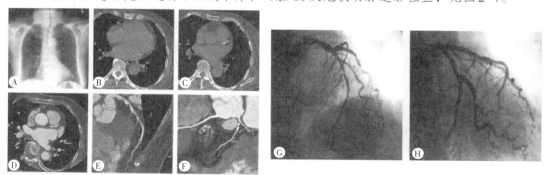

图2-7　X线平片、CT及冠状动脉造影图像
（RCA-右冠状动脉；LAD-左前降支；LCX-左回旋支）

A.正位X线平片；B、C.CT平扫轴位；D.CT增强轴位；E、F.CT增强曲面重组；G、H.冠状动脉造影

一、影像征象分析

（一）X线平片征象

正位X线平片（图2-7 A）示心脏轻度增大，右下胸膜增厚，肺纹理清晰。

（二）CT征象

CT平扫轴位（图2-7 B、C）示冠状动脉左前降支及右冠状动脉钙化。冠状动脉CTA轴位（图2-7 D）及CPR（图2-7 E、F）示冠状动脉左前降支近中段混合型斑块，管腔狭窄50%～70%；右冠状动脉管壁见钙化斑块，管腔未见狭窄（图2-7 F）；左旋支近段狭窄约50%。

（三）冠状动脉造影征象

左前降支近中段较明显狭窄（图2-7 G），左回旋支近段管腔狭窄约50%（图2-7 H）。

二、印象诊断

冠心病，二支病变。

第三章

中枢神经系统病变影像诊断鉴别

第一节　颅脑损伤影像诊断

　　颅脑损伤（craniocerebral injury）一般可分为头皮软组织损伤、颅骨损伤和脑实质损伤。三种损伤常合并发生，而脑实质损伤对预后影响大。早期可出现脑挫裂伤、颅内血肿、脑水肿和脑疝，晚期可出现脑积水和脑萎缩等。严重颅脑外伤时，不仅要了解颅骨损伤，更重要的是了解颅内损伤情况，并作出鉴别，因为前者一般无须手术，而较大血肿则多数应尽快手术清除。

　　影像学检查对颅脑损伤的诊断和预后评估具有很高价值。头颅平片简单易行，可发现颅骨骨折，但不能了解颅内情况。脑血管造影诊断价值有限，仅能显示较大血管损伤。CT可直接显示骨折、血肿和脑挫裂伤，并能够明确病变的部位、范围和数目，已成为首选检查方法。MRI成像时间长、运动伪影重，许多急救设施不能进入MRI检查室，不适宜对危重患者进行检查。但是，MRI对急性脑干和轴索损伤、亚急性和慢性脑损伤的显示效果优于CT，有利于预后判断。当伴有颈椎骨折时，应先对颈椎采取固定措施后，再行CT、MRI检查。

一、颅骨骨折

　　颅骨骨折（fracture of skull）指颅骨受暴力作用所致骨结构改变，占颅脑损伤的15%~20%，可发生于颅骨任何部位，以顶骨最多，额骨次之。颅骨骨折按骨折部位分为颅盖与颅底骨折；按骨折形态分为线形骨折、凹陷骨折、粉碎骨折、儿童生长性骨折（随年龄增长而骨折线增宽的骨折）；按骨折与外界是否相通分为开放性与闭合性骨折。颅骨骨折的重要性不在于颅骨骨折本身，而在于是否损伤脑膜及脑实质、脑血管和脑神经。

　　颅盖骨折：多为线形骨折、凹陷骨折，骨折片陷入颅腔，压迫脑组织；位于大静脉窦部的凹陷骨折常并发出血，而引起颅内压增高及神经系统体征。

　　颅底骨折：绝大多数是线形骨折，少数为凹陷骨折；按其发生部位分为颅前窝、颅中窝、颅后窝骨折。临床表现复杂，可以有失明、复视、眼球运动受限、视力下降、上睑下垂、眼球内陷、脑脊液耳漏及鼻漏、耳鼻出血、面瘫、听力下降等。

（一）影像学表现

1 X线

　　线形骨折平片上显示为僵硬线条状低密度影，走向和长短各异。若骨折位置在内板与外板不一致，在平片上可显示两条邻近且平行的低密度线状影。凹陷骨折，当投影的中心线切过凹入部位时，骨折片呈圆锥状凹入。3岁以下儿童患者骨板多如乒乓球凹陷状，常无明显骨折线。粉碎性骨折，颅骨碎裂成数块，呈放射状，碎片可重叠，有的嵌入脑内，严重者有颅骨变形。对于颅底骨折和骨折引起的颅内出血、脑脊液漏，普通X线检查常显示不佳。

❷ CT

CT是颅骨骨折的主要检查方法，表现为骨质的连续性中断、移位，还可见颅缝增宽分离；并能确定颅内血肿的位置、范围和周围的脑水肿，以及脑室变形和中线移位等情况。颅底骨折常累及孔道，从而损伤通过的神经血管，可发生鼻窦黏膜增厚、窦腔积血；前中颅底骨折多见，前颅底筛板骨折易造成脑膜撕裂，形成脑脊液鼻漏；中颅底骨折易累及视神经管、眶上裂、圆孔、卵圆孔、棘孔和破裂孔，其内脑神经、血管损伤后会引起相应的临床症状。CT检查时应根据临床表现，重点观察以免遗漏病变。三维重组则可立体显示骨折与周围结构的关系，有利于手术治疗。

(二) 诊断与鉴别诊断

颅骨X线平片可发现颅盖部的骨折，但平片密度分辨力低，图像为重叠影像，对细微骨折显示困难。对颅脑外伤患者应及时进行CT检查以发现颅骨骨折及并存的颅内血肿的位置、范围和周围脑水肿，还可显示窦腔积血和脑脊液漏。骨折需与颅缝、血管沟、蛛网膜颗粒压迹等正常解剖结构鉴别。颅缝有特定部位，呈锯齿状，有硬化边，未闭合颅缝需与外伤时颅缝分离鉴别，正常成人颅缝间宽度不超过2 mm，婴儿不超过4 mm。血管沟呈条形凹痕，沿血管走行，表面光滑，有硬化边。蛛网膜颗粒压迹表现为颅骨内板局限性凹陷，颅板光滑、有硬化边，典型部位在旁矢状窦和横窦。

结合病史，CT即可明确诊断，一般不需要MRI检查。

二、脑挫裂伤

脑挫裂伤（cerebral contusion and laceration）是指颅脑外伤所致的脑组织器质性损伤，包括脑挫伤和脑裂伤。脑挫伤（brain contusion）是外伤引起的皮质和深层的散发小出血灶和脑水肿；脑裂伤（laceration of brain）则是脑及软脑膜血管的断裂。两者多同时发生，称为脑挫裂伤。脑挫裂伤常由于旋转力作用所致，多发生于着力点及附近，也可发生于对冲部位，如额极和颞极下面，常并发蛛网膜下腔出血，是最常见的颅脑损伤之一。

(一) 临床与病理

病理改变包括脑外伤引起的局部脑水肿、坏死、液化和多发散在小出血灶等变化，可分为早、中、晚三期。

❶ 早期

伤后数日内，脑组织以出血、水肿、坏死为主要变化。镜下显示神经细胞变性消失、髓鞘崩解脱失、星形细胞变性等。

②▶中期

伤后数日至数周，逐渐出现修复性病理变化，坏死区组织液化，逐渐由瘢痕组织修复，蛛网膜因出血机化增厚，并与脑粘连。镜下显示小的病灶由胶质细胞增生修复，大的病灶由肉芽组织修复。

③▶晚期

经历数月至数年，小病灶由瘢痕修复，大病灶偶尔可形成囊腔，相邻脑组织萎缩，脑膜增厚并与脑粘连。

临床表现有伤后头痛、恶心、呕吐和意识障碍，有或无神经系统定位体征及生命体征的变化，多有蛛网膜下腔出血表现。病情轻重与脑挫裂伤的部位、范围和程度直接相关。

（二）影像学表现

①▶CT

（1）损伤区局部低密度改变：大小与形态不一，边缘模糊，白质区明显，约有1/3为多发病灶。低密度区数天至数周后，有些可以恢复至正常脑组织密度，有些进一步发展为更低密度区，提示脑组织软化。挫裂伤重并且范围大者，晚期可出现脑内囊性病灶。

（2）散在点片状出血：位于低密度区内，形态常不规则，有些可融合为较大血肿。3~7天开始吸收，1~2个月完全吸收或亦有低密度区。

（3）蛛网膜下腔出血：较重的脑挫裂伤常合并有蛛网膜下腔出血，表现为脑池、脑沟密度增高，但数天后高密度即减低、消失。

（4）占位及萎缩表现：挫裂伤范围越大，占位效应越明显。表现为侧脑室受压，中线结构移位，重者出现脑疝。水肿高峰期过后，占位征象逐渐减轻，后期出现脑萎缩。广泛性脑萎缩，表现为患侧半球体积变小，中线结构移向患侧；局限性脑萎缩，表现为相邻脑沟、脑池和脑室扩大，脑回变窄，蛛网膜下腔增宽。

（5）合并其他征象：如脑内血肿、脑外血肿、颅骨骨折、颅内积气等。

②▶MRI

病灶信号强度变化大。脑水肿 T_1WI 为低信号，T_2WI 为高信号。点片状出血与脑出血信号变化一致。晚期，脑挫裂伤可以不留痕迹，也可以形成软化灶，T_1 和 T_2 弛豫时间延长伴有相邻部位脑萎缩。

（三）诊断与鉴别诊断

①▶诊断要点

（1）外伤史。

（2）意识障碍重，时间长，有颅内压增高和局灶性脑损伤症状和体征。

（3）CT平扫，急性期显示脑内低密度病灶，伴有点片状高密度出血及明显占位征象；后期显示脑内软化灶伴有脑萎缩征象。

（4）MRI：T_2WI 为高信号，T_1WI 为低信号，早期有占位征象，后期有萎缩征象。

②诊断价值比较

CT和MRI均能较好显示脑挫裂伤，对于出血部分的显示，CT优于MRI，对非出血部分的显示，MRI优于CT。

三、颅内血肿

颅脑损伤后引起颅内继发性出血，血液积聚在颅腔内达到一定体积（通常幕上出血量≥20 mL，幕下出血量≥10 mL），形成占位效应，产生脑组织受压和颅内压增高症状，称为颅内血肿（intracerebral hematoma）。其发生率约占颅脑损伤的10%。因受伤机制不同，血肿部位、出血来源和出血量等也有所不同，临床表现也有较大差异。按血肿形成的部位不同，颅内血肿可分为硬膜外血肿、硬膜下血肿和脑内血肿；按其病程和血肿形成的时间不同，可分为急性、亚急性和慢性血肿。血肿常是单侧单发，也可以是双侧或单侧多发，有时可以是复合多发，即同时存在脑内、硬膜下和硬膜外血肿。

（一）硬膜外血肿

颅内出血积聚于颅骨与硬膜之间，称为硬膜外血肿（epidural hematoma）。硬膜外血肿约占颅脑损伤的2%~3%，占全部颅内血肿的25%~30%，仅次于硬膜下血肿，其中急性约占85%，亚急性约占12%，慢性约占3%。

①临床与病理

硬膜外血肿多发生于头颅直接损伤部位，常为加速性头颅伤所致，损伤局部多有骨折（约占90%），骨折线常越过脑膜中动脉或其分支。其以动脉性出血为主，也有静脉窦损伤出血或骨折处板障静脉出血。血肿常见于颞、额顶和颞顶部，也可发生于颅后窝等部位，可单发或多发，多不伴脑实质损伤。因硬膜与颅骨粘连紧密，故血肿的范围局限，形成双凸透镜形。临床表现与血肿部位相关，头外伤后原发昏迷时间较短，再度昏迷前可有中间清醒期，可有脑组织受压症状和体征，严重者出现脑疝。

②影像学表现

（1）X线：脑血管造影根据对比剂由血管破裂处外溢，脑膜中动脉或上矢状窦及其分支受血肿压迫或推挤而离开颅骨内板，而形成局限性梭形或半月形无血管区等表现可诊断为硬膜外血肿。

（2）CT：平扫血肿表现为颅骨内板下双凸形高密度区，边界锐利，血肿范围一般不超过颅缝。如骨折超越颅缝，血肿亦可超过颅缝。血肿密度多均匀。不均匀的血肿，早期可能与血清溢出、脑脊液或气体进入有关，后期与血块溶解有关。血块完全液化时血肿呈低密度，可见占位效应，中线结构可移位。骨窗可显示伴发骨折。血肿压迫邻近脑血管，可出现脑水肿或脑梗死，CT表现为血肿邻近脑实质局限性低密度区。怀疑大脑纵裂血肿，应用冠状面扫描，情况允许时，可以薄层扫描至颅顶，直接或者图像重组观察对诊断均有帮助。

（3）MRI：MRI显示血肿形态与CT相似，血肿呈梭形，边界锐利。血肿信号强度变化与血肿的期龄有关：①急性期血肿，红细胞内以脱氧血红蛋白为主，T_1WI 呈等信号，T_2WI 呈低信号；②亚急性期血肿，细胞外游离正铁血红蛋白使得 T_1WI 和 T_2WI 均呈高信号；③慢性期血肿，T_1WI 信号减低，但高于脑脊液，含铁血黄素使得 T_2WI 呈明显低信号。

3 诊断与鉴别诊断

（1）诊断要点：①外伤病史。②CT 显示颅骨下双凸形高密度，边界清楚，一般不超过颅缝，可有骨折。③MRI 显示血肿形态与 CT 相仿，急性期为等或低信号，亚急性期呈高信号。有时急性硬膜下血肿亦可呈梭形，与硬膜外血肿鉴别较难，但通常硬膜外血肿范围较局限，多伴颅骨骨折，有助于区别。

（2）诊断价值比较：CT 和 MRI 均有确诊意义。对亚急性和慢性期血肿的显示，MRI 优于 CT。

（二）硬膜下血肿

颅内出血积聚于硬脑膜与蛛网膜之间，称为硬膜下血肿（subdural hematoma）。硬膜下血肿约占颅脑损伤的 5%～6%，占全部颅内血肿的 50%～60%。根据血肿形成时间，其可分为急性、亚急性和慢性硬膜下血肿。

1 临床与病理

硬膜下血肿常为减速性头外伤所致，无颅骨骨折或骨折仅见于暴力部位，多为静脉、小动脉或由大脑向上矢状窦汇入的桥静脉撕裂出血。硬膜下血肿常与脑挫裂伤同时存在。血肿好发于额、额颞部，居于脑凸面硬膜与蛛网膜之间。由于蛛网膜无张力，与硬脑膜间有潜在间隙，故血肿范围较广，形状多呈新月形或半月形，甚至可覆盖整个大脑半球。

临床上，急性硬膜下血肿的病程短，症状重且迅速恶化，多数为持续性昏迷，且进行性加重，很少有中间清醒期。局灶性体征和颅内压增高症状出现早，生命体征变化明显，较早出现脑疝与去大脑强直。亚急性硬膜下血肿与急性硬膜下血肿相似，只是症状出现较晚。慢性硬膜下血肿有轻微头外伤史，经过至少 3 周时间逐渐出现颅内压增高的症状，呈慢性过程，出现类似脑内肿瘤的症状。

2 影像学表现

（1）X 线：脑血管造影可发现颅骨内板下方的无血管区，这是由于脑表面的血管及脑实质因血肿的存在，离开颅骨内板及硬膜而形成。无血管区在急性与亚急性血肿中较广泛、较薄，切线位呈新月状或镰状，表现具有特征性。慢性硬膜下血肿较厚，多呈梭形或半月形。

（2）CT：①平扫，急性硬膜下血肿表现为颅板下方新月形高密度影；少数为等密度或低密度，见于贫血及大量脑脊液进入血肿内；血肿密度不均匀与血清渗出和脑脊液相混合有关。亚急性和慢性硬膜下血肿可表现为高、等、低或混杂密度；由于血块沉淀，血肿上方为低密度，下方密度逐渐升高；血肿的形态可由新月形逐步发展为双凸状，与血肿内高渗状态有关。硬膜下血肿范围广泛，不受颅缝限制，由于常合并脑挫裂伤，故占位效应显著。少数慢性硬膜下血肿，其内可形成分隔，可能是由于血肿内机化粘连所致；慢性硬膜下血肿还可以形成"盔甲脑"，即大脑由广泛的钙化壳包绕，这种征象少见。②增强扫描，可见到远离颅骨内板的皮质和静脉强化，亦可见到连续或断续的线状强化的血肿包膜（由纤维组织及毛细血管构成），从而可清楚地勾画出包括等密度血肿在内的硬膜下血肿的轮廓。增强扫描适用于亚急性或慢性硬膜下血肿，特别是对诊断等密度硬膜下血肿有帮助。

等密度硬膜下血肿与脑组织密度差别不明显或者没有差别，主要表现为占位征象，同侧脑室受压，中线结构移位，甚至出现小脑幕裂孔疝。增强扫描常可借强化的皮质、脑表面静脉或血肿包膜勾画出血肿轮廓。双侧等密度硬膜下血肿由于密度变化不明显，中线结构又无显著移位，以致CT诊断困难。下列征象可提示诊断：①双侧侧脑室对称性变小，体部呈长条状；②双侧侧脑室前角内聚，夹角变小，呈兔耳征；③脑白质变窄塌陷，皮髓质界面内移；④皮质邻近脑沟消失。诊断困难时，可行CT增强扫描，必要时可行MRI检查。

（3）MRI：硬膜下血肿的MRI信号演变与硬膜外血肿相似。急性者T_2WI呈低信号，T_1WI呈等信号。亚急性者T_1WI及T_2WI均可呈高信号，随着时间推移，T_1WI信号逐渐减低，但高于脑脊液，含铁血黄素使得T_2WI呈低信号。

❸　诊断与鉴别诊断

根据各期硬膜下血肿的CT和MRI典型表现，一般易于诊断。有时两侧较小的慢性硬膜下血肿需与蛛网膜下腔扩大相鉴别，后者没有占位效应，脑回无受压。低密度的慢性硬膜下血肿还需与硬膜下积液相鉴别，后者CT表现为颅骨内板下方新月形低密度区，近于脑脊液密度，MRI信号与脑脊液相似。

对于急性硬膜下血肿，CT和MRI显示效果均佳。然而，在慢性硬膜下血肿，有时CT显示为等密度，会给诊断带来困难；MRI多序列成像能显示血肿的异常信号，尤其对于CT上表现为等密度的双侧硬膜下血肿，MRI更有其独特的优势。

四、弥漫性轴索损伤

弥漫性轴索损伤（diffuse axonal injury，DAI）是头部受到瞬间旋转暴力或弥漫施力所致的脑内剪切伤，引起脑灰白质交界区、胼胝体、脑干及小脑等部位的神经元轴突肿胀、断裂，局部出现点片状出血和水肿，常合并其他类型的脑损伤。以往DAI均是经尸检病理诊断，随着医学影像学的发展，特别是CT和MRI的广泛临床应用，人们对该病的认识有了很大的提高。

该病临床常有持续性昏迷，可达数周至数月，存活者常有严重的神经系统后遗症。

（一）影像学表现

❶　CT

双侧幕上大脑半球的多个脑叶弥漫性肿胀，灰、白质界限不清，表现为广泛低密度区，半卵圆中心、内囊、穹窿柱、前后联合结构不清，严重者脑干、胼胝体亦受累；脑室、脑池受压而变小，脑池和脑沟界限模糊；大脑半球灰白质交界处、基底节区、胼胝体、脑干以及小脑可见单发或多发点状至15 mm以下的小片状出血灶；少有中线移位或仅有轻度移位（＜5 mm）。部分病例可见蛛网膜下腔出血、脑室内出血或少量硬膜下出血。对于临床症状严重，而头颅CT未发现异常或改变轻者，要考虑到DAI的可能。

2 MRI

MRI对DAI的诊断敏感性明显优于CT，MRI能够显示更小和改变更轻微的病灶，特别是对胼胝体和颅后窝的观察更是CT所不能及。如病变为非出血性，T_2WI表现为脑白质和灰白质交界处、胼胝体、脑干及小脑散在、分布不对称的点片状异常高信号，T_1WI呈等或低信号。急性期出血病灶呈T_2WI低信号，T_1WI等信号，周围可见水肿信号；亚急性和慢性期出血的信号强度随时间而异。DWI（弥散加权成像）对诊断超急性期及急性期DAI具有很高的敏感性，显示出血为低信号而水肿为高信号；SWI（磁敏感加权成像）对微小出血有更高的检出能力。

（二）诊断与鉴别诊断

根据严重的脑外伤史，CT和MRI有上述表现，且患者病情危重，无颅内大的血肿或不能用颅内血肿解释临床表现，提示有DAI可能。CT对非出血性DAI检出敏感性较低；MRI比CT敏感，T_2WI优于T_1WI，DWI序列对诊断脑DAI具有很高的敏感性，SWI对微小出血有更高的检出能力。

第二节 脑血管疾病影像诊断

脑血管疾病是常见病和多发病，主要分为缺血性和出血性脑血管疾病，包括脑梗死、脑出血、蛛网膜下腔出血、颅内动脉瘤与脑血管畸形等，影像学检查可快速、准确诊断。

一、脑梗死

脑梗死（cerebral infarction）是一种缺血性脑血管疾病，其发病率在脑血管病中占首位，常见的有脑大、中动脉闭塞性脑梗死和脑小动脉闭塞性脑梗死（腔隙性脑梗死）。

（一）脑大、中动脉闭塞性脑梗死

该病主要病因是脑的大或中等管径的动脉发生粥样硬化，继发血栓形成，导致管腔狭窄、闭塞。以大脑中动脉闭塞最多见，其次为大脑后、大脑前动脉以及小脑的主要动脉闭塞，引起病变血管供血区域的脑组织坏死。该病多见于50~60岁以上患有动脉硬化、高血压、糖尿病、高脂血症者，常于休息或睡眠时发病。

1 临床与病理

梗死发生后4~6小时内脑组织缺血、水肿，而后脑组织出现坏死。1~2周后脑水肿逐渐减轻，坏死脑组织液化，梗死区域出现吞噬细胞浸润，清除坏死组织；同时有胶质细胞增生和肉芽组织形成，8～10周后形成含液体的囊腔，即软化灶。少数缺血性脑梗死在发病24～48小时后可因再灌注而发生梗死区域内出血，转为出血性脑梗死。临床表现依梗死部位不同而异，常见临床症状和体征包括偏瘫和偏身感觉障碍、偏盲、失语等，小脑或脑干梗死时常有共济失调、吞咽困难、呛咳等症状。

2 影像学表现

（1）X线：脑血管造影早期可见病变血管闭塞，为特征性表现，见于50%的病例；也可见到病变区动脉血流缓慢、循环时间延长、对比剂排空延迟、出现逆向血流或无灌注区、动静脉短路、对比剂提前进入引流静脉以及占位征象等其他征象。

（2）CT

1）平扫：①脑组织内的低密度区，脑梗死在24小时内，CT检查可无阳性发现，或仅显示模糊的稍低密度区。部分病例可于早期显示动脉致密征（大脑中动脉或颈内动脉等较大动脉某一段，由于栓塞或血栓形成而密度增高）；大脑中动脉闭塞的早期可出现岛带区（脑岛、最外囊和屏状核）灰、白质界面消失，此即"岛带征"。24小时后CT检查可显示清楚的低密度区，特点是低密度区的范围与闭塞血管供血区域相一致，同时累及皮质和髓质。低密度区的大小和形态与闭塞的血管有关：大脑中动脉主干闭塞，病灶呈三角形低密度区，基底朝向脑凸面，尖端指向第三脑室；在豆纹动脉远端的大脑中动脉闭塞，病灶多为矩形低密度区，出现基底节回避现象；大脑前动脉闭塞，表现为长条状的低密度，位于大脑镰旁；大脑后动脉闭塞，在顶叶后部及枕叶可见半圆形的低密度区，位于大脑镰旁的后部；局灶性脑皮质梗死，表现为脑回丢失。由于血管闭塞可以是多支，因此低密度的形态有时变异也很大。脑梗死后2～3周，CT扫描可出现模糊效应，即CT平扫病灶为等密度，分辨困难。这是因为脑水肿消失而吞噬细胞浸润，使组织密度增加，故CT平扫显示为等密度。脑梗死后期，坏死组织清除，可形成囊腔，CT显示为更低密度。②占位效应，脑梗死后2～15天为脑水肿高峰期，此时可有占位效应，但相对较轻，一般见于大面积梗死的病例。其表现为同侧脑室受压，中线结构移位。大脑中动脉主干闭塞，偶尔可见脑疝征象。小的梗死，一般没有明显占位征象。如果占位效应超过1个月，应注意有无肿瘤的可能。③脑萎缩，一般在脑梗死1个月以后才出现，脑梗死相邻部位的脑室、脑池或脑沟扩大，患侧大脑或小脑半球变小，中线结构移向患侧，但小梗死病灶上述变化不明显。

2）增强扫描：脑梗死后可出现强化，大多数为不均匀强化，表现为脑回状、条状、环状或结节状强化，偶尔为均匀强化。梗死区域强化是由于血脑屏障破坏、新生毛细血管和血液灌注过度所致。CT灌注成像（CTPI）对血流灌注的判断有参考意义，常用观察指标有脑血流量（cerebral blood flow，CBF）、脑血容量（cerebral blood volume，CBV）、平均通过时间（mean transit time，MTT）和达峰时间（time to peak，TTP）。

（3）MRI：在梗死6小时之内，由于细胞毒性水肿，DWI即可发现高信号；此后发生血管源性水肿、细胞死亡、髓鞘脱失、血脑屏障破坏，T_1与T_2弛豫时间延长。

梗死1天后至第1周末，水肿加重，占位效应明显。梗死区域仍呈T_1WI低信号和T_2WI高信号。但与以前相比（梗死第1天），T_1渐渐变短，与水肿区蛋白含量升高有关。有时还可见病变动脉流空信号消失。

脑梗死后期，小的病灶可以消失，主要表现为局灶性脑萎缩；大的病灶形成软化灶，T_1 与 T_2 显著延长，类似脑脊液信号。

联合应用DWI和PWI，不但能早期诊断脑梗死，而且可以判断脑梗死周边半暗带的存在。半暗带是指急性脑缺血后局部血流量降低，该组织恢复血供后仍可以存活的区域。DTI（弥散张量成像）可以显示脑梗死后脑白质纤维束的损害情况。

通常认为当PWI异常信号区大于DWI异常信号区时，两者不匹配区域即为半暗带，但最近研究结果显示其并非完全准确。半暗带存在是可以进行溶栓治疗的指征之一。

❸ 诊断与鉴别诊断

（1）诊断脑实质内病变在CT上呈低密度，在MRI上呈 T_1WI 低信号和 T_2WI 高信号；病变范围与某一脑血管供血区域相一致，呈楔形或扇形，同时累及皮、髓质，增强扫描呈脑回状强化，为缺血性脑梗死的典型表现。急性期CT征象可不典型或阴性，应注意结合临床或行MRI检查。梗死后第2～3周可因模糊效应使CT平扫无异常发现，增强检查时大多数病例可呈脑回状强化而明确诊断。MRI发现脑梗死比CT更敏感，对显示脑干、小脑的梗死更优于CT，脑血管造影检查一般仅用于拟行溶栓治疗的病例，而不作为常规检查方法。

（2）鉴别诊断：在CT或MRI上脑梗死表现不典型时应注意与胶质瘤、转移瘤、脑脓肿及脑脱髓鞘疾病等相鉴别。脑肿瘤占位效应常较脑梗死更显著，胶质瘤多呈不规则强化，转移瘤为均匀或环形强化，均不同于脑梗死，个别鉴别困难的病例应结合临床或行动态观察。脑脓肿常呈规则的环形强化，可以鉴别。脑脱髓鞘疾病的病灶形态常更不规则，多位于侧脑室周围，呈不规则形斑片状、开环状强化或无强化，结合临床常能鉴别。

（3）诊断价值比较：①早期脑梗死（＜6小时）DWI能显示，常规MRI和CT显示困难；②MRI显示幕下脑梗死优于CT。

（二）脑小动脉闭塞性梗死（腔隙性脑梗死）

腔隙性脑梗死（lacunar cerebral infarction）是脑穿支小动脉闭塞引起的深部脑组织较小面积的缺血性坏死。其主要病因是高血压和脑动脉硬化，好发部位为基底节和丘脑，也可发生于脑干、小脑等区域，可多发。

❶ 临床与病理

病理改变为局部脑组织缺血、坏死，约1个月形成软化灶，病灶直径为5～15 mm，大于15 mm者有时称为巨腔隙灶。临床表现可有轻偏瘫、偏身感觉异常等症状。梗死部位不同，临床表现各异。总体症状轻且局限，预后也好。但个别严重者可发展为多发腔隙梗死，使中枢神经系统广泛损害，病灶可进一步发展，最终导致痴呆、延髓性麻痹等。相当一部分患者可以没有明显的临床症状。

❷ 影像学表现

（1）CT：平扫基底节或丘脑区见斑点状、小片状低密度灶，边界清楚，直径为10～15 mm，无明显占位表现，可多发。4周左右形成脑脊液样低密度软化灶，同时可出现病灶附近脑室扩大和脑沟、脑池增宽等局部脑萎缩性变化。

增强扫描显示，梗死后3天～1个月可发生均匀或不规则形斑片状强化，第2～3周最明显，形成软化灶后不再强化。

（2）MRI：病灶呈T_1WI低信号、T_2WI高信号，没有占位征象。MRI对腔隙性脑梗死的检出比CT更敏感，能发现CT上难以显示的小病灶（直径＜8 mm），尤其是DWI检查更有利于检出早期的腔隙性梗死灶。

❸ 诊断与鉴别诊断

基底节、丘脑区或脑干小病灶，CT呈低密度，MRI呈T_1WI低信号、T_2WI高信号，边界清楚，无明显占位表现，可多发，结合病史，可以诊断。腔隙性梗死有时需与小囊肿、血管周围间隙鉴别。

二、脑出血

脑出血（cerebral hemorrhage）是指非外伤性脑实质内的自发性出血，绝大多数是高血压引起动脉硬化的小血管破裂所致，也称高血压性脑出血。该病男女发病率相近，多见于50岁以上成人，冬春季易发，是中老年人常见的急性脑血管病，其病死率占脑血管病首位。

（一）临床与病理

临床表现为剧烈头痛、头昏、恶心、呕吐，并逐渐出现一侧肢体无力、意识障碍等；出血部位常见于基底节、大脑半球、脑干及小脑等。脑内血肿在不同时期有不同的病理学改变：

（1）超急性期（≤6小时）：血肿内红细胞完整，主要含有氧合血红蛋白，3小时后出现灶周水肿。

（2）急性期（7～72小时）：血凝块形成，红细胞明显脱水、萎缩，棘突红细胞形成，氧合血红蛋白逐渐变为脱氧血红蛋白，灶周水肿、占位效应明显。

（3）亚急性期（3天～2周）：亚急性早期（3～6天）从血肿的外周向中心发展，红细胞内的脱氧血红蛋白转变为正铁血红蛋白；亚急性晚期（1～2周）红细胞皱缩、溶解，正铁血红蛋白被释放到细胞外，血肿周围出现炎性反应，有巨噬细胞沉积，灶周水肿、占位效应减轻。

（4）慢性期（2周后）：血块周围水肿消失，反应性星形细胞增生，巨噬细胞内含有铁蛋白和含铁血黄素；坏死组织被清除，缺损部分由胶质细胞和胶原纤维形成瘢痕；血肿小可填充，血肿大则遗留囊腔，成为囊变期。血红蛋白产物可长久残留于瘢痕组织中，使该组织呈棕黄色。

（二）影像学表现

❶ CT

（1）急性期（包括超急性期）：脑内圆形、类圆形或不规则形高密度灶，CT值在50～80 Hu，灶周出现水肿，血肿较大者可有占位效应。

（2）亚急性期：血肿密度逐渐降低，灶周水肿由明显到逐步减轻；血肿周边被吸收，中央仍呈高密度，出现"融冰征"；增强扫描显示病灶呈环形强化，呈现"靶征"。

（3）慢性期：病灶呈圆形、类圆形或裂隙状低密度影，病灶大者呈囊状低密度区。

其他表现：①血液破入脑室，量多时将脑室填满，呈铸型；少量时出现沉淀分层，下为血液，上为脑脊液。血肿压迫室间孔、中脑导水管或第四脑室阻塞脑脊液通路，从而引发脑室扩大，甚至脑积水。②血液进入蛛网膜下腔，表现为脑沟（池）等密度或高密度影。

❷ MRI

MRI在显示出血、判定出血时间方面有独特的优势，其信号强度与血肿内成分的演变有关；可反映血肿内氧合血红蛋白（oxyhemoglobin，OxyHb）、脱氧血红蛋白（deoxy hemoglobin，DeoxyHb）、正铁血红蛋白（methemoglobin，MetHb）、含铁血黄素（hemosiderin）的演变过程。

（1）超急性期：血肿内红细胞完整，含有氧合血红蛋白和类似血液的蛋白溶液，在高场强MR成像时，T_1WI呈等信号，T_2WI呈高信号；在低场强MR成像时，T_1WI可能为高信号，这可能与低场强设备对蛋白质的作用较为敏感有关。出血3小时可出现灶周水肿，血肿较大时也会出现较明显占位效应。

（2）急性期：完整的红细胞内氧合血红蛋白变为脱氧血红蛋白，为顺磁性，造成局部磁场不均匀，由于磁敏感效应（susceptibility effect）加快了质子失相位，能显著缩短T_2值；血肿在T_1WI为等或略低信号，T_2WI为低信号。

（3）亚急性期：早期细胞内的脱氧血红蛋白渐变为正铁血红蛋白，为顺磁性，T_1WI、T_2WI均为周边环形高信号，病灶中心低信号或等信号；随着红细胞溶解，出现游离正铁血红蛋白，脑血肿在T_1WI及T_2WI上均为高信号。

（4）慢性期：正铁血红蛋白演变为含铁血黄素，为顺磁性物质，产生T_2缩短效应，血肿由游离稀释的正铁血红蛋白和周边的含铁血黄素构成。信号表现为：T_1WI和T_2WI表现为高信号血肿周围包绕一圈低信号环；血肿充分吸收，T_1WI和T_2WI均表现为斑点样不均匀略低或低信号影；软化灶形成，T_1WI低信号，T_2WI高信号，周边为低信号影环绕。

有些高血压患者，SWI可显示脑内微小出血灶，表现为直径$1 \sim 5$ mm大小的低信号，而这些病灶用CT或MRI其他序列均难以显示。DWI联合SWI序列诊断急性期脑出血敏感度、准确率高。

（三）诊断与鉴别诊断

高血压性脑出血多见于50岁以上的高血压患者，有其好发部位，CT为高密度，MRI信号随血肿演变而多变，结合临床较易诊断。CT是脑出血的主要检查手段，尤其在超急性期和急性期，显示直观，诊断准确率高；但吸收期血肿需与胶质瘤、脑梗死及脑脓肿等鉴别，囊变期血肿与脑梗死后遗症则很难鉴别。MRI因其特征性信号改变对亚急性及慢性期血肿的鉴别有一定帮助。高血压性脑出血与外伤性脑内血肿、动脉瘤和动静脉畸形（arteriovenous malformation，AVM）破裂形成的脑内血肿具有相似的演变规律，其辨别除外伤史外，血肿的位置对鉴别诊断有一定帮助。外伤性脑出血常与外伤着力点有关，且较浅；MRI检查动脉瘤显示流空效应，且颅内血管瘤破裂常可见蛛网膜下腔出血；AVM则表现为蜂窝状或蚯蚓状异常血管团，血管造影和MRA常可显示其引流静脉和增粗的供血动脉。SWI对于出血中的脱氧血红蛋白、含铁血黄素成分极其敏感，能够提供出血、血管畸形及铁沉积的确切信息。

三、蛛网膜下腔出血

蛛网膜下腔出血（subarachnoid hemorrhage，SAH）是由于颅内血管破裂，血液进入蛛网膜下腔所致。SAH有外伤性和自发性两种，自发性SAH以颅内动脉瘤（51%）、高血压动脉硬化（15%）和AVM（6%）最多见。以下主要叙述自发性SAH。SAH可发生于任何年龄，成人多发，其中30~40岁年龄组发病率最高。

（一）临床与病理

临床表现特点为三联征：剧烈头痛、脑膜刺激征、血性脑脊液。血液进入蛛网膜下腔后，血染脑脊液可激惹脑膜，引起无菌性脑膜炎；激惹血管可引起脑血管痉挛，使脑组织水肿，重者发生梗死、软化。随时间推移，由于阻塞蛛网膜颗粒，脑脊液回流不畅，可引起脑积水。

（二）影像学表现

❶ CT

头颅CT平扫是临床诊断SAH的首选检查。SAH的直接征象为脑沟、脑池密度增高，出血量大时呈铸型。大脑前动脉破裂，血液多积聚于视交叉池、纵裂池前部；大脑中动脉破裂，血液多积聚于一侧的外侧裂池，亦可向内流；颈内动脉破裂，血液也多积聚于大脑外侧裂池；椎-基底动脉破裂血液主要积于脚间池和环池。间接征象有脑积水、脑水肿、脑梗死、脑内血肿、脑室内出血、脑疝等。使用CTA可对SAH患者进行病因学筛查。

❷ MRI

24小时内的急性SAH在T_1WI上信号略高于脑脊液，T_2WI信号略低于脑脊液，亚急性期可在蛛网膜下腔内出现局灶性T_1WI高信号影。慢性期则在T_2WI上出现含铁血黄素沉积形成的低信号影，较具特征性。但是常规T_1WI和T_2WI对SAH的敏感性较差。FLAIR序列可抑制游离脑脊液信号，使脑沟中出血灶的显示更加清楚。SWI序列对SAH显示敏感，可提高SAH的检出率，可作为诊断SAH的常规序列应用。

（三）诊断与鉴别诊断

根据典型CT和MRI表现，结合头痛、脑膜刺激征和血性脑脊液三联征的临床特点，诊断SAH不难。当仅少量蛛网膜下腔出血时，CT和MRI可无阳性发现，但腰椎穿刺脑脊液可为血性。对于急性期SAH，CT较MRI敏感，而亚急性和慢性期，则MRI优于CT。

四、脑血管畸形

脑血管畸形（cerebral vascular malformation）系一种先天性脑血管发育异常。它一般分为四种基本类型：动静脉畸形（arteriovenous malformation，AVM）、毛细血管扩张症（intracerebral capillary telangiectasia）、海绵状血管瘤（cavernoushem angioma）和静脉畸形（venous malformation）。其中 AVM 最多见，毛细血管扩张症一般需要病理诊断，CT 和 MRI 显示困难。

（一）动静脉畸形

AVM 可发生于任何年龄，约 72% 在 40 岁前起病，男性略多于女性。约 85% AVM 发生于幕上，15% 发生于颅后窝，绝大多数（98%）为单发，多发者可见于 Osler–Weber–Rendu 综合征和 Wybum–Mason 综合征。

❶ 临床与病理

AVM 可发生于颅内任何部位，多位于大脑半球，也可见于丘脑、基底节或脑干，直径数毫米至数厘米不等。AVM 是由粗大的供血动脉、引流静脉及畸形血管团构成，动静脉之间直接交通，无毛细血管，形成动静脉瘘，可引起盗血现象，邻近软组织因供血不足萎缩、软化。AVM 的主要临床表现为出血、头痛和癫痫，此外尚可见颅内压增高征象、颅内血管杂音、突眼、精神症状和脑神经症状等。

❷ 影像学表现

（1）X 线：平片诊断价值有限。脑血管造影是诊断 AVM 最可靠、最准确的方法，典型表现为：①畸形血管团，是特征性表现，呈一团相互纠缠的迂曲扩张血管；②异常粗大的供血动脉和引流静脉，为局部血流短路的表现；③血流分流征象，对比剂随血流经畸形血管的短路大量流入静脉，血管畸形因血流量增加，显影十分清楚。

（2）CT：平扫表现为边界不清的混杂密度病灶，其中可见等或高密度点状、线状血管造影及高密度钙化和低密度软化灶。无出血时病变周围无脑水肿及占位表现。周围脑组织常有脑沟增宽等脑萎缩改变。增强扫描可见点、条状血管强化影，亦可显示粗大引流血管。少数病例平扫未见异常，增强扫描才显示异常血管和引流血管。邻近脑室的 AVM 可突入脑室中，类似脑室内占位病变。AVM 出血位置表浅，形态不规则，出血也可进入蛛网膜下腔。出血后，畸形血管常被血肿湮没，且受到压迫而强化效果不佳，但有的病例，仍可显示强化。CTA 可准确定位病变部位、病灶大小及畸形血管的供血动脉、引流静脉。

（3）MRI：AVM 的异常血管团在 T_1WI 和 T_2WI 均表现为低或无信号区；AVM 的引流静脉由于血流缓慢，T_1WI 为低信号，T_2WI 为高信号；供血动脉表现为低或无信号区；Gd–DTPA 增强能更清楚地显示 AVM。病变区内常可见到新鲜或陈旧的局灶性出血信号，周围脑组织萎缩，其中的长 T_2 信号多为脑组织退变或胶质增生灶。MRA 可直接显示出 AVM 的供血动脉、异常血管团、引流静脉及静脉窦。SWI 表现为呈团状及条索状低信号的畸形血管团、粗大的供血动脉及引流静脉，较常规 MR 序列可发现更多的引流静脉存在，对于显示不典型、体积较小的血管畸形具有独特优势。

❸ 诊断与鉴别诊断

AVM的CT特征性表现为脑表浅部位不规则形混杂密度病灶，增强扫描显示点状或弧线状血管影；MRI特征性表现为毛线团状或蜂窝状血管流空影。根据上述表现，均可作出诊断。当CT表现不够典型或病变位置深在时，常需与脑梗死、软化灶及脑肿瘤进行鉴别。脑血管造影仍是诊断AVM的重要方法。但MRI和CT对颅内AVM的诊断有其特有的优势，它们可以显示病灶本身及其周围脑组织情况，并可反映畸形血管内血流状况，区别出血与钙化、血肿与水肿，即使是隐匿性AVM，MRI亦常能清楚显示。对于颅后窝病灶，由于MRI无颅骨伪影干扰，其诊断价值明显优于CT，但对钙化的显示MRI不如CT。

（二）海绵状血管瘤

海绵状血管瘤在临床上少见，其发生率约占脑血管畸形的7%。

❶ 临床与病理

海绵状血管瘤由扩张、衬有内皮细胞的窦样间隙构成，间隙排列紧密，无正常脑组织间隔，病变呈圆形或分叶状，几乎都有瘤内出血。约80%海绵状血管瘤发生于幕上，最常见于额、颞叶深部髓质区、皮髓质交界区和基底节区，也可发生于小脑、脑干和脊髓，约50%病例多发。该病临床可无任何症状和体征，或表现为癫痫、头痛等。

❷ 影像学表现

（1）X线：脑血管造影常无异常发现，偶尔在毛细血管晚期或静脉早期病变有浅淡染色。

（2）CT：平扫表现为一边缘清楚的圆形或类圆形高密度病灶，密度可均匀一致，但多数密度不均匀；合并出血时，病灶可短时间内增大，出现明显占位征象，新鲜出血表现为病灶内均匀一致的高密度；常伴钙化，严重者可全部钙化。增强扫描无或轻度强化。

（3）MRI：在常规自旋回波序列上显示为边界清楚的混杂信号病灶，周围有完整的低信号含铁血黄素环，使病变呈爆米花状，具有特征性。增强扫描无或轻度强化。病灶内不同阶段的出血常常导致信号不均匀。病灶在SWI序列中显示尤为清楚，常为多发低信号灶。且SWI序列对常规MR检查不易发现的微小病灶及伴随的脑静脉畸形的显示具有明显优势。

❸ 诊断与鉴别诊断

静脉畸形脑血管造影、CT和MRI诊断海绵状血管瘤均有一定困难，但CT敏感性高于血管造影，可根据其结节状高密度影、周围无脑组织水肿及占位征象、钙化较明显、增强扫描无或轻度强化等作出诊断。MRI诊断较CT敏感，并可帮助明确病灶内出血情况。鉴别诊断方面主要需与脑膜瘤、胶质瘤等鉴别。

（三）静脉畸形

静脉畸形主要包括静脉性血管瘤（venous angioma）和大脑大静脉畸形（malformation of Galen vein），脑静脉性血管瘤较常见。大脑大静脉畸形（Galen静脉瘤）是由于脑的大动脉和Galen静脉直接交通，大量血流进入Galen静脉，造成该静脉瘤样扩张所致。Galen静脉瘤约占颅内血管畸形的5%。

① 临床与病理

（1）静脉性血管瘤：病理上表现为大脑或小脑深部髓质内多支扩张并呈放射状排列的髓质静脉，汇入一支增粗的中央静脉，向皮质表面和静脉窦或向室管膜下引流，可同时伴有海绵状血管瘤。临床常无症状，偶因伴发的海绵状血管瘤出血引起癫痫等症状。

（2）Galen静脉瘤：病理上分两型。一是动－静脉瘘型，即一支或多支动脉与大脑大静脉系统的深静脉间直接交通；二是AVM型，即丘脑或中脑AVM经大脑大静脉引流。两型均引起大脑大静脉显著扩张，压迫第三脑室后部，引起梗阻性脑积水。临床上动－静脉瘘型在出生时常表现为充血性心力衰竭、颅内血管杂音和脑积水；AVM型常见于小儿，常有发育迟缓和视觉症状。两型均可出现头部血管杂音、局限性神经症状、癫痫和颅内出血所致的症状。

② 影像学表现

（1）X线：脑血管造影检查，静脉性血管瘤在动脉期、毛细血管期均无异常表现，在静脉期可见畸形的静脉血管贯穿脑实质流入静脉窦、浅静脉或深静脉。许多髓静脉呈轮辐状集中，呈所谓伞状或水母状表现，较具特征性。Galen静脉瘤X线平片检查可显示颅内压增高征象，亦可见瘤壁钙化。

（2）CT：静脉性血管瘤CT平扫可无异常表现，增强扫描可显示出有强化的点、线状髓质静脉及增粗的中央静脉影。Galen静脉瘤的CT表现具有特征性，平扫显示四叠体池内境界清楚的圆形或三角形略高密度影，其CT值与血液相似，可有病灶边缘钙化，如供血动脉粗大，亦可在平扫时显示。增强扫描病灶呈边缘清楚的均匀强化，有时可显示多支螺旋状增粗的供血动脉和引流静脉。Galen静脉瘤常伴发脑积水。

（3）MRI：静脉性血管瘤，MRI见扩张的髓质静脉及中央静脉可因血管流空或流入相关增强（flow-related enhancement）而显影，髓质静脉呈放射状或星芒状排列，增强扫描显示更清楚；病变管周围可有出血信号灶；SWI可显示扩张的髓静脉及其引流静脉形成的特征性"海蛇头"征象，可作为诊断的首选检查序列。Galen静脉瘤，MRI表现为四叠体池内边界清楚的圆形或三角形信号不均匀的病灶，其中血流较快地表现为流空现象，湍流和血液淤滞表现为T_1WI呈低或等信号，T_2WI呈稍高信号，附壁血栓在T_1WI和T_2WI上均为高信号。MRA可直接显示供血动脉、扩张的大脑大静脉及引流的静脉窦。

③ 诊断与鉴别诊断

静脉性血管瘤的CT表现缺乏特征性，临床不能据此确诊，但增强扫描病灶出现圆形或条形线状强化往往能提示诊断。MRI表现非常具有特征性，尤其SWI常可作出明确诊断。Galen静脉瘤影像学表现较典型，根据其部位、形态，增强前后表现及脑积水表现，易于诊断。静脉性血管瘤需与脑肿瘤鉴别，较大的Galen静脉瘤需与脑膜瘤鉴别。

五、颅内动脉瘤

颅内动脉瘤（intracranial aneurysm）是指颅内动脉的局灶性异常扩大，发病率约为

0.9%。该病可发生于任何年龄者，约1/3在20～40岁之间发病，半数以上于40岁以后发病；女性略多于男性，男、女发病比例约为2：3，约一半以上的自发性SAH是由于动脉瘤破裂所致。

（一）临床与病理

颅内动脉瘤约90%起自颈内动脉系统，其中起自前交通动脉者约占30%～35%，起自后交通动脉起始处及附近颈内动脉者约占20%；约10%起自椎－基底动脉系统，其中起自基底动脉分支处者约占5%。约1/5的病例为多发，且多见于女性。动脉瘤可依据病因、部位、大小和形态进行分类。影像学根据动脉瘤的形态将其分为：①粟粒状动脉瘤；②囊状动脉瘤；③假性动脉瘤；④梭形动脉瘤；⑤壁间动脉瘤（即夹层动脉瘤）。绝大多数动脉瘤以蒂（或称瘤颈）与载瘤动脉相连。镜下见动脉中层在瘤颈处突然终止或逐渐消失，弹力层中纤维大多数断裂。瘤壁主要由不同厚度的胶原纤维将内膜与外膜相连，在较大的动脉瘤壁内可见较厚的玻璃样变，常合并钙化斑和形成附壁血栓。在临床上，动脉瘤未破裂时常无症状，部分病例可有癫痫、头痛、脑神经压迫症状以及由于血栓形成引起的脑缺血或脑梗死症状；破裂出血则出现SAH、脑内血肿的相应症状。

（二）影像学表现

❶ X线

平片偶可显示动脉瘤钙化。脑血管造影见动脉瘤起于动脉壁一侧，突出成囊状，形状多为圆形、卵圆形，亦可呈葫芦状或不规则形。

❷ CT

（1）无血栓动脉瘤：平扫为圆形稍高密度影，边缘清楚，增强有均匀强化；CTA可三维立体显示动脉瘤及其与载瘤动脉的关系。

（2）部分血栓动脉瘤：依其瘤腔内血栓的情况，可有不同的CT表现。平扫有血流的部分密度稍高，而血栓部分为等密度；增强扫描，前者强化，后者无强化。如果血栓是偏心型，强化部分则显示为半圆形、新月形等；如果血栓位于血管腔内的周边，增强扫描动脉瘤中心的瘤腔和外层囊壁均有强化，形成中心高密度和外围高密度环，中间隔以等密度带，称为"靶征"。

（3）完全血栓动脉瘤：平扫为等密度，其内可有点状钙化，瘤壁可有弧形钙化。增强扫描仅有囊壁环状强化，其内血栓无强化。动脉瘤的CT征象有时缺乏特征性，但下列几点可供参考：①动脉瘤周围水肿不明显；②动脉瘤位于蛛网膜下腔，故其占位征象不如相同体积的脑内肿瘤显著；③高分辨率CT可显示动脉瘤的载瘤动脉；④大动脉瘤相邻部位骨质吸收。

❸ MRI

MRI显示动脉瘤与其血流、血栓、钙化和含铁血黄素沉积有关。无血栓动脉瘤，T_1WI与T_2WI均为无信号或低信号。较大动脉瘤，由于动脉瘤内血流速度不一，血流快的部分出现流空效应，血流慢的部分在T_1WI图像为低或等信号，T_2WI上为高信号。动脉瘤内血栓，MRI可为高、低、等或混杂信号。钙化和"流空"的鉴别可根据其位置，前者位于周边，后者位于中央，同时钙化的信号稍高于"流空"。动脉瘤在MRA上显示为与载瘤动脉相连的囊状物，其大小约与动脉造影显示相仿。

颅内动脉瘤破裂可形成颅内血肿和蛛网膜下腔出血。

（三）诊断与鉴别诊断

根据病变位置、CT或MRI特征性表现可作出动脉瘤的诊断，尤其是CTA具有较高的敏感性和特异性。鞍区的动脉瘤有时需与鞍区肿瘤如垂体瘤、颅咽管瘤和脑膜瘤鉴别，根据增强前后影像学表现并结合临床，常能鉴别。脑血管造影是诊断颅内动脉瘤最可靠的检查方法，总体上优于CT及MRI，但完全血栓化的动脉瘤脑血管造影不能显示，而CT、MRI则可显示。

六、脑小血管病

脑小血管病（cerebral small vessel disease，CSVD），解剖学定义为所有累及颅内小血管的疾病，包括小动脉、微动脉、毛细血管和小静脉疾病，但目前临床广泛使用的狭义定义认为CSVD是指脑小动脉及微动脉血管病。脑小血管为脑内的皮质或穿髓小动脉，为深穿支动脉，与其他动脉不形成吻合，属于终末动脉。这些血管动脉壁是由内皮细胞和较少或缺如的平滑肌细胞构成，几乎没有血管外层，直接与星形胶质细胞足突接触，因其缺少或完全没有侧支循环，生理上已经处于灌注的边缘，容易发生缺血性改变，一旦发生闭塞或慢性低灌注，就会导致供应部位的病变。

（一）临床与病理

CSVD具有复发率高而死亡率低的特点，占所有卒中的20%～25%，主要临床表现是认知能力下降、精神情感异常、步态障碍和尿失禁等。其危险因素主要有高龄、高血压、糖尿病和基因突变等。欧洲小血管病专家组将CSVD血管的病理改变分为六大类，其中以小动脉硬化最多见，其病理改变有微动脉粥样硬化、脂质玻璃样变性、纤维素样坏死及动脉瘤等。CSVD脑组织的常见病理学改变包括：腔隙（lacuna）与腔隙性脑梗死（lacunar infarction，LI）、脑白质疏松症（leukoaraiosis，LA）、脑微出血（cerebral microbleeds，CMB）、血管周围间隙扩大（enlarged perivascular spaces，EPVS）。

（二）影像学表现

❶ CT

（1）腔隙与腔隙性脑梗死：腔隙，指直径为3～15 mm充满脑脊液的腔，通常被认为是陈旧性脑梗死。CT上表现为边界清晰的低密度影。

（2）脑白质疏松症：指脑白质广泛脱髓鞘病变，常累及脑室旁、半卵圆中心及放射冠。CT上多表现为：①两侧大脑皮质下、脑室周围斑片状或弥漫性互相融合的低密度灶，边缘模糊，呈月晕状，无强化，常两侧对称。②常合并双侧脑室扩大和脑萎缩。③皮质下弓状纤维和胼胝体很少受累，脑干尤其是脑桥中上部、中央部易受累，较少累及延髓、中脑和小脑。

（3）脑微出血：主要发生在白质、深部灰质及幕下。CT难以显示。

（4）血管周围间隙扩大：血管周围间隙又称V-R间隙（Virchow-Robin spaces，VRS），是指围绕在脑穿通动脉和小动脉周围的间隙，多见于半卵圆中心、基底节及海马区。V-R间隙扩大存在于大多数成年人中，但更常见于痴呆并同时存在大面积脑白质病变和深部脑梗死的患者，其发生率随年龄增长而增加，也间接提示了V-R间隙与脑萎缩有关。CT难以显示。

❷ MRI

（1）腔隙与腔隙性脑梗死：腔隙T_1WI呈低信号、T_2WI呈高信号，可呈圆形、椭圆形或裂隙状，多见于基底节区、内囊、丘脑及脑桥。

（2）脑白质疏松症：病灶在T_1WI上呈低信号，T_2WI及T_2-FLAIR上为高信号，对脑室壁参差不齐显示更为清楚，增强扫描无强化；DTI可了解脑白质纤维束的微细结构改变。

（3）脑微出血：CMB在GRE或SWI序列上表现为直径为2～5 mm均匀一致的卵圆形低信号，病灶周边无水肿。低信号灶在排除了血管周围间隙、软脑膜含铁血黄素沉积及皮质下钙化灶后，即可确认为CMB。

（4）血管周围间隙扩大：T_2WI上表现为沿穿支动脉走行分布的高信号影，扫描层面与血管平行时呈线性，垂直时呈点状。EPVS需与LI鉴别。

（三）诊断与鉴别诊断

CSVD的影像学表现包括腔隙与腔隙性脑梗死、脑白质疏松症、脑微出血、血管周围间隙扩大，这些表现可单独或同时存在，它们虽然不是CSVD唯一特有表现，但高度提示CSVD；CT的诊断敏感性和特异性均低于MRI。

第三节　中枢神经系统病变超声诊断

一、颅内出血

不同胎龄出生的新生儿，由于脑的成熟度差异很大，颅内出血的原因、部位和病理改变各不相同，因而超声图像的显示也不同。根据出血部位，颅内出血主要有4种类型：脑室周围脑室内出血（periventricular-intraventricular hemorrhage，PV-IVH）、硬脑膜下出血（subdural hemorrhage，SDH）、蛛网膜下腔出血（subarachnoid hemorrhage，SAH）、小脑出血（cerebellar hemorrhage）。4种颅内出血的类型中，发生频率高和危害最大的是脑室内出血，且早产儿多见。

（一）早产儿颅内出血

1 病理

早产儿的颅内出血与脑发育不成熟有关，孕周越小（＜32周），出生体重越低（＜1500 g），发病率越高。80%～90%的出血部位在生发层基质，生发层为胎儿特有的结构，由原始的神经细胞、薄壁静脉、未完全退化的丰富的毛细血管网和未成熟的结缔组织构成，位于侧脑室底部室管膜外下方，尾状核头部和体部与丘脑（thalamus）交界处。所以，一旦生发层出血可穿破室管膜向脑室内延伸，生发层一般在孕36周消失。而硬脑膜下出血、蛛网膜下腔出血、小脑出血在早产儿中则偏少，常与产伤缺氧有关。

2 临床表现

早产儿颅内出血一半发生在生后3天内，其中50%发生在第一天，一周后发病的极少。依病程的进展速度和出血量的多少，出现不同的临床症状。近一半的患儿因出血量少而没有临床症状。该病病程进展迅速、出血量大时，可以出现贫血、肌张力下降、抽搐、呼吸障碍乃至昏迷。

3 超声检查

血液的声特性阻抗高于脑实质及脑脊液，所以血肿在超声声像图中呈高回声反射。超声对早产儿颅内出血有极高的敏感性和特异性，分别可达91%和85%。Paile等将早产儿颅内出血按严重程度分为4级。

（1）Ⅰ级：局限于生发层，即室管膜下出血（subependymal hemorrhage，SEH）。冠状切面显示，患侧侧脑室前角外下方团状高回声；旁矢状切面显示，尾状核丘脑沟或尾状核头部团状高回声，形态不规则，出血量大时可挤压同侧侧脑室额角。数天后，由于出血灶中央液化，可转化成一个或数个小囊肿，呈无回声区，称为室管膜下囊肿。

（2）Ⅱ级：室管膜下出血穿破室管膜进入侧脑室，形成脑室内出血（intraventricular hemorrhage，IVH），但脑室不扩大。部分可由于脉络丛出血直接引起。超声表现为患侧脑室内出现不规则团状高回声，局部脑室壁可增厚。IVH应与侧脑室内脉络丛出血相鉴别。

（3）Ⅲ级：为SEH+IVH且伴有脑室扩张。早期由于大量出血填充至脑室内，使脑室扩张并有可能溢入蛛网膜下腔。后期有可能血块堵塞脑脊液通路致使脑室扩张。由于重力因素，团状高回声血块多积聚在脑室最低位，如侧脑室三角区和后角区，这些区域更易先行扩张，与脑脊液形成分层液面。5～6周后血块退缩变小，部分液化，也可呈弥漫低回声区，填充满整个脑侧室。

（4）Ⅳ级：为Ⅲ级+脑实质内出血（intraparenchymal hemorrhage，IPH）。近代研究认为，Ⅳ级颅内出血并非全部是生发层出血的直接延伸，而是其阻塞了终末支静脉的引流而导致脑室周围白质的出血性梗死。它的主要表现为邻近脑室的脑实质内（顶叶、额叶多见）不规则团状高回声。同侧脑室扩张，出血量大时，脑中线向对侧偏移。8～10周后血块部分吸收、部分液化，形成囊肿，界限清晰；也可能形成梗阻性脑积水，患侧脑室进行性扩张，伴第三脑室扩张。

（二）足月儿、乳幼儿颅内出血

1　病理

随着胎龄的增加，原始神经细胞、结缔组织逐步发育成熟，丰富的毛细血管网退化，导致胎儿生发层逐渐消失，所以常发生于早产儿室管膜下的出血极为少见，而脉络丛、基底神经节、硬脑膜下、脑实质等为常见的出血部位。脉络丛出血占80%～90%。导致出血的主要因素是产伤、维生素K缺乏等。

2　临床表现

产伤导致的颅内出血出现时间早；维生素K缺乏导致的颅内出血出现的时间一般在3个月后，维生素K缺乏的患儿纯母乳喂养多见。出血量少的患儿可无症状，重者可出现贫血、前囟隆起，肌张力下降，偏瘫、抽搐、呼吸障碍乃至昏迷。

3　超声检查

脉络丛出血表现为脉络丛形态不规则，局部膨大，以头部多见，局部无血流信号，数天后血块退缩、液化，可以形成小囊肿。硬脑膜下出血较多时半球间裂向对侧推移，同侧脑表面及侧脑室受压。维生素K缺乏导致的颅内出血主要以脑实质出血为多见，局部团状强回声，形态不规则，无明显包膜，病变多为单侧；出血量大时，脑中线向对侧偏移。

二、脑积水

脑脊液由双侧脑室第三脑室、第四脑室的脉络丛产生，经第四脑室正中孔和两外侧孔，通过大脑导水管流入脑和脊髓（spinal cord）周围的蛛网膜下腔，经过蛛网膜颗粒渗入上矢状窦，归入静脉，周而复始地循环。任何原因引起脑脊液循环障碍或蛛网膜颗粒吸收障碍，均可导致脑室扩大伴脑室内压力增高而形成脑积水。

（一）病理

脑积水（hydrocephalus）的成因有两大类：交通性和非交通性。非交通性脑积水是指脑脊液循环通路障碍在脑室内，可以是先天畸形造成导水管狭窄，如Dandy-Walker囊肿、Chiari Ⅱ畸形或Galen动静脉瘤压迫所致；也可以是后天的出血、感染和肿瘤压迫。交通性脑积水是指蛛网膜下腔或脑池内阻塞，通常是因为出血或感染，也可能是蛛网膜颗粒吸收障碍所致。

（二）临床表现

患儿的囟门逐渐增大、隆起、张力增高，头围进行性增大，颅缝增宽。因颅内压增高，患儿出现头痛、哭闹、呕吐症状，眼球下移呈"落日征"。随着脑积水时间的增加，脑实质受压萎缩，导致患儿智能下降，肢体瘫痪。

（三）超声检查

超声检查是诊断脑积水的首选方法，它高效、便捷、易于观察其进展情况和判断疗效。梗阻部位近端的脑室扩张，远端脑室正常，由此可以寻找和判断病变区域，是否有肿瘤压迫、血块阻塞。单侧脑室扩张厉害时脑中线可向对侧偏移。当导水管阻塞时，双侧脑室和第三脑室均扩张。而正中孔和两外侧孔阻塞时除双侧脑室、第三脑室扩张外，第四脑室也伴随扩张。由于扩张脑室对周边脑实质的压迫，导致脑实质变薄，部分室间隔消失。需要注意的是，脑积水要和先天脑萎缩相鉴别。二者均显示脑室扩张，脑实质薄，但是脑萎缩患儿头围不大，大脑外侧裂明显增宽，脑室增大呈不规则状或两侧不对称。

第四节　典型病例影像分析

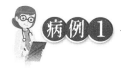

自发性脑出血

女性，79岁，以"突然跌倒、意识不清3小时"为主诉入院。患者于3小时前突然跌倒，随即意识丧失，伴有四肢抽搐、小便失禁，约5分钟后四肢抽搐停止，恶心、呕吐3次，均为胃内容物。既往高血压病史20年，血压最高180/120 mmHg。神经系统查体：昏迷，不言语，不睁眼，刺激后左侧肢体有收缩，双瞳孔等大等圆，对光反射弱，左侧鼻唇沟浅，颈强直，右侧肢体肌张力增高，无自主活动，右侧巴宾斯基征（+）、霍夫曼征（+）。患者在发病当天进行了CT和MRI平扫检查，见图3-1。

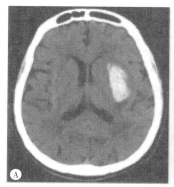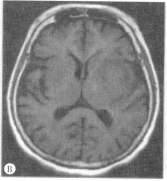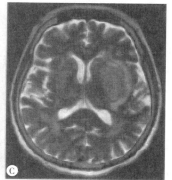

图3-1　发病当天CT和MRI平扫图像

CT平扫（图3-1 A）示左侧基底节区高密度血肿，周围环状低密度水肿区，左侧侧脑室受压；MRI T_1WI（图3-1 B）和T_2WI（图3-1 C）均呈等信号，周围环状水肿带在T_1WI呈低信号，T_2WI呈高信号

一、影像征象分析

（一）征象1

血肿征象：左侧外囊区见一肾形高密度影，密度均匀，病灶在T_1WI和T_2WI均呈等信号，T_2WI上周边可见环状低信号。

（二）征象2

水肿及占位效应征象：病灶周围见窄环状低密度水肿带，T_1WI呈低信号，T_2WI呈高信号；邻近脑实质受压、变形、移位，邻近脑沟变浅，左侧脑室受压变小。

（三）征象3

脑退行性改变征象：双侧脑室周围白质密度对称性减低，T_1WI呈稍低信号，T_2WI呈稍高信号；脑裂、脑沟、脑池增宽。

（四）其他

阴性征象：颅骨结构完整，中线结构居中；所示鼻窦的窦腔清晰、黏膜无增厚。

二、印象诊断

1. 左侧基底节区血肿（急性期）。
2. 小血管病变所致白质改变。

三、鉴别诊断

应注意与颅内动脉瘤、血管畸形、脑内肿瘤等所引起的继发性脑出血相鉴别。颅内动脉瘤所致脑出血多为蛛网膜下腔出血，脑内出血少见。血管畸形以动静脉畸形导致脑出血最为常见，出血部位常可见异常流空血管影。脑内肿瘤的继发性出血可见肿瘤实体部分，增强检查可有强化，多见于胶质母细胞瘤、转移瘤等。随诊观察不仅能够显示血肿的吸收情况（图3-2），还有助于鉴别诊断。

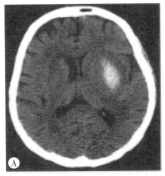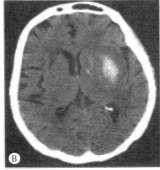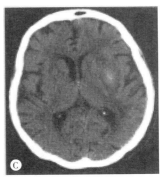

图3-2　CT平扫复查图像

发病后第7天（图3-2 A）和14天（图3-2 B），左侧基底节区高密度血肿范围逐渐缩小，密度逐渐减低，周围低密度水肿范围逐渐增大，左侧侧脑室明显受压；发病后1个月（图3-2 C），左侧基底节区高密度影已基本消失，周围水肿范围较前缩小，左侧脑室受压情况较前缓解

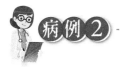 病例2

动脉瘤破裂蛛网膜下腔出血

女性，63岁，以"突发剧烈头痛伴意识不清3小时"为主诉入院。患者于入院前3小时

无明显诱因突发剧烈头痛，随后出现意识不清、呼之不应，并呕吐4次，为胃内容物，并出现小便失禁。既往冠心病病史2年。神经系统查体：昏迷，颈部抵抗，四肢肌力、肌张力无异常，布鲁金斯征（+）、克尼格氏征（+）。患者进行了CT平扫和CTA检查，见图3-3。

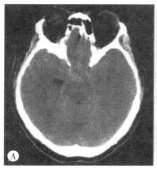 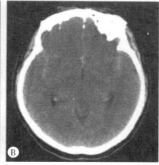 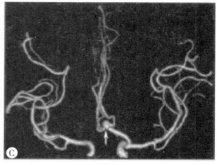

图3-3　CT平扫和CTA图像

A、B. CT平扫示桥前池、脚间池，环池鞍上池、双侧外侧裂池、前纵裂见高密度影；C. CTA示前交通动脉囊状突起（箭头处）

一、影像征象分析

（一）征象1

蛛网膜下腔出血的征象：CT平扫见桥前池、脚间池、环池鞍上池、双侧外侧裂池、前纵裂见高密度铸型。

（二）征象2

动脉瘤的征象：CTA示前交通动脉囊状突起，瘤体直径约4 mm，瘤颈直径约2.5 mm。

（三）其他

阴性征象：CT平扫见双侧大脑半球、小脑半球脑干形态和密度未见确切异常，脑室系统无扩张，中线结构居中；CTA见右侧大脑前动脉A1段缺如，A2段及以远由前交通动脉供血。左侧大脑前动脉、双侧颈内动脉颅内段、大脑中动脉、大脑后动脉、椎动脉及基底动脉走行正常，未见狭窄及扩张征象，前交通动脉及双侧后交通动脉存在。

二、印象诊断

1. 前交通动脉动脉瘤。

2. 蛛网膜下腔出血。

3. 右侧大脑前动脉A1段缺如，考虑发育变异。

三、鉴别诊断

MRA、CTA或DSA单独或相结合对绝大多数动脉瘤都可作出正确诊断，DSA仍为诊断动脉瘤的"金标准"（图3-4）。当动脉瘤较大或血栓化导致有占位效应或征象不典型时，本病需与其他占位性病变相鉴别，CT、MRI平扫或增强可显示动脉瘤瘤腔的流空及明显强化、血栓钙化，一般鉴别不困难。

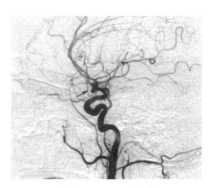

图3-4　DSA图像

前交通动脉囊袋状突起（箭头处）

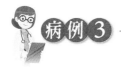

脑梗死

男性，65岁，以"左侧肢体无力5天加重1天"为主诉入院。患者于入院前5天与家人争吵、情绪激动后出现左侧肢体不利，而后逐渐加重，伴言语混乱、答不切题1天。既往高血压、心房颤动病史30余年，硅沉着病病史40余年，入院时血压160/70 mmHg。神经系统查体：神清，双瞳孔等大等圆，对光反射（+），额纹、鼻唇沟对称，伸舌左偏；左侧肢肌力Ⅱ级，上肢腱反射（++），下肢腱反射（+），巴宾斯基征（+）。患者入院当天（发病后5天）进行了MRI平扫、增强扫描和MRA检查，见图3-5。

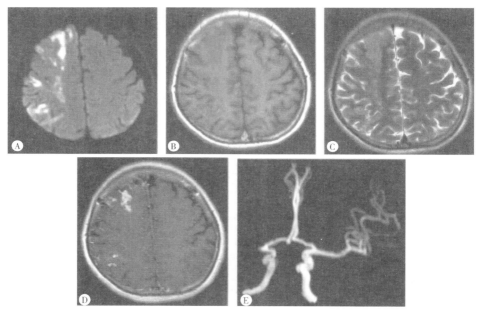

图3-5 MRI平扫和增强扫描，MRA图像

右侧额顶叶DWI呈片状高信号（图3-5 A）；右侧额顶叶呈片状T₁WI稍低信号（图3-5 B）、T₂WI稍高信号（图3-5 C）；增强T₁WI示病灶呈脑回状强化（图3-5 D）；MRA示右侧大脑中动脉M1段及以远未显影（图3-5 E）

一、影像征象分析

（一）征象1

脑梗死征象：右侧额顶叶可见片状T_1WI稍低信号、T_2WI稍高信号，累及灰白质，灰质明显肿胀，DWI呈高信号，ADC值减低，增强检查后病灶内可见斑片状及脑回状强化。

（二）征象2

占位效应征象：占位效应不明显，邻近脑组织轻度受压，邻近脑沟轻度变浅。

（三）征象3

血管闭塞征象：MRA示右侧大脑中动脉M1段及以远未显影。

（四）其他

阴性征象：MRI平扫及增强扫描示其余脑组织信号未见确切异常，未见异常强化，脑室系统无扩张，脑沟、脑池无增宽，中线结构居中；MRA示左侧大脑中动脉、双侧颈内动脉颅内段、大脑前动脉、大脑后动脉、椎动脉及基底动脉走行正常，未见狭窄及扩张征象，前交通动脉未见确切显示。

二、印象诊断

1.右侧额顶叶脑梗死。

2.右侧大脑中动脉闭塞。

三、鉴别诊断

缺血性脑梗死主要应与脑肿瘤（如低级别星形细胞瘤）、脑挫伤、脑炎等相鉴别。脑肿瘤形态不规则，病灶不按照血管供血区分布，以白质受累为主，占位效应明显，DWI常无脑梗死特征性高信号，增强检查无脑回样强化，可出现结节状、斑片状强化或无强化。脑挫伤有外伤病史，常见于受伤部位或对冲部位，可合并其他外伤。脑炎患者临床有发热或其他前驱症状，以双侧颞叶前内侧及岛叶前部受累常见，DWI可呈稍高信号，但多为血管源性水肿，ADC值增高，增强扫描无强化或呈斑片状强化。

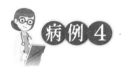

头皮血肿

男性，14岁，以"摔伤致左侧额部、颞部、顶部进行性肿胀伴疼痛10天"为主诉入院。患者10天前不慎摔倒，左侧颞部出现直径4cm肿块，伴疼痛不适，当时无昏迷、抽搐、恶心呕吐，肢体感觉运动功能无异常。查体：左侧额部、颞部、顶部、枕部及右侧额部、颞部肿胀，扪及波动感，有压痛，生命体征正常，神志清晰，语言流利，对答切题，双侧瞳孔等大等圆，对光反射灵敏，四肢运动正常，颈抵抗阴性，病理征阴性。患者入院时行CT检查，见图3-6。

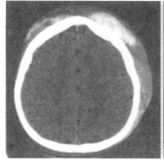 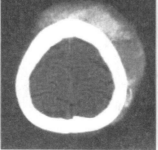 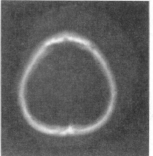

图3-6 CT图像

一、影像征象分析

血肿范围广泛，呈等高密度。左侧额顶部、右侧额部软组织明显肿胀，其内密度欠均匀，可见团块状高密度影，范围广，沿帽状腱膜下层扩散。

二、印象诊断

左侧额顶部、右侧额部帽状腱膜下血肿。

三、鉴别诊断

头皮血肿按血肿出现于头皮内的具体解剖层次，可分为皮下血肿、帽状腱膜下血肿和骨膜下血肿3种。

1.皮下血肿一般体积小，范围局限。

2.帽状腱膜下血肿范围大，出血较易扩散。

3.骨膜下血肿的特点是局限于骨膜与颅骨外板之间受损颅骨范围之内，以骨缝为界，常见于新生儿产伤及成人颅骨线形骨折。

头皮血肿主要应与来源于头皮软组织的肿瘤相鉴别。头皮血肿一般均有明确的外伤史，血肿多位于暴力直接打击部位，治疗后血肿吸收，肿胀程度减轻，以上征象不难同肿瘤相鉴别。

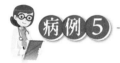

颅骨骨折

男性，45岁，以"高处坠落头部着地后头昏、头痛4天"为主诉入院。患者4天前从约3米高处坠落，头部着地，伤后立即昏迷，鼻腔及右侧外耳道流淡红色血性液体，于当地医院住院治疗4天无好转。查体：平车推入病房，被动体位，查体不配合，言语表达障碍，对答不切题。鼻腔残留血迹，耳后淤血斑，右耳听力减退，生命体征正常，双侧眼眶无淤青，双侧瞳孔等大等圆，对光反射灵敏，颈抵抗阴性，病理征阴性。患者入院时行头颅CT检查，见图3-7。

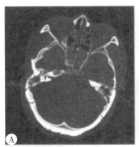 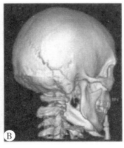 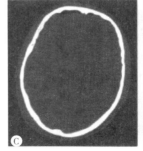 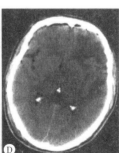

图3-7　CT图像

A.平扫示右侧颞骨乳突皮质不连续；B.三维重建示右侧颞骨乳突部条状骨折线；C.双侧额部见气体密度影；D.左侧额颞部见片状低密度影

一、影像征象分析

（一）征象

颅骨连续性中断，透亮线：CT平扫显示右侧颞骨乳突部骨皮质不连续，可见条状透亮线，贯穿乳突部，CT三维重建显示右侧颞骨乳突部条状骨折线。左侧蝶窦外侧壁亦可见小条状透亮线。

（二）合并其他征象

脑脊液漏，右侧乳突、双侧蝶窦密度增高，见水样密度影。气颅，双侧额部见气体密度影，双侧额叶脑实质轻度受压。脑挫裂伤，左侧额颞部见片状低密度影，内可见稍高密度出血灶。

二、印象诊断

1. 中颅窝底（右侧颞骨乳突部、左侧蝶窦外侧壁）骨折。
2. 右侧乳突、双侧蝶窦渗出样改变，考虑脑脊液漏。
3. 左侧额叶、颞叶脑挫裂伤。
4. 气颅。

三、鉴别诊断

颅骨骨折主要应与骨缝、动静脉压迹相鉴别。颅骨骨折线边缘锐利，一般中央粗、两端细，边缘无硬化，而骨缝通常呈锯齿状，边缘有硬化双侧对称。此外，颅骨骨折常伴间接征象，如软组织肿胀、颅内积气、脑实质损伤等，仔细阅片后不难鉴别。

四、给出印象诊断后需注意的问题

大多数情况骨折可自然愈合，但是如果合并脑脊液漏且长时间不能停止，便需要外科处理。急诊手术更多的是针对凹陷性骨折或粉碎性骨折的患者。

凹陷性骨折手术指征：①闭合性凹陷性骨折超过1 cm；②闭合性凹陷性骨折位于脑功能区，压迫导致神经功能障碍；③开放性凹陷性骨折；④闭合性凹陷性颅骨骨折压迫静脉窦导致血液回流障碍，出现高颅压；⑤凹陷性颅骨骨折位于静脉窦未影响血液回流、无高颅压患者不宜手术。

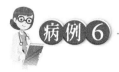

病例6 -

急性硬膜外血肿

男性，55岁，以"撞伤后10小时，头昏、头痛"为主诉入院。患者于10小时前被摩托车撞伤后头部着地，头部伤口出血不止，伴头昏、头痛，无恶心、呕吐，逐渐出现烦躁和意识模糊。查体：平车推入病房，强迫体位，查体不配合，嗜睡状态，语言不清，对答不切题，对刺痛反应尚可，四肢不自主活动，生命体征正常，四肢肌力正常，双侧瞳孔等大等圆，对光反射灵敏，颈抵抗阴性，病理征阴性。患者入院当天和入院后分别进行CT和MRI检查，见图3-8～图3-12。

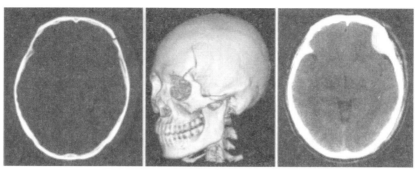

图3-8　入院当天CT图像

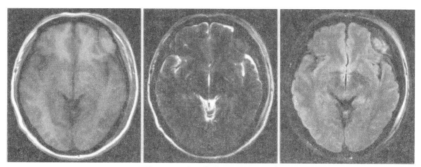

图3-9　入院当天MRI图像

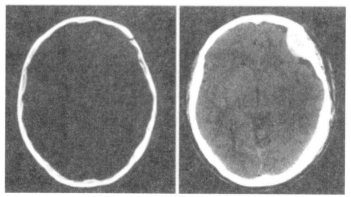

图3-10　入院第2天CT图像

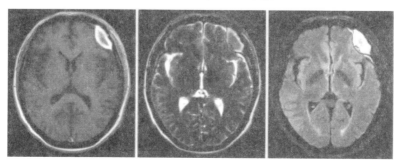

图3-11　入院第20天MRI图像

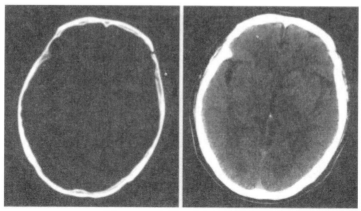

图3-12 入院2个月CT图像

一、影像征象分析

（一）征象1

颅骨内板下双凸透镜形或梭形异常密度/信号，范围局限：入院当天CT显示左侧额骨内板下边缘锐利的双凸透镜形均匀高密度影。MRI显示左侧额骨内板下双凸透镜形T_1WI等信号、T_2WI等低信号，提示急性期出血。外伤后第2天复查头颅CT显示左侧额部血肿高密度影，密度欠均匀，见条状低密度影。

外伤后第20天，复查头颅MRI显示血肿体积减小，T_1WI周边高信号、内部等信号，T_2WI周边高信号、内部等信号，提示为亚急性晚期出血。外伤后2月复查CT显示左侧额部血肿吸收完全。

（二）征象2

硬脑膜与颅骨内板分离：CT表现为血肿内侧更高密度影。MRI表现为血肿内侧缘T_1WI低信号、T_2WI高信号。

（三）征象3

颅骨骨折：CT见左侧额骨骨皮质不连续，可见透亮线。三维重建显示骨折累及左侧眼眶顶壁，但未跨越颅缝，血肿亦未超过颅缝。

（四）征象4

占位效应：较轻，CT及MRI可见左侧额叶轻度受压，中线结构无明显移位。

（五）其他合并征象

可合并脑挫裂伤、蛛网膜下腔出血、硬膜下血肿等。

二、印象诊断

（一）入院当天

左侧额部急性硬膜外血肿；左侧额骨骨折。

（二）入院第2天

左侧额部急性硬膜外血肿治疗后改变，同入院当天CT比较，血肿稍增大，内密度欠均匀。

（三）入院第20天

左侧额部急性硬膜外血肿治疗后改变，同入院当天MRI比较，血肿稍有吸收，信号提示为亚急性晚期出血。

（四）外伤后2个月

左侧额部急性硬膜外血肿治疗后改变，血肿已完全吸收。

三、鉴别诊断

硬膜外血肿主要应与急性硬膜下血肿、慢性硬膜下血肿、脑膜瘤等相鉴别。急性硬膜外血肿范围较局限，呈双凸透镜形态，一般不超过颅缝；而硬膜下血肿呈新月形，范围较广，可跨越颅缝。此外，急性硬膜外血肿有明确外伤史，多伴有骨折，结合病史不难与脑肿瘤相鉴别。

四、给出印象诊断后需注意的问题

以下征象提示病情较重，可能需要手术或进一步积极治疗，作出诊断后视病情应与临床医生交流。

1.急性硬膜外血肿＞30 mL，颞部血肿＞20 mL，需立刻行开颅手术清除血肿。

2.急性硬膜外血肿＜30 mL，颞部血肿＜20 mL，最大厚度＜15 mm，中线移位＜5 mm，GCS＞8分，无脑局灶损害症状和体征的患者可保守治疗。但必须住院严密观察病情变化，行头部CT动态扫描观察血肿变化，一旦出现临床意识改变、高颅压症状，甚至瞳孔变化或CT显示血肿增大，都应立刻行开颅血肿清除手术。

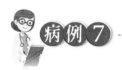

急性硬膜下血肿

女性，20岁，以"醉酒后高处坠落伤致昏迷1小时"为主诉入院。患者于1小时前不慎从约2 m高处坠落，头部着地，当时昏迷，呕吐1次，为胃内容物，无抽搐等。查体：平车推入病房，查体不配合，呈深昏迷状，血压105/65 mmHg，瞳孔直径左侧4 mm，右侧3 mm，对光反射迟钝。眼、耳、鼻、口无出血及分泌物，双下肢无水肿，四肢肌力正常，颈抵抗阴性，病理征阴性。患者入院及治疗期间行多次CT检查见图3-13～图3-15。

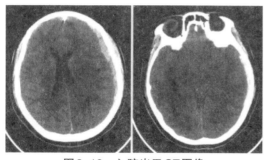
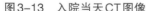
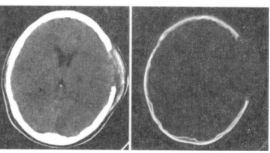

图3-13　入院当天CT图像　　　　　图3-14　术后第8天CT图像

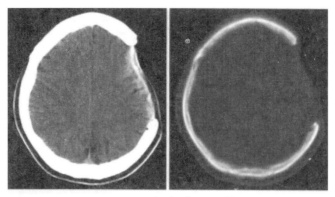

图3-15 术后1年CT图像

一、影像征象分析

（一）征象1

颅骨内板下新月形异常密度/信号区，范围广：入院当天CT显示左侧额部、顶部、颞部颅骨内板下新月形高密度影，边缘模糊，范围广，邻近脑组织受压移位，脑沟及侧脑室变窄，脑中线结构轻度右偏。术后CT显示左侧颅骨骨质缺失，皮下软组织肿胀，额部、顶部脑膜膨出，硬膜下血肿基本清除。术后1年复查CT显示左侧颅骨缺失，脑组织塌陷。

（二）征象2

占位效应：主要表现为邻近脑组织受压、内移，脑沟及侧脑室变窄，脑中线结构轻度右偏。术后CT显示占位效应明显减轻，脑室形态基本恢复正常，脑中线结构复位。

（三）其他合并征象

可合并骨折、脑挫裂伤、硬膜外血肿、蛛网膜下腔出血等。

二、印象诊断

（一）入院当日

左侧额部、顶部、颞部急性硬膜下血肿。

（二）术后第8天

左侧额部、顶部、颞部急性硬膜下血肿术后改变，同入院当日CT比较，血肿基本清除，脑组织局限性膨出。

（三）术后1年

左侧额部、顶部、颞部急性硬膜下血肿术后改变，左侧颅骨局限性缺损，脑组织塌陷。

三、鉴别诊断

硬膜下血肿主要应与硬膜外血肿相鉴别。

四、给出印象诊断后需注意的问题

以下征象提示病情较重，可能需要手术或进一步积极治疗，作出诊断后视病情应与临床医生交流。

1.急性硬膜下血肿＞30 mL，颞部血肿＞20 mL，血肿厚度＞10 mm，或中线移位＞5 mm，需立刻采用手术清除血肿。

2.急性硬膜下血肿＜30 mL，颞部血肿＜20 mL，血肿最大厚度＜10 mm，中线移位＜5 mm，GCS＜9分，可先行非手术治疗；如果出现伤后进行性意识障碍，GCS下降超过2分，需要进行手术治疗。

3.慢性硬膜下血肿CT或MRI扫描显示单侧或双侧硬膜下血肿厚度超过10 mm，单侧血肿导致中线移位超过10 mm，具有手术指征。

4.慢性硬膜下血肿临床出现高颅压的症状和体征，伴或不伴意识改变和大脑半球受压体征，具有手术指征。

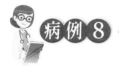

病例 8

脑挫裂伤

男性，38岁，以"高处跌落头部着地后昏迷、意识障碍4小时"为主诉入院。患者4小时前从约2 m高处坠落，头部着地，伤后出现意识障碍、呼之不应，无明显伤口出血，当地医院抢救后无好转。查体：平车推入病房，查体不配合，顶部、枕部头皮肿胀，嗜睡状态，刺痛睁眼，言语模糊，不能正确回答问题，呼之能简单对答，右侧肢体肌力1级，左侧肢体肌力4级，脑膜刺激征阳性，颈抵抗阳性，双侧瞳孔等大等圆，对光反射灵敏，生命征正常，病理征阴性。患者入院时急诊头颅CT，并于入院后多次行CT、MRI动态观察病情变化，见图3-16～图3-21。

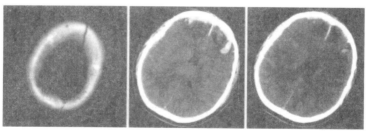

图3-16　入院当日CT图像

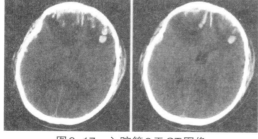

图3-17　入院第2天CT图像

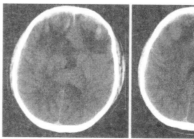

图3-18　入院第7天CT图像

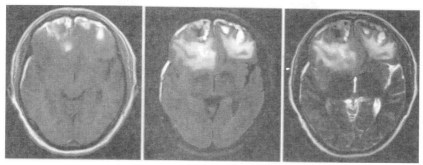

图3-19 入院第7天MRI图像

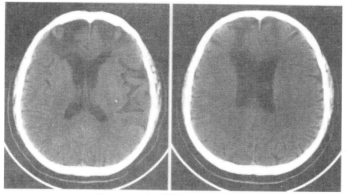

图3-20 入院第30天CT图像

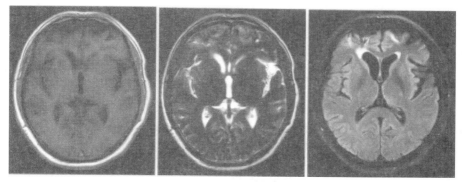

图3-21 入院第30天MRI图像

一、影像征象分析

（一）征象1

损伤区不规则密度/信号改变，内散在点片状出血灶：CT显示双侧额叶不规则片状低密度影，内散在斑片状高密度出血灶。MRI显示双侧额叶信号改变，以T_1WI低信号、T_2WI高信号为主，并可见不同时期的出血信号。

（二）征象2

颅内血肿形成及占位效应：入院当日CT显示双侧额叶有较大血肿形成，周围轻度水肿，双侧侧脑室前角轻度受压。入院第7天CT显示双侧额叶出血有所吸收，密度减低，但水肿达到高峰，占位效应明显。

（三）征象3

损伤随时间变化、病变大小范围密度/信号改变：入院第2天CT显示双侧额叶出血量增多，血肿增大，周围水肿区范围明显增大。入院第7天CT显示双侧额叶出血有所吸收，密度减低，但水肿达到高峰，占位效应明显，表现为双侧侧脑室前角受压变窄，中线结构左偏。入院第7天MRI显示水肿带呈T_1WI低信号、T_2WI高信号，范围较前明显增大。入院第30天CT显示双侧额叶出血基本吸收，软化灶形成，占位效应明显减轻，侧脑室形态基本恢复正常。MRI显示双侧额叶片状T_1WI低信号、T_2WI高信号，提示软化灶形成，T_2WI条片状低信号为含铁血黄素沉积，周围FLAIR高信号代表胶质增生。双侧额叶局限性萎缩。

（四）其他合并征象

颅骨骨折，左侧额骨、顶骨线形骨折。硬膜下血肿，右侧额部、颞部颅骨内板下可见新月形高密度影，MRI显示同一部位新月形T_1WI高信号、T_2WI高信号。蛛网膜下腔出血，入院当天CT显示双侧顶部脑沟内可见条状高密度影，大脑镰密度增高。

二、印象诊断

（一）入院当天

双侧额叶脑挫裂伤合并颅内血肿形成；左侧额骨、顶骨线形骨折；右侧额部、颞部急性硬膜下血肿；蛛网膜下腔出血。

（二）入院第2天

颅脑损伤治疗后改变，与入院当天CT比较，双侧额叶血肿增大，脑水肿程度加重。

（三）入院第7天

颅脑损伤治疗后改变，与入院第2天CT比较，颅内出血均有所吸收，脑水肿、中线结构偏移程度较前明显加重。

（四）入院第30天

颅脑损伤治疗后改变，与入院第7天CT比较，颅内出血基本完全吸收，占位效应减轻。双侧额叶软化灶形成并局限性萎缩。

三、鉴别诊断

脑挫裂伤主要应与脑梗死、脑梗死伴出血及高血压性脑出血相鉴别。脑挫裂伤好发于中青年，均有明确的外伤史，好发部位为额叶及颞叶，通常多发，与脑梗死、高血压性脑出血不难鉴别。值得注意的是，对初始检查阴性但症状持续存在的患者应在24～48小时内复查，避免遗漏迟发性出血等脑实质损伤。对CT检查征象不确定的患者可行SWI提高脑挫裂伤的检出率。

四、SWI在脑挫裂伤评价中的应用

有患者在头部外伤后行CT检查，显示右侧顶部头皮软组织肿胀，脑实质未见明显异常。患者进一步行MRI检查（图3-22），常规序列仅显示左侧颞极小片状T_1WI低信号、

T_2WI高信号，FLAIR高信号，考虑脑挫裂伤。采用SWI显示病灶更为清晰，表现为左侧颞叶多发斑片状低信号。注意在右侧颞叶及脑干可见多个点状低信号，亦为出血灶。

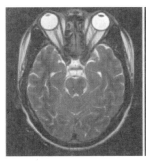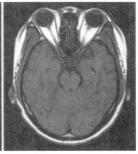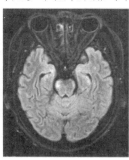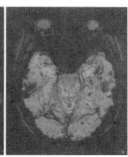

图3-22　SWI在脑挫裂伤中的应用图像

五、给出印象诊断后需注意的问题

以下征象提示病情较重，可能需要手术或进一步积极治疗，作出诊断后视病情应与临床医生交流。

1.对于急性脑实质损伤（脑内血肿、脑挫裂伤）的患者，如果出现进行性意识障碍和神经功能损害，药物无法控制的高颅压，CT出现明显占位效应，应立刻行外科手术治疗。

2.额、颞、顶叶挫裂伤体积大于20 mL，中线移位大于5 mm，伴基底池受压，应立即行外科手术治疗。

3.急性脑实质损伤（脑内血肿、脑挫裂伤），通过脱水等药物治疗后，颅内压≥25 mmHg、脑灌注压≤65 mmHg，应立即行外科手术治疗。

4.后颅窝血肿超过10 mL，CT扫描有占位效应（第四脑室的变形、移位或闭塞，基底池受压或消失，梗阻性脑积水），应行外科手术治疗。

5.急性脑实质损伤（脑内血肿、脑挫裂伤）患者，无意识改变和神经损害，药物能有效控制高颅压，CT未显示明显占位，可在严密观察意识和瞳孔等病情变化下，继续用药物进行保守治疗。

第四章

消化系统病变影像诊断鉴别

第一节 食管病变影像诊断

一、食管炎症

食管炎症可由多种病因引起，如化学性、机械性、感染性或损伤所致，以胃液反流所致的消化性食管炎及吞食化学腐蚀剂引起的腐蚀性食管炎较为多见。

（一）反流性食管炎

反流性食管炎（reflux esophagitis）也称消化性食管炎，为含胃酸与胃消化酶的胃液通过胃食管连接部反流入食管，长期反复地刺激食管黏膜而引起食管下段黏膜的炎症。

❶ 临床与病理

本病常继发食管裂孔疝，晚期可因瘢痕而致食管狭窄。引起本病的主要原因为食管下端括约肌功能及膈肌裂孔钳闭作用减弱，食管、胃之间的锐角（His角）变钝甚至消失，食管排空功能及食管黏膜防御机制下降等。临床表现为餐后1~2小时胸骨后有烧灼痛、心绞痛样疼痛，反酸、嗳气，甚至引起吞咽困难、呕血等。实验室的辅助检查有食管内pH测定、食管压力测定等。

❷ 影像学表现

X线：食管双对比造影是常用检查方法。表现为病变早期可能为阴性，或仅见食管下段数厘米至十几厘米的轻微痉挛性改变，管壁光滑、规则，偶见锯齿状第三收缩波；炎症进展时可见管壁毛糙，糜烂引起的针尖状钡点，或星芒状，网织交错的线样龛影，增生组织所致的颗粒状改变，管壁轻度变形而欠规则；病变晚期瘢痕形成，引起食管管腔狭窄，上段食管扩张，管壁偏移、毛糙，边缘呈毛刺状，狭窄与正常段分界不清，呈移行状。部分患者可显示滑动性食管裂孔疝，特征为横膈上方有疝囊，疝囊上方见狭窄食管。

❸ 诊断与鉴别诊断

本病的特征性表现为胸骨后烧灼痛，且与体位有明显关系。双对比造影检查时，早期不易发现异常，而中晚期又难与其他食管炎相鉴别，故常需结合病史及内镜与实验室检查来确诊。

反流性食管炎引起食管严重狭窄与短缩时，应与硬化型食管癌相鉴别。前者狭窄的食管壁与正常部分分界不明显，呈渐进性，狭窄段常有小龛影，而后者狭窄段与正常食管分界清晰，狭窄段短，多不超过3 cm。

（二）腐蚀性食管炎

腐蚀性食管炎（caustic esophagitis）为患者吞服或误服腐蚀剂造成的食管损伤与炎症。

一般腐蚀剂为强酸或强碱。

1 临床与病理

早期可出现中毒症状，患者有吞咽疼痛和吞咽困难，同时伴有咳嗽、发热等感染症状，后期可再度出现吞咽困难并逐渐加重。其病理改变为：早期产生急性炎症反应，食管黏膜高度水肿，数日后炎症逐渐开始消退，在3周左右开始产生瘢痕修复，食管逐渐收缩变窄，严重者食管壁可完全由纤维组织所取代。

2 影像学表现

X线：X线检查应在急性炎症消退后进行。若疑有食管穿孔或因有吞咽困难，对比剂可能反流入呼吸道时，宜选用碘油造影。

X线表现取决于病变发展阶段与损伤程度。病变较轻者，早期食管下段痉挛，黏膜正常或增粗扭曲；后期可不留痕迹或轻度狭窄，狭窄段边缘光整，与正常段移行过渡。病变较重者，受累食管长度增加，但由于腐蚀剂在食管上段停留时间短，一般食管上段损伤常较轻，常以中下段为主，边缘呈锯齿或串珠状，甚至可呈下段管腔逐渐闭塞，形成鼠尾状或漏斗状。狭窄一般为向心性，可呈连续状也可呈间断状，食管黏膜平坦消失或呈息肉样增粗形成充盈缺损，狭窄上段常有轻度扩张。有食管穿孔时可见对比剂进入纵隔内，食管气管瘘者则可见到支气管内出现对比剂。

3 诊断与鉴别诊断

依据吞服腐蚀剂的病史与食管造影所见即可对本病作出诊断。值得注意的是，灼伤后的食管癌变率极高，应注意日后的随访复查。

二、食管运动功能障碍性疾病

食管运动功能障碍性疾病可由多种病变所致，常见的有食管痉挛、贲门失弛缓症、老年性食管及硬皮病食管改变等。

（一）食管痉挛

食管痉挛（esophageal spasm）是指食管任何部位因运动功能失调紊乱所致的食管暂时性狭窄，可为局部性与节段性痉挛，也可为弥漫性痉挛。

1 临床与病理

该病病因尚不明了，多认为与食管神经肌肉变性、精神心理因素、食管黏膜刺激、炎症和衰老有关。食管的广泛痉挛多伴有弥漫性食管肌肉的肥厚，多在中年以后发生。临床上，患者可有胸骨下疼痛及压迫感，严重者类似发作性心绞痛，也可伴有吞咽困难，间歇性反复发作，使用抗痉挛药物可缓解。

2 影像学表现

X线：食管造影表现呈多样化。节段性痉挛者多发生在食管中的1/3段，表现为间隔

1～2 cm的4～5个较深的环形收缩，食管边缘光滑、柔软、黏膜皱襞正常。弥漫性食管痉挛者多见于中下2/3段，表现为不规则、不协调的收缩波，食管可呈螺旋状、波浪形或串珠状比较对称的狭窄，狭窄段随收缩波而上下移动，管壁光滑、柔软，狭窄近段食管无扩张。

❸ 诊断与鉴别诊断

本病的诊断主要靠X线钡餐造影，特征性的收缩环与管壁柔软以及解痉药治疗有效为其依据。本病需与反流性食管炎、腐蚀性食管炎相鉴别，通常并不困难。

(二) 贲门失弛缓症

贲门失弛缓症（achalasia）是食管下端及贲门部的神经肌肉功能障碍，以吞咽动作时弛缓不良、食管缺乏动力为特征，临床表现为吞咽困难。原发性贲门失弛缓症一般认为是神经源性疾病，系肌间奥厄巴赫（Auerbach）神经节细胞变性、减少或缺乏，支配食管的迷走神经背侧运动核变性所致。继发性贲门失弛缓症可由迷走神经切断术、重症肌无力等引起。

❶ 临床与病理

病理改变主要是奥厄巴赫神经节细胞变性、萎缩消失，贲门部肌肉常萎缩，黏膜及黏膜下层存在慢性炎性改变。本病发病缓，病程长，主要症状为下咽不畅，胸骨后有沉重或阻塞感，并与精神情绪及刺激性食物有关，梗阻严重者可有呕吐。

❷ 影像学表现

X线造影：①食管下端自上而下逐渐狭窄，呈漏斗状或鸟嘴状，狭窄段长短不一，边缘光滑，质地柔软，黏膜皱襞正常，呈光滑的细条影状。②钡剂通过贲门受阻，呈间歇性流入胃内，呼气时比吸气时容易进入胃内。③狭窄段以上食管不同程度扩张，扩张程度与贲门狭窄程度相关。④食管蠕动减弱或消失，代替原发蠕动的是同步低频幅收缩，遍及食管全长，此外，尚有第三收缩波频繁出现。⑤并发炎症及溃疡时，黏膜皱襞紊乱，出现溃疡龛影。

❸ 诊断与鉴别诊断

典型的X线表现结合临床长期间歇性下咽困难，伴胸骨下疼痛，多在情绪激动或进食刺激性食物而加重者不难诊断为本病。常需与本病鉴别的主要为食管下端浸润型癌。后者的主要特点为癌灶近端与正常部分分界截然，狭窄段呈硬管状，走行不自然，可成角，狭窄段并不随呼吸动作、钡餐量的多少或解痉药的应用而有改变，狭窄段内黏膜破坏、消失。

三、食管肿瘤

食管肿瘤大多数为恶性，且大多数为癌。食管良性肿瘤比较少见，其中主要为平滑肌瘤。

(一) 食管平滑肌瘤

食管平滑肌瘤（esophageal leiomyoma）为黏膜下壁内的肿瘤，大多数起源于管壁平滑肌，偶尔来自黏膜下或血管的平滑肌。

1 临床与病理

肿瘤质地坚硬、边缘光滑、包膜完整，向食管腔内外膨胀性生长，多呈圆形或椭圆形，大小不一，多为单发，少数可多发。本病在食管中下段多见，临床表现病程较长，症状多不显著，有胸骨后不适或喉部异物感，偶有吞咽梗阻的症状。

2 影像学表现

X线造影：肿瘤呈边缘完整、光滑、锐利的充盈缺损，呈圆形、椭圆形或分叶状，切线位观察显示为半圆形突向食管腔内的阴影，与食管壁呈钝角。当钡剂大部分通过后，肿瘤上、下方食管收缩，肿瘤处食管似被撑开，肿瘤周围钡剂环绕涂布，其上、下缘呈弓状或环形，称为环形征。肿瘤局部黏膜皱襞完整，但可变细变浅，甚至平坦消失。少部分病例因溃疡形成或糜烂而有龛影表现。较大的肿瘤或向壁外生长的肿瘤可借助CT检查了解其大小、形态、边缘、密度及与邻近脏器的相互关系。

3 诊断与鉴别诊断

食管造影检查所见的环形征为本病的典型表现。常需与食管平滑肌瘤鉴别的是食管癌，其主要特征为充盈缺损不规则，表面黏膜破坏及不规则龛影，致管腔变窄、管壁僵硬。位于中纵隔内的肿物也可压迫甚至侵犯食管，形成类似本病的表现。CT检查可显示纵隔肿瘤的不同特征，多可明确诊断。

（二）食管癌

食管癌（esophageal carcinoma）为我国最常见的恶性肿瘤之一，其发病率北方高于南方，山西、河南为高发区，男性多于女性，多在40岁以上人群发生，50~70岁占多数。

1 临床与病理

食管癌的病因尚无定论，与多种因素有关，如饮酒过量、吸烟、亚硝胺、真菌霉素、微量元素、食管上皮病变、营养缺乏、遗传因素等。因发生于食管黏膜，本病以鳞状上皮癌多见，腺癌或未分化癌少见，偶见鳞癌与腺癌并存的鳞腺癌。腺癌的恶性度高，易转移。而生长快、恶性度高的小细胞癌罕见。因食管组织无浆膜层，癌组织易穿透肌层侵及邻近脏器，转移途径多为淋巴道转移与血行转移。

癌肿仅浸润至食管黏膜、黏膜下层，不论有无淋巴结转移，统称为浅表食管癌，无淋巴结转移者为早期食管癌。据浸润情况其又分为上皮癌、黏膜癌及黏膜下层癌。

中晚期食管癌是指癌肿已累及肌层或达外膜或外膜以外，有局部或远处淋巴结转移。大体病理分为以下四型：

（1）髓质型：肿瘤向腔内外生长，管壁明显增厚，多累及周径大部或全部，肿瘤在腔内呈坡状隆起，表面有深浅不等的溃疡形成。

（2）蕈伞型：肿瘤似蕈伞状或菜花状突入腔内，边界清，表面多有溃疡呈浅表性，伴坏死或炎性渗出物覆盖，管壁周径一部分或大部分受累。

（3）溃疡型：指累及肌层或穿透肌层的深大溃疡，边缘不规则并隆起，食管狭窄不显著。

（4）缩窄型（即硬化型）：癌肿在食管壁内浸润，常累及食管全周，管腔呈环形狭窄，长度短于3~5 cm，壁硬，狭窄近端食管显著扩张。

各型均可混合存在。

食管癌在早期很少有症状，或仅有间歇性的食物通过滞留感或异物感等，常不易引起注意。肿瘤逐渐增大后才有明显的持续性与进行性的吞咽困难。

2 影像学表现

（1）X线：食管X线造影检查表现因分期和肿瘤大体病理类型而异。

1）早期食管癌的X线表现：①平坦型，切线位可见管壁边缘欠规则，扩张性略差或钡剂涂布不连续；黏膜粗糙呈细颗粒状或大颗粒网状，提示癌症糜烂。病灶附近黏膜粗细不均、扭曲或聚拢、中断。②隆起型，病变呈不规则状扁平隆起、分叶或花边状边缘，表面呈颗粒状或结节状的充盈缺损，可有溃疡形成。③凹陷型，切线位示管壁边缘轻微不规则，正位像可为单个或数个不规则浅钡斑，其外围见多数小颗粒状隆起或黏膜皱襞集中现象。

2）中晚期食管癌的X线表现：①髓质型，范围较长的不规则充盈缺损，伴有表面大小不等的龛影，管腔变窄，病灶上下缘与正常食管分界欠清晰，呈移行性，病变处有软组织致密影。②蕈伞型，管腔内偏心性的菜花状或蘑菇状充盈缺损，边缘锐利，有小溃疡形成；与正常食管分界清晰，近端食管轻或中度扩张。③溃疡型，较大不规则的长形龛影，其长径与食管的纵轴方向一致，龛影位于食管轮廓内，管腔有轻或中度狭窄。④缩窄型（硬化型），管腔呈环形狭窄，范围较局限，为3~5 cm，边界较光整，与正常区分界清楚，钡餐通过受阻，其上方食管扩张。

中晚期食管癌各型病变均可发展为混合型。

食管癌术后可并发食管纵隔瘘、食管胸膜腔瘘、食管气管瘘，应用碘油造影可明确诊断。

（2）CT：主要可显示肿瘤的食管腔外部分与周围组织、邻近器官的关系，了解有无浸润、包绕，及有无淋巴结转移，从而利于肿瘤分期，评估有无复发与转移，并进行疗效判定等。

1）平扫：①食管壁改变，食管壁环形、不规则状增厚或局部增厚，相应平面管腔变窄。②食管腔内肿块，圆形或卵圆形，多呈广基底状，有时其表面可见龛影。③食管周围脂肪层模糊、消失，提示食管癌已外侵。④周围组织器官受累，最多见者为气管和支气管，常形成食管-气管瘘，其次为心包、主动脉等。⑤转移，以纵隔、肺门及颈部淋巴结转移多见，少数逆行性转移至上腹部淋巴结，肺部转移少见。

2）增强扫描：瘤体轻度强化。较大瘤体强化不均匀，常合并低密度的坏死灶，较小瘤体强化均匀。

（3）MRI：与CT表现相似，平扫时瘤体呈等T_1、长T_2信号；增强扫描时肿瘤明显强化。

3 诊断与鉴别诊断

对于中晚期的食管癌，食管双对比造影典型特征为充盈缺损、龛影，结合管壁僵硬、黏膜中断、管腔变窄，诊断相对容易；而早期食管癌的诊断则有一定难度，需精心、细致及熟练的检查操作技术，并结合毛刷拉网及内镜检查验证。

食管癌常需与以下疾病相鉴别：消化性食管炎形成的溃疡较小，黏膜皱襞无破坏中断，虽有管腔变窄但尚能扩张，据此可与溃疡型食管癌的大而不规则的龛影及黏膜中断、管壁不规则僵硬相区别。硬化型食管癌典型的局限环形狭窄与良性狭窄如腐蚀性食管炎的长段呈向心性狭窄截然不同，且后者有明确的病史。有时食管下段静脉曲张应与髓质型食管癌相鉴别，前者具有肝硬化病史，且蚯蚓状与串珠状充盈缺损、管壁柔软无梗阻为其特征性表现。

四、食管其他疾病

(一) 食管异物

食管异物（esophageal foreign body）指嵌留于食管内不能通过的外来物质，分为透X线异物和不透X线异物。

1 临床与病理

食管异物多有吞食异物病史，钝性异物常引起吞咽梗阻感、作呕或因异物刺激致频繁做吞咽动作；而尖锐状异物常引起刺痛感，疼痛位置明确，刺破食管可致出血。

2 影像学表现

（1）X线：不透X线异物多为金属性异物，呈特殊形态的高密度影。食管内硬币样不透X线的异物常呈冠状位，与滞留于气管内的异物呈矢状位不同。钡餐或钡棉检查：不同形态的食管异物呈不同的X线表现。①圆钝状异物：因异物表面涂抹钡剂而易于显示，有时见钡棉勾挂征象。如为较小的异物，可见钡餐或钡棉偏侧通过或绕流；较大异物嵌顿显示钡剂或钡棉通过受阻。②尖锐状或条状异物：常见钡棉勾挂征象，口服钡剂可见分流。若细小尖刺一端刺入食管壁，另一端斜行向下，口服钡剂或钡棉检查可无任何异常表现。

（2）CT和MRI：一般用于了解食管壁损伤、穿孔及其周围情况。①食管壁损伤：CT显示局部食管壁肿胀、增厚，严重者管腔狭窄；MRI显示长T_1、长T_2条状或梭形信号。②食管穿孔：CT、MRI显示邻近纵隔内边缘模糊的肿块，周围器官受压。食管周围脂肪层薄时，纵隔可局限性增宽。如果出现气体则提示急性化脓性纵隔炎或脓肿形成，脓肿在MRI上呈长T_1、长T_2不均匀信号，增强时脓肿壁强化明显。③食管穿孔出血：CT可显示食管腔内及邻近纵隔内密度较高的血肿；MRI可显示各期血肿的不同信号。

3 诊断与鉴别诊断

有明确的异物误咽史及典型的影像学表现者较易明确诊断。

(二) 食管静脉曲张

食管静脉曲张（esophageal varices）是由食管任何部位的静脉血量增加和（或）回流障碍所致的疾病。根据曲张的起始部位分为起自食管下段的上行性食管静脉曲张与起自食管上段的下行性食管静脉曲张，前者占绝大多数，故一般所讲的食管静脉曲张是指前者，为门静脉高压的重要并发症，常见于肝硬化。下行性食管静脉曲张常由上腔静脉阻塞引起。

1 临床与病理

正常情况下，食管下半段的静脉网与门静脉系统的胃冠状静脉、胃短静脉之间存在吻合，当门静脉血流受阻时，来自消化器官的静脉血不能进入肝内，大量血液通过胃冠状静脉和胃短静脉进入食管黏膜下静脉和食管周围静脉丛，再经奇静脉进入上腔静脉，于是形成食管和胃底静脉曲张。临床上，患者食管黏膜下静脉由于曲张而变薄，易被粗糙的食管损伤或因黏膜面发生溃疡或糜烂而破裂，导致呕血或柏油样大便。大多门静脉高压所致者可伴脾肿大、脾功能亢进、肝功能异常及腹腔积液等表现，严重出血者致休克甚至死亡。

2 影像学表现

X线

吞钡后的食管造影表现：早期，下段食管黏膜皱襞增粗或稍迂曲，管腔边缘略呈锯齿状，管壁软，钡剂通过良好。进一步发展，典型者呈串珠状或蚯蚓状的充盈缺损，管壁边缘不规则，食管腔扩张，蠕动减弱，排空延迟。胃底静脉曲张表现为胃底贲门附近黏膜皱襞呈多发息肉状的卵圆形、类圆形或弧状充盈缺损，偶呈团块状。增强扫描则曲张静脉均匀强化。

3 诊断与鉴别诊断

有明确的肝硬化病史及典型的钡剂食管造影表现者较易明确诊断。本病应与如下情况鉴别：①检查过程中由于唾液与气泡形成的充盈缺损，但其多随钡剂的下移而消失，而食管静脉曲张的充盈缺损持续存在且不会移位。②食管裂孔疝膈上的疝囊也会出现粗大迂曲或颗粒状胃黏膜皱襞形成的充盈缺损，但当胃内充盈钡剂后则较易区别。③食管下段癌出现充盈缺损时，也需与食管静脉曲张区别，前者管壁僵硬，管腔狭窄不能扩张，易于区别。

（三）食管裂孔疝

食管裂孔疝（esophageal hiatus hernia）是指腹腔内脏器通过膈食管裂孔进入胸腔的疾病，是膈疝中最常见的一种。

1 临床与病理

食管裂孔疝的病因可为先天性，也可为后天性，以后天性者多见。正常情况下，食管裂孔约2.5 cm。先天发育不全或后天性的外伤、手术及腹内压升高、高龄等均可致食管裂孔加大、膈食管膜与食管周围韧带松弛变性，致胃经裂孔向上疝入。其他因素如慢性食管炎、食管溃疡的瘢痕收缩、食管癌浸润均可使食管短缩并伴发本病。食管裂孔疝依据其形态可分为：①滑动型；②短食管型（先天或后天性的食管挛缩）；③食管旁型；④混合型。也有人将滑动性食管裂孔疝称为可复性食管裂孔疝，而其余为不可复性食管裂孔疝。本病有胃食管反流，常并发消化性食管炎，甚至形成溃疡，二者常互为因果。常见症状有反酸、嗳气、胸骨后烧灼感等，多由反流性食管炎引起。

2 影像学表现

X线：造影检查时，直接征象为膈上疝囊。疝囊大小不等，疝囊的上界有一收缩环，即上升的下食管括约肌收缩形成的环或称A环，该收缩环与其上方的食管蠕动无关。疝囊的下界为食管裂孔形成的环形缩窄，该缩窄区的宽度常超过2 cm。食管与胃交界处形成鳞状上皮与柱状上皮交界环，发生食管裂孔疝时，此环升至膈上，管腔舒张时，显示为管壁边缘的对称性切迹，即食管胃环，或称B环，浅时仅1～2 mm，深时可达0.5 cm左右，也可呈单侧切迹表现，通常位于A环下方的2 cm处。

不同类型的食管裂孔疝呈不同的X线表现：①滑动型，膈上疝囊并不固定存在，卧位、头低位时显示，而立位时易消失，其由胃食管前庭段及部分胃底构成。②短食管型，显示为略短的食管下方接扩大的膈上疝囊，两者之间偶可见局限性环形狭窄（即A环）。由于胃及食管前庭段上升至膈上，其疝囊一侧或两侧可出现凹陷切迹（即上升的B环）。③食管旁型，显示疝囊在食管旁，疝囊上方无A环，贲门仍在膈下，钡剂先沿食管贲门流入胃腔，而后进入膈上的疝囊内。④混合型，显示贲门位置在膈上，钡剂经食管进入贲门后，同时进入膈下的胃腔与膈上的疝囊内，疝囊可压迫食管，亦可见反流征象。此外，另一特征为在疝囊内可见粗而迂曲或呈颗粒状的胃黏膜皱襞，且经增宽的裂孔与膈下胃黏膜皱襞相连。

除以上各自不同类型食管裂孔疝的特征表现外，其共同的间接表现有食管反流、食管胃角变钝、食管下段迂曲增宽及消化性食管炎的征象。

3 诊断与鉴别诊断

食管裂孔疝通过钡餐X线检查结合内镜大多可明确诊断，典型的特征为膈上疝囊，且疝囊中可见胃黏膜。食管裂孔疝常需要与食管膈壶腹相鉴别，食管膈壶腹为正常的生理现象，表现为膈上4～5 cm一段食管管腔扩张呈椭圆形，边缘光滑，随其上方食管蠕动到达而收缩变小，显示出纤细平行的黏膜皱襞，其上方直接与食管相连而无收缩环存在；而前者疝囊大小不一，边缘欠光整，囊壁收缩与食管蠕动无关且有胃黏膜的显示，加之A环与B环的出现，均不同于食管膈壶腹。此外，有时食管下段憩室也应注意与食管裂孔疝相鉴别，其特点为憩室与胃之间常有一段正常食管相隔，且与食管以狭颈相连。

第二节 胃部病变影像诊断

 胃炎

胃炎（gastritis）是由物理、化学、药物、生物等各种致病因素所致的胃壁炎症的总称，病变多局限于黏膜层，但也可累及胃壁深层组织。根据发病的缓急，胃炎分为急性胃炎（acute gastritis）与慢性胃炎（chronic gastritis）。

（一）急性胃炎

急性胃炎指各种外在与内在因素引起的急性广泛性或局限性胃黏膜炎性病变，临床上一般分别为单纯性、糜烂性、化脓性与腐蚀性。

❶ 临床与病理

急性胃炎的病理改变轻重不一，可有充血、水肿、糜烂、黏膜剥离甚至溃疡与出血等变化，胃壁可增厚变硬，腐蚀性胃炎多深达肌层，甚至引起穿孔，而晚期可发生纤维增生导致胃腔狭窄。不同病因引起的急性胃炎其临床表现也不相同，多在进食后数小时突然发病，有上腹剧痛、拒食、恶心、呕吐等症状。

❷ 影像学表现

X线：本病根据临床症状、病史多可作出诊断，一般不依赖X线检查。X线造影在轻微者可无阳性发现；较重者可有胃内滞留液增多、胃黏膜增粗、模糊等非特异性征象，若有穿孔者可见平片或透视下的腹腔游离气体。腐蚀性胃炎累及肌层后于晚期可见因瘢痕收缩所致的胃腔狭窄与梗阻表现。

（二）慢性胃炎

慢性胃炎的病因迄今尚未完全阐明，一般认为物理性、化学性及生物性有害因素持续反复作用于易感人群可引起本病。慢性胃炎的分类方法很多，一般分为浅表型、萎缩型与肥厚型，前二者多见，而肥厚者十分少见。由于临床症状不典型，所以慢性胃炎的诊断主要依靠胃镜和活体组织检查。

❶ 临床与病理

（1）病理改变：①浅表型胃炎，病变仅限于黏膜表面，不累及腺管部分，有炎细胞浸润，病理严重者上皮层脱落，黏膜糜烂；②萎缩性胃炎，炎症的范围扩大到黏膜全层，主要改变为腺体数目减少甚至消失，有时可发生肠上皮化生；③肥厚型胃炎，黏膜及黏膜下层肥厚，腺管发生破坏、修复，最终导致纤维增生及囊性变。

（2）临床表现：可不一致。部分患者可无症状，有些则十分明显，主要为上腹疼痛和饱胀感。

❷ 影像学表现

X线：双对比造影检查时，慢性胃炎依病理改变可有不同表现。

（1）浅表型胃炎：病变轻时常无X线异常改变，中度以上才显示黏膜皱襞略粗、紊乱，局部可有压痛，胃壁软，胃小区、胃小沟改变也轻微。

（2）萎缩性胃炎：由于胃黏膜表层炎症同时伴黏膜内腺体变少、萎缩，双对比检查可显示胃小沟浅而细，胃小区显示不清或形态不规则。胃腺体萎缩后，多数情况下由于腺窝上皮增生替代而表现为胃黏膜皱襞增粗，胃小沟增宽至1.0 mm以上，密度高，粗细不一，胃小区增大至3.0～4.0 mm，数目减少。少数情况下黏膜内腺体萎缩的同时，腺体外炎性浸润消退则使黏膜层变薄，皱襞减少、变浅，胃壁轮廓光整。

（3）肥厚型胃炎：由于胃黏膜上皮与腺体均出现肥厚，X线黏膜相可见黏膜皱襞隆起、粗大而宽，排列紊乱、扭曲不正，皱襞数量减少，常有多发表浅溃疡及大小不等的息肉样结节，充盈相显示胃轮廓呈波浪状。

此外，慢性胃炎还可出现空腹胃液增多、胃蠕动亢进等非特异性X线征象。胃炎也常与胃溃疡、十二指肠球部溃疡、胃黏膜脱垂症等并存，在诊查时应引起注意。

❸ 诊断与鉴别诊断

双对比的X线造影对于本病常难作出与病理分类一致的诊断，结合胃镜所见与活检，方能明确诊断。

二、胃溃疡

胃溃疡（gastric ulcer）是常见疾病，发病机制尚不清楚，好发年龄为20～50岁。

（一）临床与病理

胃溃疡常单发，多在胃小弯与胃角附近，其次为胃窦部，其他部位比较少见。若胃内同时发生两个或两个以上溃疡时，称为多发溃疡。溃疡以胃体部多见，呈圆形或不规则形，通常为2个，可多达4个。病理改变主要为胃壁溃烂缺损，形成溃疡。溃疡先从黏膜开始并逐渐侵及黏膜下层，常深达肌层。溃疡多呈圆形或椭圆形，直径多为5～20 mm，深为5～10 mm。溃疡口部周围呈炎性水肿。慢性溃疡如深达浆膜层时，称穿透性溃疡。如浆膜层被穿破与游离腹腔相通者为急性穿孔，也可与网膜、胰腺等粘连则为慢性穿孔。溃疡周围具有坚实的纤维结缔组织增生者，称为胼胝性溃疡。溃疡愈合后，常有不同程度的瘢痕形成而引起胃壁缩短，严重者胃壁卷曲或变形。

临床表现主要是上腹部疼痛，具有反复性、周期性与节律性的特点，此外尚有恶心、呕吐、嗳气与反酸等症状，若出血则有呕血或黑便，严重者可有幽门梗阻。胃溃疡也可发生恶性变。

（二）影像学表现

X线：胃溃疡的X线造影表现因溃疡的形状、大小及部位、病理改变的不同而异。归纳起来可分为两类：①直接征象，代表溃疡本身的改变；②间接征象，为溃疡所致的功能性与瘢痕性改变。胃溃疡的直接征象是龛影（niche），是钡剂充填胃壁缺损处的直接投影，多见于小弯侧，切线位呈乳头状、锥状或其他形状，其边缘光滑整齐，密度均匀，底部平整或略不平。龛影口部常有一圈黏膜水肿形成的透明带。这种黏膜水肿带为良性溃疡的特征，可表现为：①黏膜线（Hampton line），为龛影口部一条宽1～2 mm的光滑、整齐的透明线；②项圈征（collar sign），龛影口部的透明带，宽0.5～1 cm，犹如项圈；③狭颈征，龛影口部明显狭小，使龛影犹如具有一个狭长的颈。慢性溃疡周围的瘢痕收缩而形成的黏膜皱襞均匀性纠集，这种皱襞车轮状向龛影口部集中，直达口部边缘并逐渐变窄。以上这些X线征象以双对比造影及加压法较易显示。双对比造影还可显示线形溃疡，其特点为：

线状龛影，呈光整或毛糙的线状沟影，因溃疡深浅不一、宽窄不等及附着钡的多少不同可表现为哑铃状。

胃溃疡引起的功能性改变包括：①痉挛性改变，其特征为胃壁局限性凹陷，也称为切迹，小弯侧溃疡在大弯侧的相对应处出现深的痉挛切迹，犹如一个手指指向龛影；胃窦及幽门也常有痉挛性改变。②胃液分泌增多，在无幽门梗阻的情况下，出现少至中量的胃内空腹滞留液，使钡剂不易附着于胃壁而难以显示黏膜皱襞。③胃蠕动的变化，蠕动增强或减弱，张力增高或减低，排空加速或延缓。此外，龛影部位常有不同程度的压痛及不适感。溃疡好转或愈合时，以上这些功能性改变也常随之减轻或消失。胃溃疡引起的瘢痕性改变可致胃变形与狭窄，小弯侧的溃疡可使小弯短缩，使幽门与贲门靠近，也可使胃体呈环状狭窄而形成葫芦样胃或哑铃样胃，而发生在幽门处的溃疡则可引起幽门狭窄或梗阻。

（三）诊断与鉴别诊断

胃溃疡根据上述典型的表现，一般不难诊断，但有时因瘢痕组织的不规则增生或溃疡比较扁平而易与恶性溃疡混淆。良性溃疡与恶性溃疡的鉴别诊断，应从龛影的形状、龛影口部的充钡状态及周围黏膜皱襞情况、邻近胃壁的柔软性与蠕动等方面综合分析，详见表4-1。

表4-1　胃良性与恶性溃疡的X线鉴别诊断

鉴别要点	胃良性溃疡	胃恶性溃疡
龛影形状	圆形或椭圆形、边缘光滑整齐	不规则，星芒状
龛影位置	突出于胃轮廓外	位于胃轮廓之内
龛影周围与口部	黏膜水肿表现为黏膜线、项圈征、狭颈征等，黏膜皱襞向龛影集中，直达龛影口部	指压迹样充盈缺损，不规则环堤，黏膜皱襞中断、破坏
附近胃壁	柔软，有蠕动波	僵硬、峭直，蠕动消失

另外，值得警惕的是慢性胃溃疡发生恶变，即病变发展到一定阶段，可在良性溃疡的基础上出现恶性征象：①龛影周围出现小结节状充盈缺损，犹如指压迹；②周围黏膜皱襞呈杵状增粗或中断；③龛影变得不规则或边缘出现尖角征；④治疗过程中龛影增大。

三、胃肿瘤

（一）胃癌

胃癌（gastric carcinoma）是我国最常见的恶性肿瘤之一。该病好发年龄为40～60岁，可以发生在胃的任何部位，但以胃窦、小弯与贲门多见。

① 早期胃癌

（1）临床与病理：目前，国内外均采用日本内镜学会提出的早期胃癌的定义与分型。早期胃癌是指癌肿局限于黏膜或黏膜下层，不论其大小或有无转移，依肉眼形态分为三个基本类型：

Ⅰ型：隆起型，癌肿隆起高度＞5 mm，呈息肉状外观。

Ⅱ型：浅表型，癌灶比较平坦，不形成明显隆起或凹陷。根据癌灶凸凹程度不同，本型又分为三个亚型：

Ⅱa型：浅表隆起型，癌灶隆起高度≤5 mm。

Ⅱb型：浅表平坦型，与周围黏膜几乎同高，无隆起或凹陷。

Ⅱc型：浅表凹陷型，癌灶凹陷深度≤5 mm。

Ⅲ型：凹陷型，癌灶深度＞5 mm，形成溃疡，瘤组织不越过黏膜下层。

除上述三型外，尚有混合型，根据病变类型的主次有Ⅲ+Ⅱc型、Ⅱc+Ⅲ型以及Ⅱa+Ⅱc型、Ⅱc+Ⅱa型等。

早期胃癌多见于胃窦部与胃体部，尤以小弯侧最多，其他部位较少；临床症状轻微，多与胃炎与溃疡类似，亦可无任何自觉症状。

（2）影像学表现

1）X线：胃双对比造影可显示黏膜面的微细结构而对早期胃癌的诊断具有重要价值。①隆起型（Ⅰ型）：肿瘤呈类圆形突向胃腔，高度超过5 mm，境界清、基底宽、表面粗糙，双对比法及加压法显示为大小不等、不规则的充盈缺损。②浅表型（Ⅱ型）：肿瘤表浅、平坦，沿黏膜及黏膜下层生长，形状不规则，多数病变边界清，隆起与凹陷均不超过5 mm，在良好的双对比剂及加压的影像上方能显示胃小区与胃小沟破坏呈不规则颗粒状杂乱影，有轻微的凹陷与僵直。③凹陷型（Ⅲ型）：肿瘤形成明显凹陷，深度超过5 mm，形状不规则。双对比法及加压法表现为形态不规则龛影，其周边的黏膜皱襞可出现截断、杵状或融合等表现，较难与良性溃疡的龛影区别。

2）CT：早期胃癌可见黏膜面局限性线样强化。一些浅表型早期胃癌在CT上难以显示。

（3）诊断与鉴别诊断：由于早期胃癌的病变范围较小，因而X线双重造影及CT检查的重点在于检出病变，进一步行内镜与活检可明确诊断。

2 进展期胃癌

进展期胃癌（advanced gastric carcinoma）是指癌组织越过黏膜下层已侵及肌层以下者，也称中晚期胃癌，可伴有癌细胞的近处浸润或远处转移。

（1）临床与病理：Borrmann最先把胃癌分成Ⅰ～Ⅳ型。

Ⅰ型：胃癌主要向腔内突起，形成蕈伞状、巨块状、息肉或结节样；基底较宽，但胃壁浸润不明显，可呈菜花状，多有溃疡或小糜烂，外形不规则，生长慢，转移晚。此型也称巨块型或蕈伞型。

Ⅱ型：胃癌向壁内生长，中心形成大溃疡，溃疡呈火山口样，溃疡底部不平，边缘隆起，质硬，呈环堤状或结节状，与正常邻近胃壁境界清楚，也称局限溃疡型。

Ⅲ型：是进展期胃癌中最常见的一种类型，胃癌呈较大的溃疡，形状不整，环堤较低，或欠光整，宽窄不一，与邻近胃壁境界不清。肿瘤呈浸润性生长，也称浸润溃疡型。

Ⅳ型：主要为胃癌在壁内弥漫性浸润生长，使胃壁弥漫性增厚，但不会形成腔内突起的肿块及大溃疡，也称浸润型胃癌。如癌只限于胃窦及幽门管，可致幽门管变窄；如癌累及胃的大部或全部致整个胃壁弥漫性增厚，胃壁僵硬，胃腔缩窄，则称"皮革胃"。

进展期胃癌的病灶大小约2～15 cm，好发部位依次为胃窦、幽门前区、小弯、贲门、胃体、胃底，其主要临床症状为上腹痛、消瘦与食欲减退，呈渐进性加重，可有贫血、恶病质、恶心、呕吐咖啡样物或黑便表现，出现转移后有相应的症状与体征。

（2）影像学表现

1）X线：不同类型及部位的肿瘤，X线造影表现各不相同。①胃癌的一般X线表现：A.充盈缺损，形状不规则，多见于Ⅰ型胃癌。B.胃腔狭窄，主要由浸润型癌引起，也可见于蕈伞型癌。C.龛影形成，多见于溃疡型癌，龛影形状不规则，多呈半月形，外缘平直，内缘不整齐而有多个尖角；龛影位于胃轮廓内，周围绕以宽窄不等的透明带，即环堤，轮廓不规则而锐利，常见结节状或指压迹状充盈缺损，以上表现被称为半月综合征。D.黏膜皱襞破坏、消失、中断，肿瘤浸润常使皱襞异常粗大、僵直或如杵状和结节状，形态固定不变。E.胃癌区胃壁僵硬、蠕动消失。②不同部位胃癌的X线造影表现：胃癌因其部位不同，尚有某些特点。A.贲门胃底癌：胃底贲门区软组织肿块，食管下端的管腔变窄，透视下可见因肿块阻挡而形成的钡剂分流或转向、喷射现象。B.胃窦癌：胃窦区不规则狭窄，多呈漏斗状，严重者呈长条形或线形，狭窄近端与正常胃交界处分明，可出现肩胛征或袖口征；可见不规则腔内龛影，钡剂排空受阻。C.全胃癌：整个胃腔狭窄，胃壁增厚、僵硬如皮革，可伴不规则腔内龛影，与邻近正常黏膜界限消失，蠕动消失，扩张受限。

2）CT和MRI：CT与MRI检查对于进展期胃癌的主要价值在于肿瘤的分期及治疗效果评价。在检查中应采用阴性对比剂（气或水）充盈胃腔，以充分扩张胃腔，然后进行增强检查，可有助于准确评估胃壁的浸润深度。

胃癌的CT或MRI表现可为胃腔内肿块、胃壁增厚伴溃疡或胃壁弥漫增厚，黏液腺癌可显示片状低强化的黏液湖和（或）沙样钙化；病变处胃壁僵直硬化、胃腔狭窄；增强扫描病变呈不均匀强化。胃癌可伴有周围脏器的侵犯，如肝脏、胰腺等；可伴有腹腔及腹膜后淋巴结转移；可发生脏器转移，如肝脏、卵巢等；易发生腹膜转移，表现为腹膜增厚、系膜及网膜的片絮影或软组织肿块等。

（3）诊断与鉴别诊断：进展期胃癌多有各种不同征象为主的典型X线造影表现，一般较易诊断。

进展期胃癌中，Ⅰ型即蕈伞型或肿块型，应与其他良恶性肿瘤、腺瘤性息肉等相鉴别，后几种病变均可见充盈缺损，但大多外形光整，尽管有时也有分叶表现，结合临床特征不难鉴别。Ⅱ、Ⅲ型胃癌均有不规则形的扁平溃疡表现，主要应与良性溃疡鉴别。Ⅳ型胃癌，即胃窦部浸润型胃癌需与肥厚性胃窦炎区别，后者黏膜正常，胃壁有弹性而不僵硬，低张造影显示胃腔可扩张，狭窄的境界不清，无袖口征或肩胛征；弥漫浸润型胃癌需要与淋巴瘤鉴别，后者也可引起胃腔不规则狭窄变形，但胃壁仍有舒张伸展性。

X线造影、内镜是诊断胃癌的重要的检查手段，但CT在胃癌的分期、指导临床制订治疗方案及疗效评估方面有重要的作用。

（二）胃淋巴瘤

胃是胃肠道淋巴瘤最常见的部位。胃淋巴瘤（gastric lymphoma）约占胃恶性肿瘤的3%~5%，仅次于胃癌而居第二位。病变局限于胃和区域性淋巴结者为胃原发性淋巴瘤（＞50%），而全身淋巴瘤伴有胃浸润者为胃继发性淋巴瘤。胃淋巴瘤以非霍奇金淋巴瘤（non-Hodgkin lymphoma）多见。黏膜相关淋巴样组织（mucosa-associated lymphoid tissue, MALT）淋巴瘤是一种非霍奇金淋巴瘤的亚型，可见于胃及身体多个部位，多数发展缓慢，预后良好。近年发现幽门螺杆菌与胃的MALT淋巴瘤发病密切相关。

① 临床与病理

胃淋巴瘤起自胃黏膜下的淋巴组织，可单发亦可多发。其向内可侵及黏膜层，向外达肌层，病变既可呈息肉样肿块突入腔内，也可在黏膜下弥漫浸润，可有溃疡发生。低度恶性的MALT淋巴瘤常局限于黏膜和黏膜下层，少数可突破肌层，并累及淋巴结。

本病发病年龄略小于胃癌，多为40~50岁，症状以上腹痛为主，其次为食欲减退、消瘦、恶心、呕吐、黑便及弛张热等，可伴有肿块、表浅淋巴结肿大及肝脾肿大。

② 影像学表现

（1）X线：造影检查，胃恶性淋巴瘤常见的表现为局限或广泛浸润性病变；前者为黏膜皱襞不规则、粗大，胃壁柔韧度减低，位于胃窦时使之呈漏斗状狭窄；后者为巨大黏膜皱襞的改变，排列紊乱，胃腔缩窄或变形，但其缩窄与变形程度不及浸润型胃癌。该病也可有腔内不规则龛影及菜花样的充盈缺损改变，类似于蕈伞型胃癌。

（2）CT和MRI：胃原发性淋巴瘤以胃壁增厚为特征，呈广泛性或局限性，增厚可达4~5 cm，但尚具有一定的柔软性，常不侵犯邻近器官或胃周脂肪。增厚的胃壁密度/信号均匀，增强扫描呈一致性强化，但程度略低；有时表现为局部肿块，伴或不伴有溃疡。继发性胃淋巴瘤可显示胃周及腹膜后淋巴结肿大、肝脾肿大等改变。

③ 诊断与鉴别诊断

X线造影检查，胃恶性淋巴瘤缺乏特征性表现，因此常不易与胃癌及其他肿瘤相鉴别。但如下特征有助于本病的诊断：①病变虽然广泛，但胃蠕动与收缩仍然存在；②胃部病灶明显但临床一般情况较好；③胃黏膜较广泛增粗，形态比较固定，胃内多发或广泛肿块伴有溃疡，以及临床有其他部位淋巴瘤的表现。CT检查较具特征，显示胃壁增厚程度重，且与柔软度改变不一致，胃周脂肪间隙消失少见且胃腔缩窄程度低，增厚胃壁强化程度低，常伴有腹腔内较大淋巴结等。

（三）胃间质瘤

胃肠道间质瘤（gastrointestinal stromal tumors, GIST）是消化道最常见的原发性间叶起源的肿瘤，目前倾向认为其起源于胃壁的Cajal细胞（一种控制胃肠蠕动的起搏细胞），免疫表型表达KIT蛋白（CD117），遗传学上存在频发性c-kit基因突变，组织学上富含梭形和上皮样细胞。GIST可发生于从食管至直肠的消化道任何部位，其中60%~70%发生在胃，为胃间质瘤（gastric gastrointestinal stromal tumor）20%～30%发生在小肠，可发生于各年龄段，多见于50岁以上中老年人，男女发病率相近。

❶ 临床与病理

GIST可单发或多发，直径大小不等，多数较大，呈膨胀性向腔内外生长，以腔外生长多见，质地坚韧，境界清楚，表面可呈分叶状，瘤体较大时中心多发生坏死，并可有出血及囊性变，肿瘤表面易形成溃疡而与消化道穿通。大体病理可分为黏膜下型、肌壁间型和浆膜下型等。镜下主要由梭形细胞构成，有时单独由上皮细胞构成或由两种细胞混合而成。CD117免疫组织化学阳性是与胃肠道其他间叶起源肿瘤的主要鉴别点。GIST应视为具有恶性潜能的肿瘤，肿瘤危险程度与肿瘤大小和核分裂数相关。有无转移、是否浸润周围组织是判断良恶性的重要指标。恶性者多经血行转移，淋巴转移极少。

临床表现缺乏特异性，症状不明显或表现为不明原因的腹部不适、隐痛及包块，亦可发生肿瘤引起的消化道出血或贫血。

❷ 影像学表现

（1）X线：胃间质瘤钡餐检查时显示黏膜下肿瘤的特点，即黏膜展平、破坏，局部胃壁柔软，钡剂通过顺畅。如有溃疡或窦道形成，可表现为钡剂外溢至胃轮廓外。肿瘤向腔外生长且较大时，显示周围肠管受压。胃肠道造影检查难以显示肿瘤的全貌以及评价肿瘤的良恶性。

（2）CT：肿瘤可发生于胃的各个部位，但以胃体部大弯侧最多，其次为胃窦部。肿瘤呈软组织密度，圆形或类圆形，少数呈不规则或分叶状，向腔内、腔外或同时向腔内外突出生长。GIST多起源于肌层，可见完整、光滑、连续的黏膜皱襞跨过肿瘤表面，形成"桥样皱襞"典型征象。肿瘤表面可有溃疡形成，由于被覆黏膜的保护，GIST溃疡的形成机制为由内而外形成，形态多为窄口宽基底，呈烧瓶状或裂隙状。病灶较大时，密度多不均匀，可出现坏死、囊变及陈旧出血形成的低密度灶，中心多见。增强扫描时实性成分多呈中等或明显强化，坏死囊变区域无强化，有时实性区域可见索条状细小血管影。恶性者，肿瘤直径多大于5 cm，形态欠规则，可呈分叶状，密度不均匀，与周围结构分界欠清楚，有时可见邻近结构受侵及肝等实质脏器转移表现，但淋巴结转移少见。

（3）MRI：与CT相似，MRI对肿块的坏死、囊变、出血、邻近结构的侵犯范围，肝脏等脏器的转移显示优于CT。

❸ 诊断与鉴别诊断

CT和MRI检查是检出和诊断胃间质瘤的主要方法。胃壁黏膜下软组织肿块有外生性倾向，多数较大、密度或信号不均，临床很少引起幽门梗阻症状，常提示为胃间质瘤，但确诊需病理免疫组织化学检查，KIT蛋白（CD117）阳性表达是其确诊的指标。

鉴别诊断包括胃的其他间叶性肿瘤，如平滑肌瘤、神经鞘瘤、血管球瘤及异位胰腺等，上述病变影像学表现与胃间质瘤可相似，但发生率却较低，病理免疫组织化学检查明显不同。胃淋巴瘤呈息肉样肿块时多突入腔内，黏膜下弥漫浸润致胃壁广泛增厚，常伴有其他部位淋巴结肿大。胃癌主要向胃腔内生长，X线造影显示黏膜破坏、恶性溃疡征象，胃壁僵硬；CT和MRI显示胃腔肿块呈菜花状，邻近胃壁常受侵而呈增厚、胃腔变窄和幽门梗阻等表现。

四、胃其他疾病

（一）胃幽门黏膜脱垂

胃幽门黏膜脱垂（prolapse of gastric mucosa）是异常疏松的胃黏膜逆行突入食管或向前通过幽门管脱入十二指肠球部，临床以后者多见，称为胃幽门黏膜脱垂。

❶ 临床与病理

病理上，胃窦部黏膜厚而长，比较松弛，排列紊乱，表面可见潜在糜烂或溃疡形成，同时多伴有胃炎或溃疡等。本病可无症状，也可有腹胀、腹痛，进食后诱发，也可有上消化道出血的症状，少数可有幽门梗阻、恶心、呕吐。

❷ 影像学表现

X线：X线钡餐造影表现为诊断胃黏膜脱垂的重要依据。其典型表现为：十二指肠球基底部、幽门管两侧见充盈缺损，呈蕈状或伞状，脱入的胃黏膜在球部形成圆形或类圆形的透光区，幽门管增宽，可见正常或肥大的胃黏膜通过幽门管。

❸ 诊断与鉴别诊断

胃幽门黏膜脱垂具有典型X线表现者一般不难诊断。但有时幽门肌肥大，也可在十二指肠球部形成明显的压迹，但其压迹边缘整齐，幽门管变窄且延长，在球部无胃黏膜的特征，可以与本病相鉴别。此外，幽门前区癌侵犯十二指肠基底部时，也可表现为基底部的充盈缺损，但其呈持续性存在，边缘不整，黏膜消失，幽门管变窄，也较易识别。

（二）胃扭转

凡胃的部分或全部大小弯的位置发生变换，即大弯在上面（头侧），小弯在下面（足侧）均为胃扭转（gastric volvulus）。

❶ 临床与病理

胃扭转多与周围韧带先天发育异常有关，如胃结肠韧带、肝胃韧带过长或松弛，也可继发于膈膨出、膈疝或溃疡、肿瘤等因素的推挤牵拉，但也可无任何诱因。

根据扭转方式不同，胃扭转可分为三型：①器官轴型或纵轴型扭转，即以贲门与幽门连线为轴心，向上翻转，致小弯向下，大弯向上；②网膜轴型或横轴型扭转，即以与长轴相垂直的方向，向左或向右翻转；③混合型扭转，兼有上述两型不同程度的扭转。三种类型中以器官轴型扭转常见，网膜轴型次之，混合型少见。

急性胃扭转起病急骤，持续性干呕，很少或无呕吐物，突发严重短暂的胸部或上腹部痛，胃内难以插入胃管为其特征性表现。而慢性胃扭转则症状轻重不一，或有食后胀满、上腹灼痛等非特异性症状。

② 影像学表现

X线：立位胸腹平片常可见两个气液平面。造影检查时根据其类型不同表现各异：

（1）器官轴型扭转：贲门部下降，食管腹段延长，胃远端位置升高，甚至二者在同一水平，胃大弯向右上翻转呈突起的弧形，并向右下方延伸与十二指肠球部及降段相连。胃小弯向下，因而凹面向下，黏膜相可见黏膜皱襞呈螺旋状。

（2）网膜轴型扭转：若扭转角度较大时，胃可绕成环形，胃底移向右下，胃窦移至左上，胃窦和十二指肠近端与胃体部交叉，甚至越过胃体居于左侧。若顺时针扭转，胃窦位于胃体之后，若逆时针扭转则胃窦位于胃体之前。

③ 诊断与鉴别诊断

胃扭转采用单或双对比的上消化道造影均能作出明确诊断，需与瀑布胃区别。后者的特点为虽有时有两个液平面，但胃窦低于胃底，贲门无向下移位，且无胃大弯与小弯的换位。

（三）胃息肉

胃息肉（gastric polyp）指胃黏膜上皮发生的局限性病变，向胃腔内突出隆起。可发生于胃窦、胃体、胃底、贲门等部位，以胃窦部多见，其次为贲门及胃体部。

① 临床与病理

胃息肉按组织学发生可分为：①新生物性（腺瘤）；②错构瘤性；③炎性再生性（增生性息肉）；④未分类。其发病机制目前尚不清楚，可能与幽门螺杆菌感染、长期应用质子泵抑制剂、胆汁反流、环境及其他因素（吸烟、饮食习惯等）有关。胃镜下表现为球形、半球形、卵圆形、丘状或手指状突起，表面光滑，与周围黏膜颜色相同，伴糜烂或充血者颜色发红、暗淡或呈草莓样。

临床表现缺乏特异性，症状不明显或仅表现为上腹疼痛、腹胀、反酸、胸骨后烧灼感等。幽门部的较大息肉可出现幽门梗阻，贲门部息肉可表现为吞咽困难。

② 影像学表现

X线造影检查：胃腔内单发或多发圆形、卵圆形、乳头状、葡萄状边缘光整的充盈缺损；多见于胃窦部和胃体部，大小不一，多发息肉可多至数十个，有蒂或无蒂；其位置、形态可随体位或加压后改变；胃壁柔软，蠕动良好；黏膜无破坏或中断。部分患者可并发良性溃疡或胃癌。

③ 诊断与鉴别诊断

胃息肉有较为典型的影像学表现和发病部位，一般较易进行诊断。但该病可与胃肠其他疾病如胃黏膜脱垂、胃十二指肠溃疡、胃癌等并存，在钡餐检查时应全面观察，减少误诊和漏诊。此外，还应注意同时观察肠道有无息肉。

第三节　消化系统病变超声诊断

一　胆囊疾病

（一）急性胆囊炎

❶ 病理

急性胆囊炎（acute cholecystitis）是常见的急腹症之一，细菌感染，胆石梗阻、缺血和胰液反流是本病的主要诱因。其中多数合并胆囊结石，由胆石梗阻引起的胆汁淤滞、胆囊内压增高和血供障碍等综合作用引起。

急性胆囊炎视炎症改变的程度不同，临床病理学可分为3种类型。①单纯性胆囊炎：也称卡他性胆囊炎，胆囊稍肿胀，壁轻度增厚，黏膜充血水肿，胆汁正常或略混浊，常伴有黏膜腺分泌亢进。②化脓性胆囊炎：也称蜂窝织炎性胆囊炎，胆囊肿大，囊壁充血水肿，明显增厚，胆汁混浊或呈脓性。胆囊与周围组织粘连，或形成胆囊周围脓肿。③坏疽性胆囊炎：胆囊极度肿大，如胆囊壁血液循环发生障碍时该处可发生出血坏死，甚至穿孔而并发局限性或弥漫性腹膜炎。若有产气杆菌感染，胆囊内可积气，但较少见，好发于老年及糖尿病患者。

❷ 临床表现

临床主要特征是上腹部持续性疼痛，伴阵发性加剧，并有右上腹压痛和肌紧张，深压胆囊同时让患者深吸气，可有触痛反应即墨菲征（Murphy sign）阳性。右肋缘下可扪及肿大的胆囊，严重感染时可有轻度黄疸。

实验室检查有白细胞计数增高，血清胆红素或碱性磷酸酶增高。X线检查可见右侧膈肌升高，右肺下叶盘状肺不张或胸腔内少许积液。

本病发展迅速，可于数小时内出现严重并发症。因此及时确诊和了解病情的进展情况，对于确定有效治疗方案是至关重要的。

❸ 超声检查

单纯性胆囊炎初期超声显示胆囊稍大，囊壁轻度增厚，缺乏诊断特征。形成化脓性胆囊炎后声像图特征较明显，主要表现如下：①胆囊肿大常呈圆形或椭圆形，胆囊壁伸展呈饱满状，是胆囊张力增高所致，胆囊壁轮廓线模糊，外壁线不规则。②胆囊壁弥漫增厚，呈高回声，其间出现间断或连续的弱回声带，形成胆囊壁的"双边影"（double-layer echo）表现。此征系浆膜下水肿、出血和炎症细胞浸润等改变所致。较重的病例可以出现双层或多层弱回声带。部分病例整个胆囊回声减弱或胆囊壁内缘呈弱回声带。③胆囊切面无回声区内出现稀疏或密集的分布不均的细小或粗大回声斑点，呈云雾状，为胆囊积脓的表现。④超声墨菲征阳性，将探头压迫胆囊体表区触痛加重，探头深压腹壁接近胆囊底部时嘱患者深吸气，触痛加剧并突然屏住气不动。⑤多伴有胆囊结石，往往嵌顿于胆囊颈管部。

⑥急性胆囊炎穿孔时，可显示胆囊壁的局部膨出或缺损，以及胆囊周围的局限性积液。

⑦胆囊收缩功能差或缺失。

4 鉴别诊断

（1）在鉴别诊断中，某些慢性胆囊炎可以表现出壁增厚、壁内出现暗带、囊腔内出现回声等类似急性胆囊炎的表现，但往往是壁厚而腔小，张力状态不高，超声墨菲征为阴性，再结合临床资料往往不难鉴别。此外，在肝硬化低蛋白血症和某些急性肝炎的病例，胆囊壁增厚、腔内可出现回声，但是胆囊并不肿大，超声墨菲征阴性，病史与临床表现亦不同，可与急性胆囊炎相鉴别。

（2）胆囊内沉积物的鉴别：胆囊内沉积性回声可以是病理性的，如脓液或脱落的细胞屑等，也可以是功能性的，如淤滞浓缩胆汁内形成的胆色素钙颗粒或胆固醇结晶，多发生在有胆道梗阻患者。二者应注意鉴别，并应注意与泥沙样结石和胆囊内伪回声相鉴别。

（3）胆囊壁增厚的鉴别：常见的非胆囊病变所致的胆囊壁增厚是低蛋白血症，以肝硬化腹腔积液最显著。右心衰竭、肾脏疾病和糖尿病患者亦可见胆囊壁增厚呈"双边影"，多为胆囊壁水肿所致。

5 临床价值

急性化脓性胆囊炎可有胆囊颈部梗阻和胆囊功能障碍，X线平片检查和各种X线造影的诊断效果均不够理想。超声检查可以清晰地显示胆囊壁的炎性增厚和胆囊内积脓，已成为临床诊断急性胆囊炎的可靠依据。

（二）慢性胆囊炎

1 病理

慢性胆囊炎（chronic cholecystitis）是常见的胆囊疾病，常因急性炎症反复发作迁延而来，多与胆石同时存在。炎症和结石长期刺激，可使胆囊壁纤维化，萎缩或增厚，囊腔缩小，功能丧失。部分病例胆囊有增大，黏膜面结缔组织增生与炎症细胞浸润。其病程可分为三个阶段：第一阶段，胆囊仅有轻度炎症改变，可有结石，外观大致正常，胆囊功能良好；第二阶段，炎症加重，结石增多，胆囊肿大，壁增厚，常与周围组织发生粘连，胆囊功能减低；第三阶段，胆囊壁显著增厚，纤维化或整个胆囊缩小，腔内充满结石，胆囊功能丧失。如胆囊管完全堵塞，胆汁不能进入胆囊，胆色素被吸收而胆囊壁黏膜仍不断分泌黏液（白胆汁），可致胆囊积水，如有感染可致胆囊积脓。

2 临床表现

慢性胆囊炎的临床表现多不典型，亦不明显，但大多数患者有胆绞痛史。患者可有腹胀、嗳气和厌食油腻等消化不良症状，有的常感右肩胛下、右季肋或右腰等处隐痛。患者右上腹肋缘下有轻压痛或压之不适感。进行十二指肠引流检查时，胆汁可有脓细胞。口服或经静脉胆囊造影常不显影或收缩功能差，或伴有结石影。

3 超声检查

慢性胆囊炎的声像图表现：

（1）轻型慢性胆囊炎无明显的声像图特征，胆囊壁可稍增厚。

（2）胆囊壁增厚呈均匀的弱回声或中等高回声，厚度超过3 mm。当胆囊与周围粘连萎缩时，轮廓及内腔均变得模糊不清而且固定。

（3）胆囊无回声区内可出现中等或较弱的沉积性回声团，呈团块状、乳头状或长条状，无声影，伴体位改变而缓慢流动和变形。这是陈旧、稠厚胆汁或炎性胆汁团的表现，反映其胆囊功能不全。超声检查中还常伴有结石强回声及声影。

（4）少数病例因胆囊萎缩，胆囊无回声区显示不清，仅可见胆囊区呈一弧形光带，后壁显示不清，为声影所占据，囊腔变小甚至闭合。如合并结石，可以出现囊壁–结石–声影三合征，即"WES"征。

（5）胆囊无收缩功能。

（6）增殖型胆囊炎的胆囊壁显著增厚，可以超过1.5 cm，呈中等或较弱回声，黏膜腔显著缩小，黏膜表面较光整。萎缩型显示胆囊缩小，囊腔变窄，严重萎缩的胆囊仅残留一块瘢痕组织，超声显像难以发现和识别。

❹ 鉴别诊断

（1）慢性胆囊炎囊壁增厚应与胆囊癌相鉴别，后者所致的胆囊壁增厚极为显著，其厚度不均一，一般多大于5 mm，且不规则，胆囊内腔模糊不清，胆囊有变形，且与肝脏分界不清。必要时可对肿瘤组织作超声引导下穿刺活检。

（2）胆囊萎缩或出现"WES"征时，要注意与十二指肠内气体回声相鉴别，后者回声活跃多变，且为"混浊"声影，必要时可饮水后观察。

❺ 临床价值

胆囊壁增厚在慢性胆囊炎超声显像诊断上最有意义，超声测值与手术实测值常为一致，一般均以4 mm为异常。与急性胆囊炎的病理学基础不同，慢性胆囊炎的囊壁增厚系炎症反复发作而致纤维化。

但胆囊壁增厚并非胆囊炎的特异所见，胆囊癌、胆囊周围炎、肝硬化腹腔积液、低白蛋白血症、心力衰竭等疾患均有胆囊壁增厚，应结合临床和辅助检查，综合分析，方可得出正确诊断。

（三）胆囊结石

在胆道系统中，胆汁的某些成分（色素、胆固醇、黏液物质及钙等）可以在各种因素的作用下析出、凝集形成结石。发生于各级胆管内的结石称为胆管结石，发生于胆囊内的结石称为胆囊结石（cholecystolithiasis），统称"胆石症"。胆囊结石形成的基本因素主要包括胆汁理化状态的改变、胆汁淤滞和感染3种。胆囊结石往往合并胆囊炎且互为因果，最终导致胆囊缩小，囊壁增厚，囊腔内可充满结石。

❶ 病理

按组成成分，胆石分为色素性结石、胆固醇性结石和混合性结石三种。①色素性结石成分以胆红素钙为主，有泥沙样和沙粒状两种，多见于胆管。②胆固醇性结石成分以胆固醇为主，多见于胆囊，常为单个，体积较大，直径可达数厘米。③混合性结石由两种以上主要成分构成，以胆红素为主的混合性结石在我国最常见，结石多为多面体，少数呈球形；多发生于胆囊或较大的胆管内，大小、数目不等，常为多发。

❷ 临床表现

胆绞痛是胆囊结石的典型症状，可突然发作又突然消失，疼痛开始于右上腹部，放射至后背和右肩胛下角，每次发作可持续数分钟或数小时。部分患者疼痛发作伴发高热和轻度黄疸，即Charcot三联征。疼痛间歇有厌油腻、腹胀、消化不良、上腹部烧灼感、呕吐等症状。查体可见右上腹部有压痛，有时可扪到充满结石的胆囊。

口服胆囊造影剂X线检查可显示胆囊内结石。如患者肝功能和肠道吸收功能正常，应用双剂量口服造影剂后胆囊未显影，可确认胆囊功能丧失。进行十二指肠引流检查时，胆囊胆汁中可有胆沙或胆固醇结晶。

❸ 超声检查

胆囊结石的声像图表现：

（1）典型的胆囊结石三大主要征象：①胆囊腔内出现形态稳定的强回声团，液性胆汁与结石之间形成很大的声阻差界面，这是产生强回声的基础。由于结石的形状、结构和种类不同，其回声形态亦有差异。较大而孤立分布的结石，多呈新月形、半圆形强回声团块，有的称之为"贝壳征"。较小的多发结石堆积于胆囊后壁时，则形成一片强回声带，难以分辨各个结石。胆囊结石的强回声团边界清楚、明亮稳定，并能在两个垂直方向的断层中得到证实。②伴有声影，结石强回声后方的一条无回声暗带即是声影。这是声束在通过结石的途径中，反射、衰减和折射使能量丧失的结果。结石的声影边缘锐利，内部无多重反射的回声，称之为"干净"的声影，可与胃肠气体形成的声影鉴别。有时结石强回声不明显，而声影显著。声影的出现对于结石，特别是对小结石的诊断更有价值。③改变体位时，结石回声团依重力方向移动。多数胆石的比重大于胆汁，仰卧时沉积于胆囊后壁，变动体位时迅速移动，这对结石或胆囊内新生物的鉴别有重要意义。

同时具备以上三个特征，是超声诊断胆囊结石的可靠依据。

（2）胆囊结石的声像图分型：

Ⅰ型（典型结石）：胆囊的形态显示完整，具有上述胆囊结石的三大主征，即有明显的强回声团或斑；清晰的声影；强回声团随体位改变而移动。

Ⅱ型（填满型）：胆囊内充满结石，位于胆囊腔的正常胆囊液性暗区消失，胆囊轮廓的前壁呈弧形或半圆形中等或强回声带，其后有较宽的声影带，致使胆囊后半部和后壁轮廓完全不显示。这是胆囊内充满小结石而缺少胆汁的特征性图像，当增厚的胆囊壁弱回声带包绕着结石强回声，后方伴有声影，简称为囊壁–结石–声影三合征，即"WES征"。

胆囊含有少量胆汁时，结石前方也可显示为弱回声带或无回声暗带而构成"WES"征。此多为慢性胆囊炎。其间填满结石，有囊壁增厚而无囊腔萎缩，此图像需与肠道肿瘤的"假肾征"相鉴别。"WES"征反映胆囊结石和胆囊炎的一种后期改变，有较高的诊断价值。

Ⅲa型（小结石型）：胆囊外形显示较完整，胆石颗粒细小，沉积层薄，且声影不明显。

Ⅲb型（泥沙型）：胆囊外形显示一般较完整，泥沙样结石。若颗粒粗大、沉积层较厚的泥沙样和小碎石，根据胆囊后壁沉积的强回声带、有泥沙样或粗沙粒样强回声带、声影以及可移动等特征，不难诊断。若颗粒细小、沉积层较薄，仅表现为胆囊后壁线粗糙、回声较强，但声影不明显的结石，应变动体位，仔细观察有无沉积颗粒的移动。坐位或立位时，结石积聚于胆囊底部，较易显露。

此外，还有胆囊颈部结石和胆囊壁内结石。①胆囊颈部结石：有胆汁衬托时，颈部结石表现颇为典型，不难发现和诊断。此时，在横断面上可出现"靶环征"。然而，当结石嵌顿于胆囊颈部时，由于囊壁与结石紧密接触，强回声团变得不明显，仅表现为胆囊肿大或颈部有声影。此时，采用右前斜位有利于暴露结石，借助脂餐试验可了解颈部是否阻塞。此外，利用右前斜位或俯卧位，使隐匿于胆囊颈部或哈氏囊内的较小结石移动至胆囊体部前壁，可提高检出率。②胆囊壁内结石：胆囊壁往往增厚，内可见单发或多发的数毫米长的强回声斑，后方出现间隔相等、逐渐衰减的多次反射回声线段，形成"彗星尾"征，改变体位时不移动。

（3）各类胆结石超声图像特征：近年来的研究表明，超声不仅能显示结石的数目和大小，并且能反映结石的结构和成分。日本学者（1985）报道结石断面的肉眼观可分为三类，其声像图有不同特征。①放射状结构：纯胆固醇性结石或混合性结石。表面呈强回声，深部逐渐减弱，最后移行为声影。强回声区多限于结石的前半部，故呈半圆形，也有深达结石后缘的，并可出现彗星尾征。②层状结构：系混合性结石或胆色素钙结石。表面呈狭窄的强回声带，其后突然衰减为声影区，界限十分鲜明。外层有钙化的混合性结石最典型。③无结构或细层状结构：系胆红素钙结石。超声通过性好，整块结石完全显示，声影较弱。小结石中以堆积型和充满型多见。堆积型中，自上层至最下层全部显示，结石后方的胆囊高回声线清晰可见，为胆色素结石；反之，深部结石因声影不能显示，或胆囊后壁线因"彗星尾"多次反射重叠而显示不清则是混合性结石。胆囊结石充满型系混合性结石。

4 鉴别诊断

在胆囊结石诊断中要注意识别假阴性和假阳性。假阴性主要发生于小结石、填满型结石、胆囊颈部结石、高位胆囊和过度肥胖胆囊显像不清者。假阳性常见下列情况：

（1）使用头孢曲松钠后引起的胆囊假性结石。使用头孢曲松钠后，胆囊内会出现头孢曲松钙盐沉积，声像图上多表现为多发，可呈粉末状、团状、悬浮状或沉沙状，后方声影较淡，并随着体位改变而缓慢移动，形态具有可变性。停药后这些沉积物在短期内会逐渐消失，可根据其声像图特征及临床特点与胆囊结石鉴别。

（2）漂浮至胆囊前方的肠道内气体强回声团，后方也伴有声影。但该强回声团活跃，不稳定，改变患者体位或深呼吸时不随胆囊移动，或与胆囊分离。此外，胃肠道内气体后方声影为"混浊声影"，与胆石后方的"清晰声影"迥然不同。

（3）胆囊内非结石性高回声病变，如软组织肿瘤、凝血块、胆泥、陈旧性胆汁、黏稠的脓团等，这些均无声影，或无移动性，或移动较结石缓慢，一般不难鉴别。

（4）胆囊内回声伪像。胆囊是位置浅表的囊性无回声结构、电子噪声、多次反射的回声，声束旁瓣和部分容积效应等均可在其内显示而形成多种伪像，诊断时须改变体位，用适当的扫查技术排除这类伪像。

（5）弯曲的胆囊颈本身或螺旋瓣可有与胆石类似的回声，仔细观察完整的胆囊各部图像，可资鉴别。

⑤ 临床价值

目前超声仪显示在胆汁充盈状态下小至 1 mm 的结石，当直径大于 2 mm 时，则可出现典型的结石超声征象，即强回声和声影。国内外资料证明，超声诊断胆囊结石已经达到较高水平，一般诊断准确率达 95% 左右。尤其对 X 线造影胆囊不显影的病例，超声检查对临床确诊有很大帮助。

（四）胆囊癌

原发性胆囊癌（primary gallbladder carcinoma）是一种恶性程度较高的肿瘤。由于早期无特殊症状和体征，诊断往往被延误。胆囊癌在 X 线造影时多不显影，其他检查方法仅能发现一些晚期征象，并无特异性。超声检查能直接显示胆囊壁的增厚、胆囊腔内的肿块以及肝脏和淋巴结的转移灶，显著提高了胆囊癌的临床诊断水平。

① 病理

胆囊癌形态不一，多数为浸润性的硬性癌，胆囊壁明显增厚或厚薄不均，高低不平，亦可浸润邻近组织。乳头状癌少见，可能从乳头状瘤或息肉恶变而来，癌肿突入胆囊腔内，影响胆囊排空。肿瘤如阻塞胆囊颈，致使胆囊明显增大，囊壁变薄，类似胆囊脓肿或胆囊积液。胆囊癌大多为腺癌（70%～90%），鳞状细胞癌占 10% 左右。腺癌又可分为浸润型（硬化型）、黏液型（胶质癌）、乳头状腺癌三种。早期浸润性腺癌局限于颈部壁内，晚期囊壁弥漫性增厚。

胆囊癌扩散较快且较广泛，癌细胞可直接浸润到邻近的肝、十二指肠、横结肠等组织，也可转移到卵巢、乳房、肺、脊柱、皮肤、直肠等。淋巴径路的播散，一般包括胆囊管及肝门附近的淋巴结、大网膜区域淋巴结以及纵隔与锁骨上淋巴结等。癌瘤如压迫门静脉和转移至肝脏，则并发腹腔积液或消化道出血。

胆囊管阻塞时可继发感染积脓。约 70% 的胆囊癌同时合并胆囊结石。

② 临床表现

胆囊癌多伴有慢性胆囊炎和胆石症病史，晚期则产生显著症状。患者右上腹部持续性隐痛、食欲缺乏、恶心呕吐，晚期出现黄疸且进行性加深，并有发热、腹腔积液等。

查体有肝大，右季肋下可扪到坚硬而无压痛的肿物。CT 和磁共振检查可显示胆囊肿大，团块和结石影。

③ 超声检查

胆囊癌的声像图表现：胆囊癌声像图根据其不同的癌变特点和不同的发展阶段可分为五种类型，即小结节型、蕈伞型、厚壁型、混合型、实块型。

（1）小结节型：为胆囊癌的早期表现。病灶一般较小，为1.0～2.5 cm。典型的呈乳头状中等回声团块，自囊壁突向腔内，基底较宽，表面不平整。此型好发于胆囊颈部，合并多量结石时可能漏诊。

（2）蕈伞型：为基底宽、边缘不整齐的蕈伞型肿块突入胆囊腔，低回声或中等回声，常为多发，可连成一片；单发的病灶以乳头状为基本图像。此外，肿块周边常可见胆泥形成的点状回声。本型特征明显，不难诊断。

（3）厚壁型：胆囊壁呈不均匀增厚，可以呈局限型或弥漫型，表面多不规则，往往以颈部、体部增厚显著。本型早期仅轻度增厚时诊断较困难，与慢性胆囊炎不易鉴别。

（4）混合型：胆囊壁显示不均匀增厚，并且伴有乳头状或蕈伞状突起物，突入胆囊腔，为蕈伞型和厚壁型的混合表现。此型较多见。

（5）实块型：胆囊肿大，正常囊腔消失，呈现为一低回声或不均质回声的实性肿块，或囊内充满斑块状回声；有时可见结石的强回声团伴声影，彩色多普勒显示实性肿块或斑块内可见丰富的血流信号。癌肿浸润肝脏，使肝与胆囊之间的正常高回声带被破坏、中断，甚至消失；癌肿侵及周围组织和肠袢时，则胆囊轮廓不清。本型易误诊为肝内肿瘤，若发现其中有结石强回声团，则有助于鉴别。本型为晚期表现，绝大多数已不能切除。

④ 鉴别诊断

需与胆囊癌鉴别的病变主要可归结为两类：

（1）胆囊壁本身良性病变形成的增厚或隆起性病变，如慢性胆囊炎、腺肌增生症、良性腺瘤、胆固醇息肉、炎性息肉、肉芽肿等，分述如下：

①慢性胆囊炎：囊壁增厚多属匀称性增厚，内壁也较规则，其厚度也不如厚壁型胆囊癌显著。

②腺肌增生症：早期胆囊癌应与胆囊腺肌增生症鉴别。前者外壁不规则增厚，内壁回声增强、连续中断、不规则且厚度超过1mm，胆囊壁层次消失，彩色多普勒壁内可见明显的搏动性血流信号；后者一般囊壁匀称性增厚，壁内显示出小囊状结构及壁上可见伴有"彗星尾征"的小强光点。

③良性腺瘤：较大的腺瘤有可能发生恶变，良性与早期恶性间很难从影像上鉴别，一般体积越大则恶变的可能性越大；另外，肿瘤表面的光滑程度和基底部胆囊壁层次清晰度也可作为参考。

④息肉样病变：病变直径一般小于1 cm，可资鉴别。

超声造影可对胆囊壁隆起性的良性病变与胆囊癌进行一定的鉴别诊断。有学者等报道了2007—2010年192例超声造影诊断胆囊病变的多中心研究，认为造影图像中肿瘤内呈分支状或线状分布的供血和肿瘤下方胆囊壁的破坏是胆囊癌的特征性表现，而良性病变的供血呈点状分布，胆囊壁连续完整。如肝脏恶性肿瘤的"快进快出"表现，胆囊腺瘤也可出现，因此不能以此鉴别胆囊肿瘤的良恶性；造影时发现增强范围大于二维超声显示范围，伴有胆囊壁的破坏、连续性中断，可供与胆囊腺瘤进行鉴别。

（2）胆囊腔内回声性病变形成的肿块伪像，如无声影或声影不明显的堆积状泥沙结石、陈旧性的稠厚胆汁团或脓团、凝血块等。这些异物与胆囊壁均有分界线，且当改变体位时观察多可见其移动，据此易于做出鉴别。

实块型胆囊癌须与肝脏或横结肠瘤相鉴别。实块型胆囊癌虽然丧失了正常胆囊的形态特征，但其解剖学标志——肝中裂由门脉右支根部指向胆囊颈部的高回声仍然存在是其重要特征。当肿块内有结石的强回声和声影时，则能可靠地证实肿块来自胆囊。结肠肿块有含气体强回声的黏膜腔是其特征。

❺ 临床价值

超声检查对发现胆囊壁隆起性病变有重要的临床价值，早期胆囊癌在形态上呈隆起性病变者占80%~90%。超声显像对胆囊良、恶性肿瘤的鉴别诊断有重要作用。良性病变直径多数在1 cm以内，而恶性肿瘤大多数超过1 cm。肿瘤形态、对胆囊壁有无浸润以及单发或多发等，也有助于胆囊恶性肿瘤的诊断。联合超声造影技术，可以提高诊断的准确性。

（五）胆囊良性腺瘤

❶ 病理

胆囊良性腺瘤（benign gallbladder adenoma）可发生在胆囊或胆道的任何部位，常为单个，低而扁平，质地坚实，边缘清楚，瘤体直径0.5~4.0 cm，大的直径可达15 cm。胆囊腺瘤可分为单纯性和乳头状，呈圆形或乳头状，偶见有蒂。腺瘤结构可全部由结缔组织基质内的上皮腺泡组成，或混有肌肉与结缔组织，或含有囊肿。其中，肌腺瘤是胆囊最常见的良性肿瘤，常位于或靠近胆囊底部，突出于黏膜层下，可在胆囊壁上摸到。乳头状腺瘤有恶变倾向，是癌前期病变。纤维瘤体小而质地坚实，早期即可阻塞胆管而发生黄疸。

❷ 临床表现

瘤体小的胆囊良性肿瘤一般不产生症状，很难获得诊断。因肿瘤常伴发慢性胆囊炎、胆固醇沉着或结石，本病可有慢性胆囊炎症状，常为胃肠道症状，如腹痛、腹胀、厌油腻、大便次数增多，右上腹不适等。本病体检时常无异常发现，做胆囊造影检查时，腺瘤多见于胆囊底部，构成一小环形或半环形透光的充盈缺损，胆囊充盈良好，进脂肪餐后胆囊收缩至原来大小一半时，常能清晰地显示腺瘤。

❸ 超声检查

胆囊良性腺瘤的声像图表现：腺瘤呈自囊壁向腔内隆起的乳头状或圆形、高回声或等回声结节，基底较宽，偶有蒂，好发于颈部和底部，可多发。瘤体平均体积较胆固醇息肉大，多数不超过15 mm，无声影、无移动性是其与结石鉴别的特征。超声造影可以更加清晰地展示腺瘤的形态、边界及血供特征，动脉期呈快进高增强，供血呈弥漫分布。

注意：凡大于 10 mm 的结节，要高度警惕恶性的可能。

④ 鉴别诊断

胆囊良性腺瘤应与胆囊结石、陈旧性黏稠胆汁、胆固醇性或炎性息肉和早期胆囊癌相鉴别。胆囊结石的强回声团伴有声影，陈旧性黏稠胆汁可表现高回声团，均沉积于后壁，有移动性特征等可对其进行鉴别。较小的腺瘤不易与胆固醇性或炎性息肉鉴别，较大的腺瘤不易与早期胆囊癌鉴别。

⑤ 临床价值

超声显像对胆囊隆起性病变的检出非常灵敏和准确，不但增进了人们对胆囊增生性病变、炎性病变的认识，对胆囊良性腺瘤的诊断和胆囊良性、恶性肿瘤的鉴别均有重要的临床价值，并且极大地提高了胆囊癌早期发现和诊断的水平。

（六）胆囊增生性疾病

1960 年，Jutras 把胆囊胆固醇沉着症（cholesterosis of gallbladder）、胆囊腺肌增生症（adenomyomatosis of gallbladder）、胆囊神经组织和胆囊弹性组织增生症统称为胆囊增生性疾病（gallbladder hyperplasia disease）。在病理上，这类病变是胆囊内一种组织成分的过度增生，它既不同于炎症所引起的纤维组织增生，也不是真性肿瘤，无恶变倾向。其中，本病以胆固醇沉着症和胆囊腺肌增生症较为多见，可以有两种病变。

① 胆囊胆固醇沉着症

（1）病理：本病是由于胆固醇代谢的局部紊乱，造成胆汁中胆固醇含量增高，而沉积于胆囊黏膜固有层的巨噬细胞内，逐渐形成了向黏膜表面突出的黄色小结节。其结节的分布有弥漫型和局限型两种，以后者多见，呈息肉样改变，故又称为胆固醇息肉。这是常见的胆囊瘤样病变。

（2）临床表现：多无症状，超声检查偶然发现。

（3）超声检查：胆囊的形态大小一般正常，囊壁可轻度增厚。息肉常见多发，体积较小，显示为自囊壁向腔内突起的乳头状或桑椹状偏强回声结节，小的息肉仅呈现为偏强回声点，大的直径通常不超过 1 cm。多数有长短不等的蒂，或基底较窄，不随体位改变而移动，一般无声影。胆囊可合并有结石。蒂部较细的息肉，可从囊壁脱落并且从胆囊排出，故术前一日复查是必要的。

（4）鉴别诊断：胆固醇息肉是胆囊小隆起病变中最常见的疾病，由于其体积小、多发、形态特征较明显，超声显像诊断一般并不困难。胆囊颈部黏膜皱襞可呈乳头状高回声突起，然而从不同方向探测，可发现对称性表现，这是其可资鉴别的特点。较小的胆囊腺瘤不易与息肉相鉴别。

（5）临床价值：胆固醇息肉体积小，无明确临床症状和体征，通常临床诊断较困难。超声检查用于胆系疾病后，人们对本病的发现和认识有了很大提高。超声检查是本病诊断的重要手段。

2 胆囊腺肌增生症

胆囊腺肌增生症又称胆囊腺肌瘤（gallbladder adenomyoma）、胆囊憩室病等，属于胆囊增生性疾病，是一种胆囊黏膜上皮增生、肌层肥厚、黏膜上皮陷入并穿过肥厚的肌层形成胆囊壁内憩室的病变。

（1）病理：胆囊黏膜上皮不同程度增生，增生的黏膜上皮深入肌层或接近浆膜层形成许多细小窦状结构，即罗–阿窦（Rokitansky–Aschoff sinus，RAS）。位置较深或窦口出现狭窄的罗–阿窦易发生胆汁淤滞、感染，或形成胆固醇结晶。罗–阿窦周围环绕数量不等的增生的平滑肌组织，肌层明显增厚、结构紊乱或被增生的腺体分隔。

（2）临床表现：本病好发于成年女性，男女发病比例为1∶3，好发年龄为30～60岁。患者通常症状不明显或与慢性胆囊炎、胆囊结石相似，有消化不良、恶心、右上腹疼痛症状。胆囊可有高浓缩、高激惹、高排空等特点。体格检查可有右上腹压痛；偶见罗–阿窦扩大成憩室向外穿破而引起腹膜炎，或与消化道沟通而形成瘘管。

（3）超声检查：根据病变范围不同可分为三型，弥漫型、节段型和局限型，其中以节段型较多见。①弥漫型：病变累及整个胆囊，脂餐试验显示胆囊收缩功能亢进。②节段型：胆囊壁节段性增厚隆起，于增厚的胆囊壁内有小的圆形液性囊腔；可合并有胆囊壁内小胆固醇结晶，显示为强回声斑，其后方有"彗星尾征"。③局限型：常发生于胆囊底部，胆囊壁呈结节状增厚，以往曾被误认为腺瘤、腺肌瘤或囊腺瘤。

（4）鉴别诊断：超声显示出增厚胆囊壁内的小囊样结构是腺肌增生症区别于胆囊癌和慢性胆囊炎的重要特征。当罗–阿窦较小而超声未能显示时，对于胆囊壁增厚现象，尤其在弥漫型，则可观察脂餐后的胆囊收缩状态进行判断。腺肌样增生表现为收缩功能亢进，而慢性胆囊炎在增厚的胆囊壁内可因感染、坏死形成液性区或脓腔，但形态不规则，大小不等，并且有亚急性胆囊炎的症状。局限型腺肌样增生有时难以与息肉和腺瘤相鉴别。

（5）临床价值：本病的特点是胆囊壁的增厚、壁内憩室形成以及胆囊的收缩功能增强。而超声检查宜于从形态和功能这两方面反映其特点，是本病的首选检查方法，必要时行胆囊造影或磁共振成像，有助于确诊。

二、胆管疾病

（一）胆管结石

胆管结石（biliary stone）多为胆色素钙结石，少数为混合性结石和脂肪酸钙结石。胆管结石缺乏胆汁的对比条件，其回声及声影往往不如胆囊内结石清晰。胆管结石可分布于肝外和肝内胆管。

1 肝外胆管结石

（1）病理：肝外胆管结石以原发性胆总管结石多见。其来源有二：一是在肝外胆管内形成；二是由肝内胆管结石下降至胆总管形成。肝外胆管结石在我国发病率较高，占胆石症的85%～86%。肝外胆管一般呈不同程度的扩张，其内可充满胆色素性泥沙样结石，亦可见一至数枚球形或铸型柱状混合性结石。肝外胆管结石的特点是胆管梗阻和感染，胆管梗阻和诱发的急性胆道感染涉及整个胆道系统。胆管壁因充血、水肿、增生和纤维化而增厚。结石在胆管内可以移动，除非发生嵌顿，一般不引起完全性阻塞。本病急性发作时可引起阻塞性黄疸和化脓性胆管炎。

（2）临床表现：本病多见于壮年和老年人，多有长期反复发作的胆系感染等病史。病情严重程度与梗阻部位、程度和感染的轻重有关。静止期和慢性阶段可以无症状或出现一些类似溃疡病、慢性胆囊炎症状。典型发作症状是：胆道间歇性梗阻和伴发胆道感染症状，如间歇性发作的上腹痛、恶寒、黄疸、恶心、呕吐。本病急性发作时则出现腹痛、寒战高热和黄疸，即Charcot三联征。重症病例可出现弥散性血管内凝血、中毒性休克，全身情况迅速恶化，以致死亡。因此，本病要注意及时诊断和治疗。

（3）超声检查：

肝外胆管结石的声像图表现：①有结石的胆管一般都扩张。沿胆管长轴扫查时，如发现结石堵塞管腔，可见其近端的胆管扩大，胆管内径超过6 mm者占96%；胆管壁增厚、回声较高。②胆管腔内有形态稳定的强回声团，并且能在2个相互垂直的断面中得到证实。据统计，肝外胆管结石表现为强回声团者占95%，多呈球形，少数为新月形；仅5%为松散的泥沙样结石，呈中等或较弱的回声团。③强回声团与胆管壁之间分界清楚，典型的尚可见细窄的液性暗环包绕着结石强回声团。④在强回声团后方出现声影。据统计，肝外胆管结石中79%出现声影，这是诊断结石的重要特征。须注意的是，许多胆色素结石声影较淡，甚至不明显。⑤膝胸位或脂餐后结石强回声团发生位置变动，或直接观察到结石强回声团或颗粒的移动过程，则是可靠的诊断根据。

（4）鉴别诊断：超声诊断肝外胆管结石较胆囊结石困难。产生假阳性的因素主要是：胆囊颈部或胆囊管结石、肝门部的肿大钙化淋巴结、肝动脉右支的横断面、胆管外的术后瘢痕组织。这些位于胆管旁的强回声病变和结构，尤其与胆管紧贴粘连时，可以形成在管腔内的伪像。注意识别肝外胆管的解剖特征，纵断面和横断面仔细观察有助于鉴别。肝外胆管内的肿瘤和壶腹癌，可以表现为胆管内的高回声团，一般无声影，与管壁分界不清，无移动特征，故不难鉴别。在胆管内的凝血块、脓团、蛔虫的碎段以及胆泥等，均可呈现类似结石的高回声团，但无声影是其特点。胆管内的气泡有时不易与结石相鉴别，必要时可借助超声造影检查进行鉴别诊断。假阴性主要发生于较小的结石以及位于胆总管下段的结石，嵌顿于Vater壶腹部的更易漏诊。胆囊有大量结石时，特别于右前斜位，可掩盖肝外胆管而导致漏诊。对于肝外胆管扩张，临床怀疑结石而病变未能显示的患者，可试用饮水法、脂餐法或膝胸位，以提高胆管下段结石的显示率。加压扫查值得重视，特别在采用扇扫探头或凸面探头于右上腹自上而下连续横断，较易显示扩张的肝外胆管及其内的结石。综合应用以上技术，能够使胆总管下段结石的超声显示率提高到84%。

（5）临床价值：超声对肝外胆管结石的诊断常因受胃肠内气体的干扰，尤其在胆总管下段结石，其诊断率较低。早期的国外文献报道其准确率仅25%。近年来高分辨力实时超声仪的发展和检查技术的改进，如采用探头加压扫查、膝胸位、脂餐试验，检查前胃肠道准备等，使超声诊断肝外胆管结石的准确率达到80%左右，提升了诊断价值。

② 肝内胆管结石

（1）病理：肝内胆管结石（intrahepatic biliary stone）临床诊断有时颇为困难，手术往往难以彻底清除，常有严重并发症发生，使病情复杂和恶化，故应高度重视。肝内胆管结石多为胆色素混合结石，常多发，形态不整，质较易碎，大小及数目不定，有的呈泥沙状，称为泥沙样结石；有的积聚成堆或填满扩张的胆管，呈柱状、梭状或囊状，称为铸形结石或管状结石。好发部位是左、右肝管汇合部和左肝管。肝内胆管结石的病理变化主要是肝内胆管的梗阻、炎症和不同程度的肝实质损害。

（2）临床表现：肝内胆管结石多发生于中、青年，平时可有上腹部不适等消化不良症状，急性发作时表现为急性化脓性肝胆管炎症状，有寒战、高热、全身感染等，病程晚期有轻度黄疸。肝门部结石嵌顿，肝门部胆管狭窄合并肝内胆管结石的病例多表现为慢性梗阻性黄疸、毒血症、败血症症状等，病程晚期有轻度黄疸。并发肝外胆管结石病例可发生急性化脓性胆管炎，有突发右上腹阵发绞痛、寒战高热、巩膜黄染及全身毒血症症状。

（3）超声检查

肝内胆管结石的声像图表现：肝内胆管结石的声像表现仍然是强回声团及其后方声影。①在肝内循胆管的走向出现强回声团，其形状、大小差异较大，可表现为斑点状、条索状、圆形或边界不规则的片状区域。肝内结石的回声一般较肝实质明显增强，大约高6 dB。偶见较肝实质稍强而显示不明显者。尤须重视当肝管极度扩张、充满泥沙样结石时，超声检查可呈现类似软组织肿块的图像，声影较弱，可能导致误诊。②强回声团后方伴有声影。③结石强回声团具有沿左、右肝管及段间肝管走行分布的特点，呈孤立型、散在型或整合型表现。当有淤滞的胆汁充盈肝胆管时，超声检查可显示出典型的图像，即在扩张的胆管腔内有结石强回声团，周围有液性暗区，胆管前后壁的亮线清晰。相反，若胆管内无淤滞的胆汁，则结石仅为在肝实质中的强回声团，而胆管壁界限显示不清，此时注意伴行的门脉分支有助于判断。④结石阻塞部位以上的小胆管扩张，多与伴行的门脉分支形成"平行管道"征（parallel channel sign），亦可成分叉状，合并感染时可呈囊状，肝硬化时则扩张不明显。⑤肝内合并胆汁淤积或炎症感染时，肝大、边缘变钝、肝实质回声粗大不均或可见多发脓肿。有时可见结石梗阻的叶、段肝胆管以上的肝实质萎缩，而其余肝叶代偿性增大，整个肝脏变形。

（4）鉴别诊断：①正常的肝圆韧带在横断或斜断时表现为肝左叶内的高回声团块，后方常伴声影，然而纵断时显示为自门脉左支矢状部向前下方延伸出肝的高回声带，故不难鉴别。②肝内软组织肿瘤，如肝血管瘤、原发和转移性肝癌等均可表现为高回声团，但无声影。这类肿块一般呈球形，边界清楚，分布于肝实质而不限于左、右肝管是其特点。③肝内胆管结石应注意和肝内胆管积气以及肝内钙化灶相鉴别，参见表4-2。

表4-2 肝内胆管结石、肝内胆管积气和肝内钙化灶的鉴别诊断

鉴别点	分布	强回声特征	后方声影	胆管扩张	左侧卧位	其他
肝内胆管结石	沿胆管主干分布	形态稳定，边界清楚，圆形、斑块状、条索状	干净	有	无改变	X线片阴性或见结石影
肝内胆管积气	左支或二级肝胆管	形态不稳定，边界不清，带状、星点状	多数有多重气体反射，伴彗星尾征	无	有改变，右肝胆管内增多	多有胆道手术史，X线片可见气体影
肝内钙化灶	在胆管分支（门脉分支）间分布	强回声，边界清	可有声影	无	无改变	X线上有钙化灶

（5）临床价值：由于肝脏本身是良好的"透声窗"，超声显像诊断肝内胆管结石常获得较好的效果，一般诊断并不困难。

（二）肝外胆管癌

❶ 病理

肝外胆管癌较胆囊癌少见，其发病率占胆囊癌的1/4～1/2，近年来发病率有增高的趋势。肝外胆管癌好发于肝门部左、右肝管汇合处，胆囊管与肝总管汇合处以及壶腹部。约80%肝外胆管癌是腺癌，偶见未分化癌和鳞癌。胆管因癌细胞的弥漫性浸润而变硬、增厚，肿瘤环绕胆管浸润使胆管狭窄或堵塞，亦可呈乳头状或结节状肿块突入管腔，使胆管部分或完全阻塞。肝外胆管癌以腺癌最多见，腺癌又分为乳头状腺癌与黏液腺癌。肝外胆管癌常在早期发生扩散与转移，常见的浸润部位为肝、局部淋巴结，其次为胆囊、胃肠道、主动脉周围淋巴结、胰腺、肺，肾上腺、肠系膜转移最少见。

❷ 临床表现

肝外胆管癌的临床表现以阻塞性黄疸为最突出，其起病隐匿，早期即出现黄疸，黄疸可呈进行性加重；如伴继发感染，可有高热、上腹剧痛、胃肠道症状；其他如体重减轻、身体瘦弱、乏力、肝大、腹腔积液、恶病质等，有时能触及肿大胆囊。肝外胆管癌的临床表现与癌肿的部位及病程的早晚有关。位于胆总管的壶腹癌则有进行性加重性黄疸和消化道出血，以及顽固性脂肪泻，并可发生继发性贫血；位于壶腹部与胆囊管间的胆总管癌，则与胰头癌的临床表现相似，可出现胆囊肿大的体征；位于肝总管内的癌瘤称肝管癌，黄疸极显著，肝脏明显肿大，胆囊则不肿大。内镜逆行胰胆管造影（ERCP）、经皮经肝穿刺胆管造影（PTC）、MRI等有助于胆管癌的诊断。

❸ 超声检查

胆管癌的声像图表现可归结为两大类：一类在扩张的胆管远端显示出软组织肿块；另一类见扩张的胆管远端突然截断或细窄闭塞，但是见不到有明确边界的肿块。病理标本所见，前者为乳头型和团块型，后者则可分为狭窄型和截断型。

（1）乳头型：肿块呈乳头状高回声团，自胆管壁突入扩张的胆管腔内，边缘不齐，无声影。肿块一般不大，其形态、位置于脂餐后或复查时固定不变。

（2）团块型：肿块呈圆形或分叶状堵塞于扩张的胆管内，与管壁无分界，并可见胆管壁亮线残缺不齐。肿块多数为高回声，较大时可显示为不均匀高回声，脂餐后或复查时病变位置、形态不变。

（3）截断型或狭窄型：扩张的胆管远端突然被截断或呈锥形狭窄，阻塞端及其周围区域往往呈现为较致密的高回声点，边界不清楚，系癌组织浸润所致。

肝外胆管癌一般无声影，当胆管癌自肝门侵及肝内胆管时，可出现多发性声影。超声所见胆管癌的间接征象有：①病灶以上胆道系统明显扩张；②肝脏弥漫性肿大；③肝门淋巴结肿大或肝内有转移灶。

❹ 鉴别诊断

胆管癌患者一般均会出现不同程度的黄疸，须着重与胆管结石、肝癌或胰头癌等鉴别。高位胆管癌与肝癌，下端胆管癌与壶腹癌、胰头癌等的鉴别，主要依靠对于相应解剖结构的识别。当癌肿较大且伴广泛侵犯时难以鉴别。关于胆管癌所致狭窄与良性病变的鉴别，典型病例并不困难。某些硬化性胆管炎的病例与胆管癌难以鉴别。诊断有困难时，应进一步在超声引导下行PTC、ERCP等检查再行综合判断。

❺ 临床价值

超声显像能够显示胆管形态及走行的改变，并可准确判断胆管内肿块的形态特征。超声检查对阻塞性黄疸的诊断和阻塞部位的确定均有重要的临床价值，并有助于确定治疗方案。

（三）先天性胆管囊状扩张症

❶ 病理

先天性胆管囊状扩张症（congenital biliary cystic dilatation）多由于先天性胆管壁薄弱，胆道有轻重不等的阻塞使胆管腔内压增高，扩大而形成囊肿。它可发生于上自肝脏，下至十二指肠的任何胆管分支，一般可分为六型：Ⅰ型为常见型，有胆总管囊肿、节段型胆总管扩张和弥漫型梭状扩张三个亚型；Ⅱ型为肝胆管憩室；Ⅲ型为胆总管末端囊肿；Ⅳa型为肝内及肝外胆管及多发性囊肿；Ⅳb型为肝外胆管多发性囊肿；Ⅴ型为肝内胆管单发性或多发性囊肿，肝内胆管多发性囊状扩张症又称Caroli病。

❷ 临床表现

先天性胆管囊状扩张症有三个特征：腹痛、黄疸和肿块。患者腹中部或右上腹部绞痛或牵拉痛，并伴有发热和恶心、呕吐。约70%病例有黄疸，多在感染和疼痛时出现；90%病例可有腹部肿块，多在右上腹，并有明显的囊样弹性感。Caroli病则出现腹痛、胆管炎、肝脓肿和革兰氏阴性杆菌败血症。内镜逆行胰胆管造影（ERCP）、胆道MRI成像等对诊断有确定价值。

❸ 超声检查

先天性胆管囊状扩张症的声像图表现为肝内、外胆管的某一部位出现局限性扩大的无回声区，多为圆形，也有的呈梭状，可单发，也可多发。

（1）肝外胆管囊状扩张症：①肝总管部位显示局限性无回声区，多呈球形、椭圆形或纺锤形，可延及肝门或胰头。②囊壁清晰、较薄，囊腔无回声，后方声影增强。囊肿的大小和张力状态常有改变。③囊肿与近端肝管相连是重要的特征性改变。④肝内胆管一般正常或轻度扩张。⑤胆囊往往被推移至腹前壁。⑥囊肿内可有结石。

（2）肝内胆管囊状扩张症：①囊肿沿左、右肝管分布，并与肝管相通。②肝内出现多个圆形或梭形透声暗区，亦可表现节段性或较均匀的扩张。③囊壁呈边界清晰的高回声线。④有时合并肝外胆管囊状扩张。

❹ 鉴别诊断

胆总管囊肿应和右上腹部囊性肿块鉴别，如肝囊肿、胆囊积液和畸形、小网膜、胰腺和右肾囊肿等。

须和Caroli病鉴别的有多囊肝和梗阻引起的肝内胆管扩张、多发性肝脓肿等，根据囊肿分布和形态的特点一般易于做出鉴别。肝胆管囊肿多沿主肝管分布，有囊腔与肝管、囊腔与囊腔相通等特征。肝囊肿、多囊肝、肝脓肿的囊腔多弥散分布于肝实质内，囊腔与肝管、囊腔与囊腔均不相通。

❺ 临床价值

超声显像能够清晰地显示肝内扩张的胆管，能灵敏而准确地做出先天性胆管囊状扩张的诊断，因而超声检查对先天性胆管囊状扩张症有重要的临床诊断价值。

（四）胆道蛔虫病

胆道蛔虫病（biliary ascariasis）是肠蛔虫病的并发症，多发于儿童和青壮年。

❶ 病理

蛔虫经Oddi括约肌钻入胆道，刺激胆总管括约肌阵发性痉挛而产生剧痛。蛔虫多在肝外胆管，但也可钻入肝内小胆管，很少钻入胆囊。多数病例仅有1条蛔虫，一般不超过10条，但也有多达百余条者。

胆道蛔虫引起的主要病变为化脓性胆管炎、胆道出血、败血症等。有的可发生急性和慢性胰腺炎、肝萎缩、慢性胆管周围炎所致局限性萎缩性硬化、胆石症等。

❷ 临床表现

胆道蛔虫病的主要临床表现为突然发生的剑突右下方阵发性"钻顶样"剧烈绞痛，向右肩放射，疼痛亦可突然缓解；恶心呕吐，吐出物为胃内容物、胆汁，亦可吐出蛔虫；可发生寒战、发热等胆道感染症状，如有胆道阻塞，可出现黄疸。

查体时剑突下或稍偏右有深压痛，无腹肌紧张及反跳痛。腹痛剧烈而体征轻微，二者不相称是本病的特点。

实验室检查白细胞与嗜酸性粒细胞增多。粪便及十二指肠液检查可找到蛔虫卵。

❸ 超声检查

胆道蛔虫的声像图表现：

（1）肝外胆管呈不同程度的扩张，胆总管常呈明显扩张。

（2）扩张的胆管内有数毫米宽的平行双线状高回声带，前端圆钝，形态自然、边缘清晰、光滑。光带间暗区是蛔虫的假体腔，其内可见间断的点线状高回声。蛔虫死亡后，其中心暗带逐渐变得模糊甚至消失。

（3）有多条蛔虫时胆管内可见多条平行双线状高回声带，如几十条蛔虫绞成团，堵塞胆管时见到胆管有极度扩张。

（4）实时超声探测看到虫体在胆管内蠕动是具有诊断意义的特异性表现。

（5）肝内胆道蛔虫，可见肝内胆道明显扩张及其中平行双线状高回声带。存活蛔虫可见蠕动。

（6）胆囊蛔虫病，在胆囊内呈现平行双线状高回声光带，多呈弧形或蜷曲状。

（7）如蛔虫死亡则虫体萎缩，渐裂解成段，不易识别。

④ 鉴别诊断

胆管内缺少胆汁充盈，或内含陈旧稠厚胆汁、脓团、气泡、胆泥或有大量胆石时，不易发现蛔虫的平行双线状回声带，则易于漏诊。

蛔虫死后，虫体萎缩，破碎时看不到平行光带，与胆道结石不易鉴别，但后者胆道扩张较重，范围广泛，并常引起黄疸等可用以区别。应注意观察易造成假阳性的因素并加以鉴别：①肝动脉有时穿行于胆管和门静脉之间，而酷似扩张胆管内的双线状伪像，但肝动脉管壁搏动，彩色多普勒超声检查更易于识别；②肝总管与胆囊管汇合前，其隔壁可显示为胆管腔内的高回声线，应注意鉴别。

⑤ 临床价值

超声显像诊断胆道蛔虫病是简便、实用而有效的方法，其准确率高达95%以上。如胆管扩张，胆汁充盈，见到特征性平行双线状高回声带可作为本病诊断的依据；如显示活蛔虫蠕动即可确诊。

（五）阻塞性黄疸

黄疸是由于血中胆红素含量升高，组织被染成黄色，从而使巩膜、黏膜、皮肤和体液出现黄染。黄疸主要见于肝胆系统疾病，亦可见于其他引起胆红素代谢异常的疾病。根据黄疸的发生机制可分为：溶血性黄疸、肝细胞性黄疸和阻塞性黄疸。肝细胞性黄疸和阻塞性黄疸的鉴别诊断还存在一些困难，是临床研究的一项重要课题。近年来，虽然发展了一些适用于胆系的介入性检查方法，如内镜逆行胰胆管造影、经皮经肝穿刺胆管造影等，但是由于这些检查不可避免地给患者带来一定的损伤和痛苦，其应用受到了一定的限制。

① 超声表现

胆道系统显示扩张，是超声诊断肝外阻塞性黄疸的根据。

（1）肝内胆管扩张：①正常左、右肝胆管内径一般小于2 mm，或小于伴行的门静脉的1/3。目前，多数二级以上的正常肝内胆管显示不清。②胆管内径超过3 mm者可提示肝内胆管扩张。③轻至中度肝内胆管扩张的特征是肝内胆管腔明显扩张，并与伴行的门脉支形成小"平行管征"。④重度扩张时，往往相应的门脉支受压而显示不清。胆管极度扩张则呈树杈状或"放射状""丛状"向肝门部汇集。⑤扩张的肝内胆管，其后方回声增强，管壁不规则，管道多叉，可一直延伸到肝实质周边。⑥恶性肿瘤压迫产生的肝内胆管扩张的发生率较高，扩张的程度较重，如肿瘤位于高位肝门部时，胆管扩张尤为显著。

（2）肝外胆管扩张：①胆道阻塞引起的肝外胆管扩张多为均匀性扩张，但下段较上段、肝外较肝内明显。正常人肝外胆管上段内径不超过6 mm，内径7～10 mm为轻度扩张，超过10 mm为显著扩张。②胆管扩张，管径与伴行的门脉相似时，肝门部纵断面可出现"双筒猎枪征"，这是诊断肝外胆管扩张较特异的征象。③实验证明，肝外胆管发生梗阻后，胆管扩张先于黄疸出现，胆管压力升高时先引起胆管扩张，压力进一步升高造成胆汁逆流时才出现黄疸。胆管肿瘤早期或胆管结石导致胆管不完全阻塞时可出现"无黄疸性胆管扩张"。

❷ 胆道梗阻部位及梗阻病因的诊断

（1）梗阻部位的判断

超声检查阻塞性黄疸患者应注意观察下列指征：①肝内胆管有无扩张；②左、右肝胆管有无扩张和连通；③肝外胆管有无扩张，肝门部有无"双筒猎枪征"；④胆囊有无肿大和其他病变；⑤胰管有无扩张。

根据声像图判断梗阻所在部位的要点：①胆总管扩张提示胆道下段梗阻。②肝外胆管正常或不显示，而肝内胆管或左、右肝管仅一侧扩张，提示肝门部梗阻。③多数情况下胆囊与胆总管的张力状态是一致的，胆囊肿大则提示其下端梗阻，如胆囊不大提示其上端发生梗阻。④仅有胆囊肿大，肝内、肝外胆管均正常者，提示胆囊管阻塞或胆囊本身的病变。因此，不应仅根据胆囊是否增大判断梗阻部位。⑤如胆总管和胰管均扩张，则提示十二指肠Vater壶腹发生阻塞。

（2）梗阻病因的诊断：肝外阻塞性黄疸90%以上的病因是胆管结石、胰头部肿瘤和胆管癌，因而应重视对结石和软组织肿瘤的鉴别诊断。其特点如下：①胆管结石多呈形态较规整的强回声团，后方有声影，与胆管壁之间分界清楚，脂餐后或膝胸位等条件下可观察到其移位；胆管壁平直完整。②软组织肿瘤多为等回声弱回声团，形态不规则，后方无声影，无移动性，与胆管壁分界不清、无界限或胆管壁高回声线残缺、不平整。

注意：堆积的泥沙样结石、胆泥或陈旧性、炎性胆汁团可以无声影而类似软组织肿块；少数胆管癌出现较弱的声影而类似结石，通过脂餐或改变体位等方法观察其有无移动，有助于鉴别。

胆管的病理征象对黄疸的病因诊断有重要帮助。①胆管扩张的长度和形状：从左、右肝管汇合处测量，如扩张胆管超过3.5 cm，多为下端胆管梗阻；若超过9 cm，则提示壶腹部及乳头部梗阻；胆管呈均匀扩张者多为胆道阻塞引起，如胆管呈囊状或柱状节段性扩张，多为先天异常如先天性胆总管囊肿和Caroli病。②胆管壁异常：炎症时胆管壁可毛糙增厚；肿瘤时多呈现管壁局限性增厚，狭窄乃至堵塞管腔。③腔内异常：胆管结石或蛔虫均有特征图像，炎症或阻塞时管腔内可出现沉积物回声，肿瘤可显示乳头状肿块回声。

鉴别肝内、外阻塞性黄疸时，黄疸、胆管扩张的有无和病因有关。

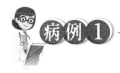
临床价值

自1974年Taylor报道应用灰阶超声鉴别阻塞性黄疸以来，大量的临床研究证实此方法简便、安全、灵敏、可靠，使其已成为黄疸鉴别诊断中的首选方法。超声显像鉴别肝内或肝外梗阻的准确率可达95%左右。超声图像能够清楚地显示扩张的肝内胆管、胆囊和胰头，其判断梗阻发生部位的准确率达94.4%，病因诊断的符合率为73%～81%。

近年来由于介入超声技术的发展，在超声引导下经皮经肝穿刺胆管造影（PTC）和经皮经肝穿刺胆汁引流术（PTBD）应用于临床，不仅提高了阻塞性黄疸的正确诊断率，而且可进行减压治疗以减轻症状，改善患者全身状况。

第四节 典型病例影像分析

病例 1

食管静脉曲张

男性，40岁，因"经颈静脉肝内门体分流术（transjugular intrahepatic portosystemic stent-shunt，TIPSS）术后5年余，发现食管静脉曲张1天"入院。患者首因呕血于我院就诊，确诊为肝硬化伴食管-胃底静脉曲张，遂在我科行TIPSS，术后症状明显好转，未见再次出血，长期口服阿司匹林，定期复查门静脉及分流道超声，提示血流通畅；之后患者于外院行电子胃镜检查，结果显示：食管静脉曲张（重度）糜烂性胃炎；十二指肠多发溃疡。患者进行了食管气钡双重造影、CT增强及门静脉CTV检查，见图4-1。

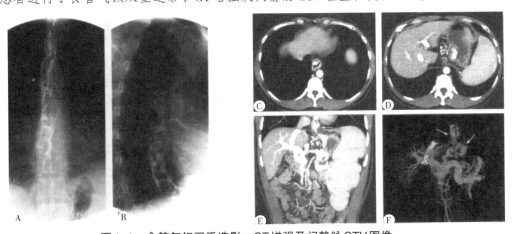

图4-1 食管气钡双重造影、CT增强及门静脉CTV图像

气钡双重造影（图4-1 A、B）见食管黏膜呈串珠样；增强CT和门静脉CTV（图4-1 C～F）可见迂曲血管团（箭头处）

一、影像征象分析

（一）征象1

食管气钡双重造影显示食管全程黏膜明显增粗迂曲，呈串珠样表现，管壁尚柔软，钡剂通过顺利。增强CT及门静脉CTV显示食管下段、胃底周围多发迂曲血管团。

（二）征象2

门静脉主干明显增粗；肝内可见TIPSS支架。

（三）征象3

门静脉高压征象，脾脏明显增大。

（四）其他

阴性征象：腹膜后未见明显肿大淋巴结。

二、印象诊断

1.食管静脉曲张（重度）。

2.TIPSS术后。

3.门静脉高压，食管－胃底静脉曲张。

三、鉴别诊断

（一）检查中的假象

唾液与气泡形成的充盈缺损假象，会随着钡剂的下移而消失；而食管静脉曲张的充盈缺损会持续存在且不会移位。

（二）贲门失弛缓症

1.临床表现类似，为吞咽困难；但本病病程较长，发病缓慢，患者常伴有呕吐，呕吐物内可有宿食，患者喜食温热食物。

2.食管上段扩张，食管下段逐渐变细，管壁尚柔软，少量钡剂可间断进入胃，扩大的食管内可见食糜悬挂。

3.中晚期食管扩张可达正常管腔横径的4~5倍，食管下段呈漏斗样狭窄，食管蠕动减弱或消失。

（三）食管肿瘤

影像学征象见表4-3。

表4-3　食管病变影像学征象

征象	食管静脉曲张	食管肿瘤
部位	自下段向上累及	可发生于食管任何部位
范围	广泛	局限
管壁	柔软	僵直

续表

征象	食管静脉曲张	食管肿瘤
X线造影	早期：黏膜皱襞稍增粗或稍迂曲，管腔边缘略呈锯齿状，管壁柔软，钡剂通过良好。进展期：串珠状或蚯蚓状充盈缺损	早期：隐藏，食管黏膜皱襞紊乱、粗糙或中断，可见小的充盈缺损；局限性管壁僵硬，蠕动中断，小龛影。中晚期：明显不规则管腔狭窄和充盈缺损，管壁僵硬
CT	累及食管壁增厚，可见结节样突向腔内；增强后门静脉期可见充盈粗大的静脉	食管壁增厚，部分呈团块状占位表现；增强可呈轻度强化；可评估周围组织侵犯及淋巴结转移情况
MRI	累及食管壁增厚，呈T_1WI低信号、T_2WI高信号，部分可见血管流空；增强可见增多及迂曲、粗大的血管和侧支血管	显示增厚食管壁不如CT，但显示纵隔淋巴结肿大较好
伴随症状	胃底静脉曲张时表现为胃底贲门附近黏膜皱襞呈多发息肉状充盈缺损，能随呼吸、体位改变而改变	壁外可见软组织肿块，纵隔内可见淋巴结肿大

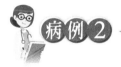

食管癌

男性，53岁，以"上腹胀痛2年，进食哽咽感2个月"为主诉入院。患者2年来感上腹胀痛，以半夜痛为主，未行正规治疗；近2个月来感胸骨后哽咽感，初以质硬食物为主，进食困难逐渐加重，现仅能进流质；既往无特殊病史。查体：消瘦，腹部未见膨隆，右上腹轻压痛，肝脾不大。实验室检查：谷丙转氨酶32 U/L，谷草转氨酶42 U/L，乙型肝炎病毒表面抗原阴性。患者进行了上消化道气钡双重造影、CT和MRI检查，见图4-2～图4-4。

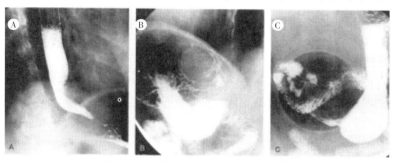

图4-2 上消化道气钡双重造影图像

钡剂通过食管下段受阻，食管下段受压变窄（图4-2 A），胃底见分叶状软组织肿块，胃底黏膜扁平破坏（图4-2 B、C）

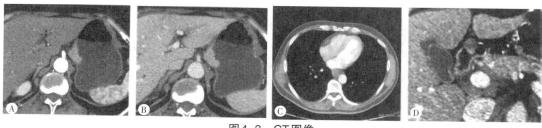

图4-3 CT图像

A.增强动脉期；B.增强静脉期；C.增强静脉期下胸段；D.增强静脉期重建

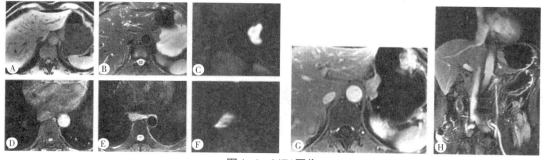

图4-4 MRI图像

A.脂肪抑制T_1WI；B.T_2WI；C.DWI；D.食管下段T_1WI；E.食管下段T_2WI；F.食管下段DWI；G.增强动脉期；H.增强静脉期

一、影像征象分析

（一）征象1

食管下段占位征象：钡剂通过食管下段受阻，食管下段受压变窄，黏膜中断，胃底见分叶状软组织肿块，胃底黏膜扁平破坏。CT示食管下段及贲门胃底壁明显增厚，呈略分叶状肿块突入胃腔内。MRI示食管下段壁增厚及贲门胃底肿块呈T_1WI稍低信号、T_2WI稍高信号，DWI呈明显高信号；增强时肿块呈明显均匀强化。

（二）征象2

十二指肠病变征象：十二指肠球部变形，呈三叶草状。CT示球部变形明显强化。

（三）其他

阴性征象：肝内未见实质病变，肝内外胆管未见扩张，双侧肾上腺未见形态增粗，腹膜后未见肿大淋巴结。

二、印象诊断

1.食管下段及贲门-胃底肿瘤，考虑食管-贲门癌。

2.十二指肠球部溃疡。

三、鉴别诊断

贲门胃底其他肿瘤，如平滑肌瘤、淋巴瘤和间质瘤等。平滑肌瘤及间质瘤位于腔外，管腔呈外压性改变，形态光整，呈团块样病变，密度、强化均匀，病灶恶变时可不均匀；淋巴瘤累及范围广，肿瘤形态较软，一般不造成管腔狭窄及梗阻。

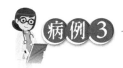

胃、十二指肠溃疡

男性，30岁，以"上腹疼痛半年，黑便半天"为主诉入院。患者半年来感上腹部不适，有餐后疼痛，发现黑便半天；既往无特殊。查体：精神可，发育良好，上腹正中轻压痛，腹部未见膨隆。实验室检查：血红蛋白130 g/L，癌胚抗原阴性，糖类抗原125阴性，大便潜血（+）。患者进行了上消化道气钡双重造影和CT检查，见图4-5。

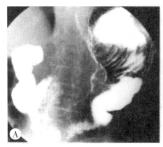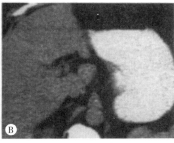

图4-5　上消化道气钡双重造影和CT图像
A.上消化道气钡双重造影；B.CT增强动脉期

一、影像征象分析

（一）征象1

胃小弯：胃小弯侧可见突向胃腔外龛影，数条胃黏膜向其聚集，达龛影口。CT示胃小弯侧黏膜线中断。

（二）其他

阴性征象：胃壁未见增厚，腹腔、腹膜后未见肿大淋巴结。

二、印象诊断

胃小弯侧溃疡。

三、鉴别诊断

溃疡型胃癌（影像学征象见表4-4）。

表4-4　胃、十二指肠溃疡与溃疡型胃癌影像学征象

征象	胃溃疡	溃疡型胃癌	十二指肠溃疡
部位	全胃可发生，胃小弯及胃窦部多见	全胃可发生，胃窦、胃小弯及贲门区多见	十二指肠球部多见
范围	局限	局限或广泛	局限
管壁	柔软或痉挛	僵直	变形、柔软
X线造影	胃腔外龛影，黏膜线向龛影聚集	胃腔内龛影，黏膜线聚集，不能到达龛影口，周边黏膜中断	球部正常三角形态消失，可见点状龛影，严重时可变形呈三叶草形；钡剂迅速排空——激惹征

续表

征象	胃溃疡	溃疡型胃癌	十二指肠溃疡
CT	胃肠道准备充分时，可见胃黏膜线中断，不同深度的龛影	局部胃壁增厚，可形成突向腔内的肿块，肿块可发生坏死，形成龛影，增强时可轻度或中度强化；可观察周围侵犯情况及淋巴结转移情况	肠道准备充分时，可见球部变形
MRI	显示不佳，胃肠道准备充分时，可见胃黏膜线中断，不同深度的龛影	显示不佳，可显示增厚的胃壁以及肿块、龛影；DWI肿瘤呈高信号，黏膜线中断可观察周围侵犯情况及淋巴结转移情况	显示欠佳

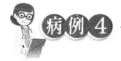

病例 4

胃　癌

男性，60岁，以"间断腹痛、嗳气1年余，加重伴进食哽噎2周"为主诉入院。患者1年来间断上腹痛，无明显进食规律相关性，时有嗳气；近2周来进食硬物有哽噎感；发现高血压病5年。查体：精神可，上腹轻压痛，腹部未见明显膨隆。实验室检查：血红蛋白110 g/L，癌胚抗原阴性，糖类抗原125为106 μg/L，大便潜血（++）。患者进行了上消化道气钡双重造影、CT和MRI检查，见图4-6。

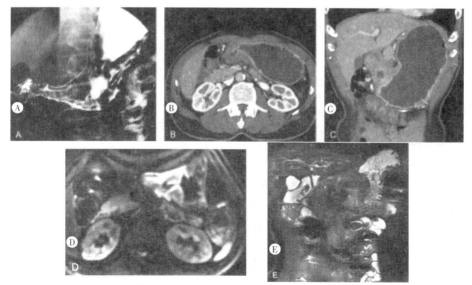

图4-6　上消化道造影、CT和MRI图像
A.上消化道气钡双重造影；B.增强CT静脉期；C.增强CT重建；D.DWI；E.MRI冠状位T$_2$WI

一、影像征象分析

（一）征象1

胃：胃腔缩小，胃窦壁僵硬，蠕动消失，钡剂通过困难。CT示胃窦壁明显增厚，弥漫均匀强化。MRI示增厚的胃窦壁呈等或稍高T_2WI信号，DWI信号明显增高。

（二）其他

阴性征象：肾上腺形态正常，腹膜后未见肿大淋巴结。

二、印象诊断

胃窦癌。

三、鉴别诊断

（一）胃窦炎

影像学征象见表4-5。

表4-5　特殊部位胃癌与胃窦炎影像学征象

征象	全胃癌	胃窦癌	胃窦炎
部位	全胃	发生于胃窦	发生于胃窦
范围	累及全胃	界限清晰	界限不清
胃壁	全胃壁僵硬，蠕动消失	胃窦部胃壁僵硬	柔软，呈波浪状
X线造影	胃腔缩小，僵硬呈革袋状，黏膜完全消失，蠕动消失	胃窦黏膜破坏消失，可有肿块	胃窦黏膜存在，肥大、迂曲、粗乱，无肿块
CT	胃壁弥漫性增厚，形态僵硬，增强轻度或中度强化；可观察周围侵犯情况及淋巴结转移情况	胃窦部胃壁增厚，可形成突向腔内的肿块，肿块可发生坏死，形成龛影，增强时可轻度或中度强化；可观察周围侵犯情况及淋巴结转移情况	胃窦壁可增厚，轻度强化，三期扫描胃壁形态可变
MRI	可显示增厚胃壁，肿块，龛影；DWI上肿瘤呈高信号，黏膜线中断		胃窦壁轻度增厚，胃黏膜线形态一般完整
伴随症状	胃周淋巴结增多，肿大，晚期可有邻近脏器（结肠、肝、腹膜、网膜）累及和远处脏器（肝、肺、肾上腺、卵巢等）转移		

（二）胃淋巴瘤

胃淋巴瘤常累及范围较广，胃蠕动消失或减弱，消化道造影表现可类似全胃癌，但引起胃腔狭窄或梗阻较少或与临床症状不成比例，临床症状较影像学表现轻。CT和MRI示增厚胃壁强化较均匀，可见其他部位淋巴瘤表现。

（三）胃间质瘤

根据发生部位不同，本病临床症状有差异。浆膜型胃间质瘤临床症状出现较晚，黏膜型及肌层发生的间质瘤临床症状出现较早。肿块多呈圆形或卵圆形，血供丰富，强化明显，较大时易发生坏死，部分可伴有钙化。

第一节　肾上腺病变影像诊断

肾上腺（adrenal gland）是由皮质、髓质和基质构成的内分泌腺，能合成多种激素。皮质合成醛固酮、皮质醇和雄激素，髓质产生儿茶酚胺。肾上腺组织结构和功能复杂，可发生多种病变。根据分泌激素水平的变化，肾上腺病变分为功能亢进性病变、功能低下性病变和非功能性病变。临床和实验室检查对前两种病变有明确的提示，影像学检查用于明确病变的侧别、数目、大小、范围和性质。对于非功能性病变，影像学检查用于发现病变并确定其可能的性质。

一、库欣综合征

库欣综合征（cushing syndrome）是由不同病因所致肾上腺皮质长期过量分泌皮质醇而产生的一组症候群，又称皮质醇增多症。

临床与病理：库欣综合征可分为促肾上腺皮质激素（adreno-cortico-tropic-hormone，ACTH）依赖性（约70%~85%）和非ACTH依赖性（约15%~30%）两种类型。ACTH依赖性库欣综合征包括垂体性库欣病和异位ACTH综合征，前者是由于垂体前叶病变致ACTH的分泌增加，约占库欣综合征的80%；而后者为垂体之外的肿瘤组织异常地过量分泌ACTH类似物所致，常见肿瘤包括肺小细胞癌、胸腺瘤、神经内分泌肿瘤、甲状腺髓样癌和嗜铬细胞瘤等。非ACTH依赖性库欣综合征为肾上腺皮质腺瘤或皮质癌所致，由于肿瘤自主分泌皮质醇，从而反馈性抑制垂体ACTH分泌，造成非肿瘤部位肾上腺萎缩。库欣综合征临床具有典型症状和体征，实验室检查血、尿皮质醇增高，垂体性和异位ACTH综合征者血中ACTH升高，而非ACTH依赖性者ACTH降低。病理上，肾上腺增生造成腺体弥漫性增大，甚至边缘出现结节；腺瘤呈类圆形，有包膜，内含丰富脂类物质；皮质癌通常较大，其内出血、坏死常见，偶有钙化。

（一）肾上腺皮质增生

肾上腺皮质增生（adrenal cortical hyperplasia）是库欣综合征最常见的病因，约占70%~85%。

1　影像学表现

（1）CT：CT平扫即能发现异常，作出诊断。表现为双侧肾上腺弥漫性增大，侧肢平均厚度大于5 mm和（或）横断面积大于150 mm^2，少数病例增大的肾上腺边缘可有一些小结节影，增大肾上腺的密度和外形基本保持正常。

（2）MRI：表现为双侧肾上腺弥漫性增大，可伴有边缘结节样突起，但信号保持正常。

② 诊断与鉴别诊断

库欣综合征患者，若CT检查发现双侧肾上腺弥漫性增大，侧肢厚度和（或）面积大于正常值，不难作出肾上腺增生诊断。需要注意的是，约有50%患者虽有肾上腺增生所致的功能异常，但无明显肾上腺形态学改变。此外，还应注意与其他病因所致的双侧肾上腺弥漫性增大相鉴别，包括长期处于应激状态时由于血浆ACTH水平升高所致的双侧肾上腺增大，肢端肥大症、甲状腺功能亢进和多种恶性肿瘤也可以造成双侧肾上腺非特异性增大。

（二）Cushing腺瘤

库欣综合征约10%~30%由肾上腺皮质腺瘤所致，又称Cushing腺瘤。

① 影像学表现

（1）CT：表现为单侧肾上腺类圆形或椭圆形肿块，边界清，与肾上腺侧肢相连，大小多为2~3 cm，密度等于或低于肾实质；动态增强检查，肿块快速强化、迅速廓清；同侧肾上腺残部和对侧肾上腺萎缩。

（2）MRI：表现为肾上腺类圆形肿块，在T_1WI和T_2WI上，信号强度分别类似或略高于肝实质。由于腺瘤内富含脂质，因而在化学位移反相位图像上信号强度明显下降。动态增强检查表现同CT所见。

② 诊断与鉴别诊断

库欣综合征患者，当CT或MRI检查发现单侧肾上腺类圆形或椭圆形肿块，大小常为2~3 cm，并伴有对侧肾上腺萎缩时，不难作出Cushing腺瘤的诊断。然而，仅据肿块的影像学表现，本病常难与肾上腺非功能性腺瘤鉴别，诊断时必须结合临床资料。

（三）原发性肾上腺皮质癌

原发性肾上腺皮质癌（primary adrenocortical carcinoma）是库欣综合征的少见病因，仅占3%~5%；然而，约65%的功能性肾上腺皮质癌表现为库欣综合征。

① 影像学表现

（1）CT：较大的肾上腺肿块直径常超过6 cm，呈类圆形、分叶形或不规则形。肿块密度不均，周围为软组织密度，内有坏死或陈旧出血所致的不规则低密度区；增强检查，肿块呈不规则强化，中心低密度区无强化。某些肿块内可有散在点片状钙化影。CT检查还可发现下腔静脉受累、淋巴结转移及其他脏器转移。

（2）MRI：肿块信号不均，T_1WI上主要表现为低信号，而T_2WI上呈显著高信号，内常有坏死和出血所致的更高信号灶；增强检查，肿块呈不均匀强化。当肿瘤侵犯下腔静脉时，其内流空信号影消失。

② 诊断与鉴别诊断

肾上腺皮质癌体积较大，CT和MRI检查易于发现。当发现肾上腺较大肿块，内部密度和信号不均，特别是伴有下腔静脉侵犯和（或）淋巴结转移、其他部位转移时，应考虑为肾上腺皮质癌。若患者同时有库欣综合征临床表现，则可明确诊断；无库欣综合征但有其他内分泌异常，也可诊断为肾上腺皮质癌；当无内分泌异常时，肿块难与其他肿瘤鉴别。

二、原发性醛固酮增多症

原发性醛固酮增多症又称Conn综合征，以高血压、低血钾、高醛固酮水平和低血浆肾素活性为主要特征。

临床与病理：Conn综合征是由于肾上腺皮质病变过多合成和分泌醛固酮所致。醛固酮导致水、钠潴留，血容量增加而产生高血压，在Ⅰ、Ⅱ、Ⅲ级高血压患者中患病率分别为约2%、8%和13%。Conn综合征发病峰值年龄为20~40岁，女性多于男性，男女比例约为1：3。临床表现为高血压、肌无力和夜尿增多。实验室检查示血和尿中醛固酮水平增高、血钾减低和血浆肾素活性下降。

Conn综合征的病因包括：①肾上腺皮质球状带增生，亦称为特发性醛固酮增多症（idiopathic hyperaldosteronism，IHA），约占50%~60%；②分泌醛固酮的肾上腺皮质腺瘤（aldosterone-producing adenoma，APA），约占40%~50%；③原发性肾上腺增生（primary adrenal hyperplasia，PAH）和分泌醛固酮的肾上腺皮质癌，很少见（约1%）。

病理上，APA腺瘤大多为单发，偶为多发或双侧性，瘤体直径多为1~2 cm，包膜完整，切面为橘黄色，含有丰富的脂类物质。IHA和PAH中，皮质增生位于球状带，肾上腺增大常伴结节，可为小结节或大结节型，称肾上腺结节性增生。

（一）APA腺瘤

❶ 影像学表现

（1）CT：表现为单侧肾上腺孤立性小结节，呈类圆形或椭圆形，与肾上腺侧肢相连或位于两侧肢之间，边界清楚。病变较小，直径多为1~2 cm，少数小于1 cm，偶尔较大者可达3 cm。结节密度均匀，由于富含脂质，常常近于水样密度。增强检查。肿块呈轻度强化，动态增强表现为快速强化和迅速廓清。患侧肾上腺多能清楚显示，可受压、变形，但无萎缩性改变。

（2）MRI：肾上腺肿块在T_1WI和T_2WI上信号强度分别类似和略高于肝实质，梯度回波同、反相位检查能证实肿块内富含脂质，表现为反相位上肿块信号明显减低。增强检查，肿块强化同CT所见。

❷ 诊断与鉴别诊断

CT和MRI均可发现APA腺瘤，CT空间分辨力高，易于发现这种较小的腺瘤，其检出率高于MRI。APA腺瘤影像学表现具有一些特征，即肾上腺较小的水样密度肿块，直径多小于2 cm，MRI反相位显示肿块内脂质丰富，结合临床表现，不难作出APA腺瘤诊断。由于APA腺瘤CT密度常近于水，它需与肾上腺囊肿相鉴别：增强检查中腺瘤强化，而囊肿无强化。MRI检查，腺瘤与囊肿在T_1WI和T_2WI上的信号均不相同，鉴别也不困难。

（二）肾上腺皮质增生（IHA）

❶ 影像学表现

（1）CT：双侧肾上腺常显示正常，少数表现为弥漫性增大；偶尔，增生可致肾上腺边缘有一个或多个小结节，直径甚至可达7~16 mm，密度类似正常肾上腺或稍低。增强检查，结节强化程度低于正常肾上腺组织，显示更加清楚。

（2）MRI：双侧肾上腺很少显示异常。

2 **诊断与鉴别诊断**

在肾上腺皮质增生所致的原发性醛固酮增多症患者，CT检查有四种可能性：①显示双侧肾上腺增大，可确诊为肾上腺皮质增生；②发现双侧肾上腺多发性小结节，此时，依据实验室检查高度提示为特发性醛固酮增多症，也能明确为双侧肾上腺皮质增生；③仅发现单个肾上腺小结节，应注意与APA腺瘤相鉴别，进行卧、立位醛固酮水平测定，或进行双侧肾上腺静脉取血测量醛固酮水平有助鉴别；④检查显示双侧肾上腺正常，并不能除外增生，因为球状带仅占肾上腺皮质的10%~15%，不显著的增生很难造成肾上腺大小或形态改变。MRI检查发现肾上腺皮质增生的敏感性很低，诊断价值不高。

三、嗜铬细胞瘤和副神经节瘤

嗜铬细胞瘤（pheochromocytoma）和副神经节瘤（paraganglioma）都是起源于交感神经嗜铬细胞的神经内分泌肿瘤。起源于肾上腺髓质者称为嗜铬细胞瘤，起源于肾上腺外的交感神经链和头颈部副交感神经者称为副神经节瘤，二者均导致过量的儿茶酚胺分泌，引起相似的临床症候群。

（一）临床与病理

肾上腺髓质是嗜铬细胞瘤的主要发生部位，占全部嗜铬细胞瘤的90%左右，高发年龄为30~50岁。副神经节瘤也称肾上腺外嗜铬细胞瘤，常位于腹主动脉旁、后纵隔、颈总动脉旁或膀胱壁。嗜铬细胞瘤也称"10%肿瘤"，即10%肿瘤位于肾上腺之外，10%为双侧、多发肿瘤，10%为恶性肿瘤和10%为家族性肿瘤。30%的嗜铬细胞瘤见于家族遗传性疾病，包括多发性内分泌腺肿瘤病Ⅱ型和Ⅲ型、神经纤维瘤病、von Hippel–Lindau病和家族性嗜铬细胞瘤。在这些家族遗传性疾病中，嗜铬细胞瘤几乎全部发生在肾上腺，且常为双侧性。嗜铬细胞瘤和副神经节瘤均可引起儿茶酚胺增多症，典型临床表现为阵发性高血压、头痛、心悸、多汗和皮肤苍白，发作数分钟后症状缓解。实验室检查，24小时尿中儿茶酚胺的代谢产物香草基扁桃酸明显高于正常值。病理上，所有嗜铬细胞瘤都具有一定恶性潜能，肾上腺嗜铬细胞瘤常较大，易发生坏死、囊变和出血，肿瘤有完整包膜，侵袭性肿瘤有包膜侵犯并可发生淋巴结或脏器转移。

（二）影像学表现

1 **CT**

嗜铬细胞瘤表现为一侧肾上腺较大的圆形或椭圆形肿块，偶为双侧性。肿瘤直径常为3~5 cm，也可较大，达10 cm以上。较小肿瘤密度均匀，类似肾脏密度；较大肿瘤常因陈旧性出血、坏死而密度不均，内有单发或多发低密度区，甚至呈囊性表现。少数肿瘤的中心或边缘可见点状或弧线状钙化。增强检查，肿瘤明显强化，而其内低密度区无强化。副神经节瘤表现为腹主动脉旁、髂血管旁、膀胱壁或纵隔内等部位的类圆形或椭圆形肿块，直径为 1 cm 至数厘米，其中发生在膀胱壁的肿瘤常较小。

② MRI

肿瘤在 T_1WI 上信号强度类似肌肉，而 T_2WI 上由于富含水分和血窦而呈明显高信号。肿瘤有坏死或陈旧性出血时，瘤内可有短 T_1 或长 T_1、长 T_2 信号灶。瘤内不含脂肪，因而梯度回波反相位检查，信号强度无下降。增强检查，肿瘤实体部分发生明显强化。MRI 检查时，冠状面 T_2WI 并预饱和脂肪抑制技术对于寻找和显示腹腔、盆腔和胸腔内的副神经节瘤非常有帮助。

（三）诊断与鉴别诊断

肾上腺是嗜铬细胞瘤最常发生的部位，因此，所有临床拟诊嗜铬细胞瘤的患者均应首先行肾上腺区检查。若CT、MRI检查发现单侧或双侧肾上腺较大类圆形肿块，并具有上述表现特征，结合临床症状和实验室检查，通常可作出准确的定位和定性诊断。嗜铬细胞瘤和副神经节瘤影像诊断时，应注意以下几个方面：①发现双侧肾上腺嗜铬细胞瘤时，需除外遗传性嗜铬细胞瘤，为此应进行相关部位和家族成员的相关部位影像学检查。②侵袭性嗜铬细胞瘤本身的影像学检查并无明显特殊表现，仅有当发现浸润转移征象时才可确定。③临床疑为嗜铬细胞瘤时，如影像学检查未发现肾上腺区肿块，应考虑行相关部位检查，特别是腹主动脉旁，以发现副神经节瘤；MRI和CT检查诊断肿瘤仍有困难时，利用核素显像具有高度特异性的优点，常能作出准确诊断。

四、肾上腺非功能性病变

肾上腺非功能性病变（nonfunctioning adrenal diseases）不影响肾上腺皮、髓质功能，病变类型较多，以非功能性腺瘤和转移瘤最常见。

（一）肾上腺非功能性腺瘤

① 临床与病理

肾上腺非功能性腺瘤（nonfunctioning adrenal adenoma）的发现率随CT、MRI和超声的广泛应用而有明显增加。腹部CT检查时，肾上腺非功能性腺瘤发现率为1%～2%。临床多无症状。病理上，腺瘤有完整被膜，内富含脂类物质。实验室检查，肾上腺功能测定均显示正常。

② 影像学表现

CT和MRI：肾上腺非功能性腺瘤的密度和信号强度均类似于肾上腺Cushing腺瘤。它们的不同之处在于：①非功能性腺瘤直径多较大，可达5 cm左右，甚至更大；②非功能性腺瘤无同侧和对侧肾上腺萎缩性改变。

③ 诊断与鉴别诊断

CT和MRI检查对诊断肾上腺非功能性腺瘤无特异性，与功能性腺瘤的鉴别主要依赖临床资料。

（二）肾上腺转移瘤

① 临床与病理

肾上腺转移瘤（adrenal metastasis）在临床上较为常见，其中肺癌转移居多，此外也可为乳腺癌、甲状腺癌、肾癌、胰腺癌、结肠癌或黑色素瘤的转移。肾上腺转移瘤为双侧或单侧性，极少造成肾上腺功能改变。

② 影像学表现

（1）CT：表现为双侧或单侧肾上腺肿块，呈类圆、椭圆形或分叶状，大小为2~5 cm，也可较大。转移瘤密度均匀，类似肾脏；大的肿瘤内有坏死性低密度区。增强检查呈均匀或不均匀强化。

（2）MRI：形态学表现类似CT检查所见。T_1WI上，肿块信号类似或低于肝实质；T_2WI上，其信号强度明显高于肝实质，内可有坏死液性信号灶。化学位移反相位检查，转移瘤内不含脂质，故信号强度无明显改变。

③ 诊断与鉴别诊断

超声、CT和MRI检查均可发现双侧或单侧肾上腺肿块，但不能与非功能性皮质癌、嗜铬细胞瘤等其他恶性肿瘤相鉴别，需结合临床恶性肿瘤病史以明确诊断。

（三）肾上腺偶发瘤

肾上腺偶发瘤（adrenal incidentaloma）也称肾上腺意外瘤，是指患者临床上无明确内分泌症状和体征，而因其他原因行腹部影像学检查时意外发现的肾上腺肿块。它几乎包括肾上腺所有肿瘤和非肿瘤性病变。近年来随着影像学技术的发展及体检的普及，肾上腺偶发瘤的发现率越来越高，其临床诊治对策也越来越受到关注。

① 临床与病理

肾上腺偶发瘤主要包括非功能性腺瘤（约51%）、转移瘤（31%）、非功能性皮质癌（4%）、亚临床型功能性肿瘤（2%）、神经节细胞瘤（4%）、囊肿（4%）、髓样脂肪瘤（4%）和肉芽肿性病变（2%）等。

② 诊断与鉴别诊断

肾上腺偶发瘤的影像学诊断原则与步骤：①观察肿块大小和形态学特征，肿块大小是判断病变良、恶性的重要指标。肿块小于2 cm时，无原发肿瘤患者中9%为良性；肿块大于4 cm，则70%为恶性。肿块6个月内增大提示恶性，而肿块在12个月以上保持稳定考虑良性。②分析肿块的组织学特征，非功能性皮质腺瘤由于富含脂质，平扫CT上近于水样密度，化学位移反相位图像出现信号下降，而转移癌不含脂质，CT呈软组织密度，反相位图像无信号下降。③测量肿块的动态增强廓清率。皮质腺瘤强化快，廓清迅速；转移癌强化中等，廓清缓慢。根据CT动态增强扫描计算肿瘤的廓清率，诊断皮质腺瘤的敏感性和特异性很高。④当临床、实验室检查及其他影像学检查均难以作出诊断时，可进行核素检查，其中PET-CT检查是鉴别肾上腺偶发瘤的可靠工具。⑤对肿瘤直径在2～4 cm范围、非功能性且无恶性表现的肾上腺偶发瘤，建议定期随访，选用超声或CT检查评估肿瘤的生长速度，以决定下一步治疗方案。

第二节　男性生殖系统病变影像诊断

男性生殖系统常见病变为前列腺增生和前列腺癌，其次是睾丸肿瘤和精囊病变。影像学检查不但能发现病变，还能明确病变的位置、范围，且多可确定病变性质，并对恶性肿瘤进行分期。

一、良性前列腺增生

（一）临床与病理

良性前列腺增生（benign prostatic hyperplasia，BPH）是老年男性常见病变，60岁以上发病率高达75%，主要发生在移行带，表现为腺体组织和基质组织有不同程度增生。当增大的移行带压迫邻近的尿道和膀胱出口时，导致不同程度膀胱梗阻。本病主要临床表现为尿频、尿急、夜尿及排尿困难。

（二）影像学表现

❶ CT

显示前列腺弥漫性一致性增大。在耻骨联合上方2 cm或更高层面仍可见前列腺，或（和）前列腺横径超过5 cm，即可判断为BPH。增大的前列腺边缘光滑锐利，上缘可呈分叶状突向膀胱；密度可均匀或不均匀，可有高密度钙化灶。BPH在增强后能够清晰区分增生的中央腺体和外周带，中央腺体呈明显强化的高密度，而外周带呈相对低密度，BPH的强化曲线多呈持续上升型。

❷ MRI

同样显示前列腺均匀对称性增大。在T_1WI上，增大的前列腺呈均匀等信号；T_2WI上，周围带多维持正常较高信号，但显示受压变薄，甚至近乎消失。前列腺包膜完整，呈环形低信号。中央带和移行带体积明显增大，当以腺体增生为主时，呈结节性不均一高信号。若基质增生明显，则以中等信号为主。结节边界清，周围见低信号环。

（三）诊断与鉴别诊断

CT和MRI检查均可发现前列腺均匀对称性增大。BPH需与前列腺癌相鉴别，详见前列腺癌诊断部分。

前列腺增生突入膀胱内，需与膀胱癌进行鉴别，尤其是位于膀胱后壁、在CT增强呈非特征性强化的膀胱癌，两者鉴别困难，容易误诊；使用双能CT的单能量图像、能谱曲线等有助于鉴别良性前列腺增生与膀胱癌；MRI多方位、多序列成像有助于两者鉴别。

二、前列腺癌

（一）临床与病理

前列腺癌（prostate cancer）多发生于老年男性，在欧美各国发病率较高，居美国男性恶性肿瘤的第二位。我国前列腺癌的发病率相对较低，但近年逐渐增高。

前列腺癌主要发生在前列腺的周围带（70%），其生长可侵犯相邻区，并可突破前列腺被膜，进而侵犯周围脂肪、精囊和邻近结构，还可发生淋巴转移和血行转移，后者以骨转移多见且常为成骨性转移。前列腺癌95%为腺癌。

前列腺癌的分期参照美国国立综合癌症网络（National Comprehensive Cancer Network，NCCN）指南2017年第2版分期前列腺癌标准，见表6-2。

表6-2　前列腺癌临床TNM分期

T分期	标准
T_x	原发肿瘤无法评估
T_0	没有原发肿瘤证据
T_1	不能被扪及和影像无法发现的临床隐匿性肿瘤
T_{1a}	在5%或更少的切除组织中偶然的肿瘤病理发现
T_{1b}	在5%以上的切除组织中偶然的肿瘤病理发现
T_{1c}	穿刺活检证实的肿瘤（如由于PSA升高）
T_2	局限于前列腺内的肿瘤
T_{2a}	肿瘤限于单叶的二分之一或更少
T_{2b}	肿瘤侵犯超过一叶的二分之一，但仅限于一叶
T_{2c}	肿瘤侵犯两叶
T_3	肿瘤沿前列腺囊扩展
T_{3a}	囊外扩展（单侧或双侧）
T_{3b}	肿瘤侵犯精囊
T_4	肿瘤固定或侵犯除精囊外的其他邻近组织结构：膀胱、肛提肌和（或）盆壁

值得注意的是，前列腺癌常常合并良性前列腺增生。前列腺癌的早期临床表现类似良性前列腺增生，即排尿困难，晚期则出现膀胱和会阴部疼痛及转移体征。肛门指诊检查可触及前列腺硬结，表面不规则。实验室检查，前列腺特异抗原（prostate specific antigen，PSA）显著增高；若为轻度增高，游离PSA/总PSA小于0.1也具有意义。

（二）影像学表现

❶ CT

未超出前列腺范围的前列腺癌仅可显示前列腺增大，而密度无异常改变。动态增强检查，有时肿瘤表现为早期富血供结节。对于进展期前列腺癌，肿瘤侵犯被膜外，则正常前列腺形态消失，肿块局部膨隆，且边界不清，增强扫描以早期强化为主，多数表现为快进快出强化特征。肿瘤侵犯精囊，造成精囊不对称增大、精囊角消失。膀胱受累时，膀胱底壁增厚，以致出现突向膀胱腔内的分叶状肿块；可合并盆腔淋巴结转移、骨转移及远隔器官转移。

❷ MRI

MRI对于发现前列腺癌和确定其大小、范围均有较高价值。在T_1WI上，前列腺癌与前列腺组织信号相仿，但可见前列腺局部轮廓的改变；T_2WI上，前列腺癌典型表现为正常较高信号的周围带内出现结节状、条片状低信号影，甚至累及整个周围带，边界模糊。DWI检查，肿瘤表现为明显高信号结节；且随b值的增加，肿瘤扩散受限更明显，为相对更高信号。前列腺癌供血血管血流动力学特点为高流速低阻力，因此，对比剂流入快而廓清相对也快，DCE检查的增强早期病灶即出现明显强化，之后强化迅速减低，时间–信号曲线呈速升–下降型曲线。MRS检查，前列腺结节的Cit峰明显下降，而Cho峰明显增高和（或）（Cho+Cre）/Cit的比值显著增高，均提示为前列腺癌。MRI是前列腺癌分期的最佳影像检查方法，可确定前列腺被膜有无破坏、突破以及精囊、膀胱等邻近器官是否受侵，这对临床是否采取手术治疗和评估预后非常重要。正常前列腺被膜应是光滑连续的T_2WI低信号，当被膜局部表面不光整，连续性中断，被膜突出，两侧神经血管丛不对称，则均指示被膜已受累。精囊受侵时，受累侧精囊增大并T_2WI上信号减低。MRI检查还可检出转移所致的盆腔淋巴结及其他部位淋巴结的增大，也易于发现其他器官和/或骨转移。

（三）诊断与鉴别诊断

MRI多序列、多方位成像有利于发现早期局限于被膜内的前列腺癌，表现为T_2WI高信号周围带出现低信号影；DWI呈明显高信号，高b值DWI仍然为高信号；MRS表现为（Cho+Cre）与Cit比值大于1；DCE呈快进快出强化特征。但是，对于中央带与移行带内的早期前列腺癌，需与BPH鉴别。BPH的T_2WI高低信号混杂，DWI无高信号结节，MRS表现为（Cho+Cre）与Cit比值小于1，DCE呈持续强化。CT及MRI对于进展期前列腺癌诊断均不难，尤其对于出现转移的前列腺癌，可以发现周围淋巴结及盆腔的骨转移，这些征象均可以和前列腺增生进行鉴别。慢性前列腺炎造成的周围带的局部纤维化、肉芽肿性病变和前列腺内穿刺后出血，在MRI上可与早期前列腺癌有相似表现。局部纤维化病变可以表现为T_2WI低信号，但是强化不明显，并且DWI无扩散受限表现；肉芽肿性病变DWI信号不高，穿刺后出血不会出现强化。

三、睾丸肿瘤

（一）临床与病理

睾丸肿瘤（testicular tumor）可为原发性和继发性，绝大多数为原发性，而继发性罕见。原发性睾丸肿瘤多为恶性，又分为生殖细胞肿瘤和非生殖细胞肿瘤。其中前者占90%~95%，包括精原细胞瘤、胚胎癌、绒毛膜上皮癌等，又以精原细胞瘤最为常见。睾丸恶性肿瘤易发生腹膜后淋巴结转移，亦可血行转移至肝脏、肺和颅内。睾丸良性肿瘤少见，主要为成熟型畸胎瘤。

睾丸肿瘤多发生在青中年人，表现为一侧睾丸肿块，质地坚硬；肿瘤也可起于隐睾。病变晚期出现转移体征。实验室检查，胚胎癌和绒毛膜上皮癌可表现为血中甲胎蛋白或绒毛膜促性腺激素水平增高。

（二）影像学表现

对于睾丸肿块，多用超声和MRI检查；而对恶性睾丸肿瘤的腹膜后淋巴结转移和（或）脏器转移，可选用CT、MRI和超声检查。

❶ CT

很少用于检查睾丸局部肿块，常用来检查恶性睾丸肿瘤的腹膜后淋巴结转移和远隔器官转移。

❷ MRI

睾丸局部成像可检出睾丸肿块，其中不同类型睾丸肿瘤还各具一定信号特征。睾丸精原细胞瘤质地均匀，很少有坏死和出血，因而T_1WI上类似正常睾丸组织信号，而T_2WI上则低于正常睾丸组织；非精原细胞类肿瘤常含有不同的组织成分，易有出血、坏死而致信号不均，典型表现为T_2WI上呈混杂信号肿块，内有多发T_1WI低或高、T_2WI高或低信号灶，代表坏死、出血或肌肉成分；成熟畸胎瘤表现为内含脂肪成分的混杂信号肿块。MRI检查同样可检出恶性睾丸肿瘤的腹膜后淋巴结转移和相关脏器转移。

（三）诊断与鉴别诊断

睾丸肿瘤临床诊断不难。超声和MRI检查均可显示睾丸肿块，也不难确定为睾丸肿瘤。超声、MRI和CT还可发现腹膜后淋巴结转移及其他脏器转移，有利于肿瘤分期和治疗。

第三节　泌尿生殖系统病变超声诊断

一、输尿管疾病

（一）输尿管结石

❶ 病理与临床表现

输尿管结石（ureteral calculus）为泌尿系统常见疾病之一，结石大多数由肾结石落入输尿管后不能下行所致，临床以肾绞痛腹部绞痛、血尿等为主要表现。腹部X线平片和尿路造影仍是临床诊断的有效方法，但存在假阴性和假阳性。

② 超声检查

超声诊断可以弥补X线平片的不足，它具有较高的符合率。声像图表现：①输尿管内斑点或斑块状强回声，其后伴声影，多发生在输尿管狭窄部，尤其是输尿管末端。②结石部位以上的肾盂或输尿管扩张。③完全性梗阻时患侧输尿管开口处无喷尿现象，彩色多普勒血流显像更容易显示。但是，有喷尿现象者不能完全除外结石。④CDFI显示多数尿路结石出现快闪伪像（twinkling artifact），呈彩色镶嵌的条带状，位于结石表面及其声影中。它对声像图不典型、声影不显著的结石诊断颇为有用。快闪伪像的检出率为70%～82%。

③ 临床价值

超声诊断输尿管结石具有较高的符合率，但是输尿管结石可发生在不同的部位，因此扫查方法应当与之相适应。扫查范围应包括上、中、下各段，上段经腹扫查未见者应补充经背部和侧腰部扫查；中、下段结石扫查应注意沿扩张输尿管的走行向下追踪扫查；必要时加压扫查，力求清晰显示结石；CDFI检查有助于提高结石检出的敏感性。如超声检查阴性，而临床仍然高度怀疑结石，应结合腹部X线平片、磁共振尿路造影（MRU）或CT检查（平扫），CT检查对于肾结石以及是否合并梗阻的诊断极为敏感。

（二）输尿管肿瘤

① 病理与临床表现

原发性输尿管肿瘤（primary ureteral tumor）如尿路上皮癌比较少见，它多来自肾盂尿路上皮癌的种植、转移。腹膜后肿瘤常可累及输尿管。临床表现以血尿和上尿路梗阻为主。

② 超声检查

输尿管内实性肿瘤回声，管壁僵硬，CDFI可出现血流信号；输尿管上段肿瘤常伴有上段输尿管及肾盂扩张，或与肾盂肿瘤病变延续；输尿管下段肿瘤可能与膀胱病变延续。

③ 临床价值

输尿管肿瘤超声诊断的敏感性较差。原发性肿瘤一般体积较小，超声显示困难，应首选泌尿系X线造影或磁共振尿路造影（MRU）。转移性肿瘤体积较大时，超声检查可能优于X线尿路造影，但不及MRU。

（三）重复输尿管

① 病理与临床表现

重复输尿管（ureteral duplication）与先天性重复肾并存，重复肾往往合并重复肾盂输尿管（双集合系统）。重复输尿管可分别独立开口至膀胱，也可先汇合，然后开口至膀胱。

② 超声检查

声像图发现重复肾的敏感性并不高，据报道仅17%出现典型征象，即发现患侧肾增大，有2个独立的中央肾窦高回声区，CDFI可证实有重复肾门血管。重复输尿管合并梗阻时，其1或2个肾盂输尿管扩张，此时声像图检查比较容易发现。

③ 临床价值

声像图发现典型重复肾征象有助于提示重复肾盂输尿管，但敏感性较差。确诊依赖X线尿路造影和MRU。

（四）输尿管口囊肿

① 病理与临床表现

输尿管口囊肿（ureterocele）实为输尿管下端的囊性扩张，它向膀胱腔的黏膜层膨出从而形成"输尿管疝"。"囊肿"的外层为膀胱黏膜，内层为输尿管黏膜，中间为肌纤维和结缔组织。输尿管口囊肿壁菲薄，多数与先天性输尿管口狭窄和排尿不畅有关。输尿管口囊肿可单侧或双侧发病，女性比较多见。

② 超声检查

（1）下腹部横断时，在膀胱三角区相当于一侧或双侧输尿管开口处出现圆形囊肿，囊壁极薄，有时可见呈弧形线；纵断时可见末端输尿管扩张，并向膀胱腔内膨出。

（2）该"囊肿"大小随输尿管喷尿有规律地发生胀缩变化，亦称"胀缩征"。该征具有诊断意义。

（五）输尿管狭窄

① 病理与临床表现

输尿管狭窄（ureteral stricture）以先天性肾盂输尿管连接部狭窄最为多见，新生儿及儿童多见，会引发狭窄以上水平的肾盂扩张。

后天性输尿管狭窄常继发于肾结核、炎症、肿瘤扭曲和折叠。

② 超声检查

声像图表现：①狭窄段以上肾盂扩张征象。②肾盏、肾盂病变，如肾结核、肾肿瘤（如尿路上皮癌、乳头状癌）征象。③输尿管狭窄段病变为输尿管壁增厚、不规则（结核多见），输尿管肿物所致输尿管增粗，管腔内充满实性团块。④其他输尿管口及膀胱黏膜因结核、肿瘤等引起的继发性病变。

③ 临床价值

超声诊断的敏感性、特异性均较差，进一步诊断有赖于MRU和X线尿路造影等其他影像检查。

（六）先天性巨输尿管

① 病理与临床表现

先天性巨输尿管（congenital mega-ureter）是由于输尿管末端神经和肌肉先天性发育不良，造成输尿管蠕动减弱和尿流障碍，使输尿管管腔严重扩张。本病输尿管膀胱连接处无尿液反流，多单侧发病，常以腹部包块和泌尿系感染就诊，可合并尿路结石。

② 超声检查

声像图表现：①输尿管显著扩张，以中下段为著，内径3～5 cm甚至10 cm以上呈囊性扩张。②管壁厚而光滑，内无回声，后方回声增强。③可能有结石伴声影。

③ 临床价值

巨输尿管如果体积过大，可被超声误诊为腹腔巨大囊肿或腹腔积液，MRU有助于证实诊断。静脉尿路造影少数可能显影不佳。超声引导穿刺抽液检验和注入造影剂行X线检查有助于确定诊断。

二、膀胱疾病

（一）膀胱肿瘤

① 病理与临床表现

膀胱肿瘤（bladder tumor）是泌尿系最常见的肿瘤之一，发病人群男性多于女性。早期临床症状多为无痛性血尿，晚期可出现尿频、尿急、尿痛和排尿困难。膀胱肿瘤分为上皮性和非上皮性两类，前者占95%～98%，且以恶性居多，其中移行上皮癌占90%，此外尚有鳞癌、腺癌等。肿瘤好发于膀胱三角区，其次为侧壁，发生在顶部者很少见。非上皮性肿瘤仅占2%～5%，以良性为主，如血管瘤、纤维瘤、平滑肌瘤等。其他少见肿瘤及瘤样病变尚有嗜铬细胞瘤、淋巴瘤以及子宫内膜异位症、异位甲状腺等。

② 超声检查

（1）膀胱壁黏膜层局限性增厚，呈结节状、息肉样或菜花样突入腔内，表面不光滑；浸润型肿瘤呈弥漫性增厚。肿物以低回声或中低回声者居多，仅少数息肉样或菜花样病变为高回声。

（2）早期息肉样病变基底窄，借助瘤蒂与膀胱壁相连，膀胱壁回声正常（未侵及肌层），振动腹壁可见肿瘤在液体中浮动。弥漫型肿物基底增宽而固定，局部膀胱壁增厚，其层次不清，连续性中断。病变进一步侵犯膀胱浅深肌层时，甚至侵犯到膀胱周围组织或器官。弥漫性浸润性病变若几乎累及整个膀胱，则使整个膀胱壁增厚，膀胱腔缩小。

（3）病变后方无声影。个别瘤体表面附有小结石或钙化斑时，后方可出现声影，较大的肿瘤后方有轻度衰减。

（4）CDFI或PDI小肿瘤可见基底部出现彩色血流信号；较大肿瘤常见树状分支和弥漫分布的高速低阻动脉血流信号。经直肠超声检测血流信号比经腹壁扫查更加敏感。

（5）膀胱肿瘤的声像图病理分期：主要依据肿瘤侵犯膀胱壁的深度，所以，精确的声像图分期必须应用高分辨力的经尿道探头，经腹部扫查对膀胱肿瘤分期尚有一定困难。但是，应用经腹部超声或经直肠超声大致估计膀胱肿瘤有无浸润及转移仍然是可行的。①非浸润型（T_{is}、T_0、T_1）：肿瘤基底部局限于黏膜层或黏膜下固有层。声像图表现为肿瘤基底窄，可见纤细的瘤蒂，膀胱黏膜光滑，各层次连续性好。②浸润型（T_2、T_3）：肿瘤侵犯至膀胱浅深肌层及更深组织。声像图表现为肿瘤基底宽大，肿瘤周围膀胱壁不规则增厚，黏膜回声紊乱并有中断现象。③侵犯膀胱壁外及远处转移（T_4）：肿瘤浸润至膀胱以外，累及周围组织及远处脏器。声像图表现为膀胱浆膜层强回声中断；病变与周围组织或脏器不易区分，呈不规则的中低回声，肝脏、腹腔淋巴结等处可见实性占位病变。

此外，根据有无淋巴结转移尚可进行分期（$N_0 \sim N_3$），超声检查有较大的局限性。

③ 鉴别诊断

（1）良性前列腺增生：增生明显的前列腺可突入膀胱，横断面检查时易误认为膀胱肿瘤。纵断面和全面检查有助于鉴别。进展期前列腺癌可以侵犯膀胱壁，酷似膀胱肿瘤，经直肠超声易于鉴别。

（2）膀胱内血凝块：血凝块多呈强回声，边界不清晰，可随体位改变而移动。

（3）腺性膀胱炎：腺性膀胱炎结节型与膀胱肿瘤声像图极相似，前者表面光滑，回声均匀，基底宽大。最后诊断有赖于膀胱镜检和组织活检。

（4）引起膀胱壁增厚的其他原因膀胱结核，重度良性前列腺增生。

④ 临床价值

对于直径超过 0.5 cm 的膀胱肿瘤，超声检出率高达 90% 以上，并能了解肿瘤内部结构及大致侵犯程度。超声有助于膀胱肿瘤的分型和大致分期。采用高分辨力的经尿道高频探头进行旋转式扫查，能够比经腹超声更好地对膀胱肿瘤进行分期。精确的分期有赖于增强CT扫描，尤其是须明确有无盆腔淋巴结转移。对于很小的病变和位置隐蔽者，腹部超声容易漏诊，不及膀胱镜检查精确。至于肿瘤性质的确诊仍应以膀胱镜活检送病理为准。

（二）膀胱结石

① 病理与临床表现

膀胱结石（bladder calculus）常与下尿路梗阻如前列腺增生伴发，少数来自肾结石，或与膀胱憩室或异物伴发。发病男性明显多于女性，男女发病比例约为 27 : 1。

② 超声检查

（1）膀胱内点状、弧形或团块状强回声，其后伴有声影；可单发或多发，自米粒大小至 3 ~ 5 cm；小于 3 mm 的结石常无典型声影。

（2）强回声随体位改变而移动，仰卧位时结石常位于膀胱三角区附近，侧卧位时结石受重力影响向低位移动。少数结石较大或呈扁平状，侧动体位时可无明显移动，此时可嘱患者膝胸卧位，有助于观察其移动性。个别结石由于嵌入膀胱黏膜内，故无移动性。

③ 临床价值

超声检查对 3 mm 以上的结石几乎都能显示，确诊率高于X线平片、CT和膀胱造影，已经成为诊断膀胱结石的首选方法。

（三）膀胱炎

❶ 急性膀胱炎

（1）病理与临床表现：急性膀胱炎（acute cystitis）是临床上常见的泌尿系炎症疾病之一。该病发病急，患者常有典型的尿急、尿频、尿痛等泌尿系刺激症状。

（2）超声检查：①膀胱壁回声正常，或表现为轻度水肿增厚，呈低回声，层次清晰。②膀胱容量减少，可降至100 mL以下。③膀胱积脓时，膀胱内可见均匀的迷雾状低回声，有时分层分布。

❷ 慢性膀胱炎——膀胱结核

超声检查：膀胱结核（tuberculosis of bladder）的早期声像图无明显变化，晚期膀胱发生萎缩、广泛纤维增生时可有如下表现。

（1）膀胱壁增厚，表面欠光滑，回声不均匀。

（2）轻者膀胱容量改变不大，重者膀胱腔的容量显著减少。

（3）膀胱结核早期无明显异常，广泛纤维化后除上述改变外，有时可见到钙化形成的斑点状强回声。尿液有脓血或组织碎屑时，膀胱内可见细点状回声。患者常同时伴有肾结核、前列腺结核的超声表现。

❸ 腺性膀胱炎

（1）病理与临床表现：腺性膀胱炎（glandular cystitis）是慢性膀胱炎的一种特殊类型。其系膀胱黏膜在慢性炎症的刺激下，尿路上皮细胞呈灶状增生，延伸至固有膜，形成实性的上皮细胞布鲁恩巢（Brunn nest），其内常可见腺性化生，形成腺样结构。病变部位以三角区多见，亦可连接成片，累及整个膀胱。

（2）超声检查：有关腺性膀胱炎的超声检查文献报道不多，有作者曾将其声像图改变分为以下3种类型。①结节型：膀胱三角区局限性增厚，呈结节状增生，边界清晰、表面光滑，基底宽大，内部回声均匀，部分较大结节内可见小囊状改变；周围膀胱壁回声及厚度正常。②乳头型：病变呈息肉状或乳头状增生，突入膀胱腔内，基底窄小，振动腹壁有漂动感；回声较强，边界清晰；周围膀胱壁回声正常。③弥漫增厚型：膀胱壁呈弥漫性增生，病变可累及膀胱壁一部分或全部，轻者部分膀胱壁增厚仅数毫米，重者整个膀胱壁增厚达几厘米（有文献报道膀胱壁厚如椰壳者）；增厚的膀胱壁黏膜不光滑，回声强弱不均；膀胱容量减少。

（3）临床价值：超声诊断腺性膀胱炎缺乏特异性。结节型和乳头型应与膀胱肿瘤鉴别，弥漫增厚型应与其他疾病所造成的膀胱壁增厚进行鉴别。本病的最后确诊有赖于膀胱镜取活检病理诊断。

（四）膀胱憩室

❶ 病理与临床表现

膀胱憩室（bladder diverticula）分为先天性（真性）及继发性（假性）两类。前者相对少见，系先天发育异常所致；后者相对多见，多由于膀胱肌层菲薄并伴有机械梗阻所致。膀胱憩室好发于膀胱侧壁、三角区上部及输尿管开口附近。

② 超声检查

（1）膀胱壁外周无回声区，呈囊状结构，与膀胱相通。

（2）囊状结构的壁薄而光滑。

（3）膀胱充盈时增大，排尿后缩小。

（4）合并结石或肿瘤时，可见相应的声像图表现。

（五）膀胱异物

① 病理与临床表现

膀胱异物（foreign body in bladder）大多数是由患者本人经尿道逆行放入，少数医源性膀胱异物见于膀胱手术或经尿道器械检查时不慎遗留。膀胱异物多系比较光滑的条状物，如圆珠笔芯、发夹、体温表、塑胶管等，异物种类较多，形态不一，超声表现各有不同。超声诊断对膀胱异物高度敏感而且准确，对于X线检查阴性的异物更有诊断价值。

② 超声检查

（1）金属异物呈强回声，后方伴有声影或彗星尾征；非金属异物呈较强或中强回声，后方可无声影。

（2）异物强回声随体位而移动。

（3）强回声的形态与异物的形状和超声断面有关。管状异物长轴断面呈平行的管状或条状强回声，横断则呈空心圆形，软质异物多呈弯曲状。

（4）膀胱异物合并感染时，可伴有膀胱炎的超声表现。异物存留时间较长时，可作为核心形成膀胱结石。

第四节　典型病例影像分析

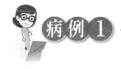

肾上腺腺瘤（Cushing腺瘤）

女性，32岁，以"体重明显增加，发现血压升高8个月"为主诉入院。患者于8年前无明显诱因体重增加8 kg左右，伴乏力、多毛、痤疮、免疫力低下，月经周期不规则、量少；偶测血压升高，最高可达170/110 mmHg。自发病以来，患者偶有四肢水肿，精神状态一般；既往体健。查体：神清，精神可，多血质面容，满月脸，颈后脂肪堆积，腹部、大腿、腋下可见紫纹，胸骨轻压痛，脊柱生理弯曲正常且有压痛，腹部形态正常，全腹未扪及包块，压痛及反跳痛（－），双肾区叩击痛（－）。实验室检查：血压 150/100 mmHg。血常规未见异常。24 小时尿游离皮质醇 1726.95 nmol/24 h 尿；皮质醇早 8 时为 742.23 nmol/L，下午 4 时为 517.18 nmol/L，大剂量地塞米松抑制试验不能抑制。患者进行了 CT 检查，见图 5-1。

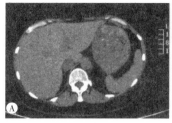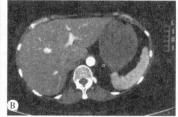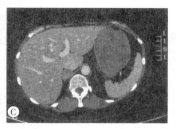

图 5-1 CT 轴位图像
A. 平扫；B. 动脉期；C. 门静脉期

一、影像征象分析

（一）征象 1

肾上腺肿块：平扫轴位 CT 图像上，右侧肾上腺见一大小约 2.0 cm × 2.55 cm 的类椭圆形稍低密度肿块影，边界清晰，与周围组织分界清楚。增强扫描肿块轻度强化，CT 冠状位多平面重组示肿块位于左肾上方。

（二）其他

阴性征象：右侧肾上腺未包括在图像中，双肾及肝、胆、脾、胰未见异常，腹腔内及腹膜后未见肿大淋巴结。

二、印象诊断

左侧肾上腺腺瘤（Cushing 腺瘤）。

三、鉴别诊断

库欣综合征患者，如影像检查发现肾上腺存在类圆或椭圆形肿块，通常可作出 Cushing 腺瘤的诊断，但有时与肾上腺 Conn 腺瘤、无功能性腺瘤等难以鉴别，必须结合临床及实验室检查综合考虑。Conn 腺瘤较小，患者常出现高血压、肌无力和夜尿增多，实验室检查示血、尿中醛固酮水平增高、血钾减低和肾素水平下降，立卧位血浆醛固酮水平测定有助于 Conn 腺瘤与 Cushing 腺瘤鉴别。肾上腺无功能性腺瘤通常较大，临床多无症状，实验室检查、相关肾上腺功能测定均显示正常。

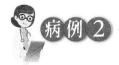 病例 2

肾上腺腺瘤（Conn 腺瘤）

女性，68 岁，以"发现高血压病 1 年，间断左侧腹部不适感伴乏力 2 个月"为主诉入院。患者于1年前体检时发现血压高，入院时测血压160/100 mmHg，诊断为高血压病，给予降压药物治疗。患者2个月前无明显诱因出现间断左侧腹部不适，伴乏力。查体：腹平软，全腹未扪及包块，压痛及反跳痛（—），双肾区无隆起，叩击痛（—）。实验室检查：血压130/90 mmHg，血钾3.13 mmol/L，血钠141 mmol/L，皮质醇节律实验基本正常，醛固酮、皮质醇测定在正常范围内。患者进行了CT检查，见图5-2。

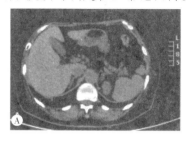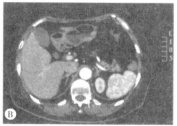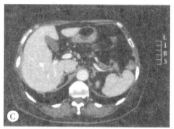

图5-2　CT轴位图像

A.平扫；B.动脉期；C.门静脉期

一、影像征象分析

（一）征象1

肾上腺肿块：平扫轴位CT图像上，左侧肾上腺见一长径约0.9 cm的类圆形稍低密度小结节影，边界清晰，与周围组织分界清楚。增强扫描病变轻度强化。

（二）其他

阴性征象：左侧肾上腺，双肾及肝、胆、脾、胰未见异常，腹腔内及腹膜后未见肿大淋巴结。

二、印象诊断

右侧肾上腺腺瘤（Conn腺瘤）。

三、鉴别诊断

Conn腺瘤主要需与Cushing腺瘤和肾上腺囊肿相鉴别。CT增强扫描及MRI有助于两者的鉴别，肾上腺囊肿无强化，呈明显T_1WI低信号、T_2WI高信号。影像上Conn腺瘤与Cushing腺瘤均表现为边界清楚的类圆形或椭圆形肿块，轻度强化，但Conn腺瘤常较Cushing腺瘤小，多在2 cm以下或更小，后者多为2~3 cm；临床上，Cushing腺瘤患者常表现为向心性肥胖、满月脸、皮肤紫纹或高血压等皮质醇增多症状，女性患者还可有月经紊乱改变；实验室检查，血、尿皮质醇增高，不同于Conn腺瘤的临床表现及实验室检查，可资鉴别。

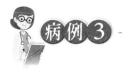

肾上腺嗜铬细胞瘤

男性，31岁，以"阵发性血压升高"为主诉入院。患者1个月前无明显诱因突发血压升高，大汗淋漓，测血压达195/95 mmHg，休息后缓解；既往身体健康。查体：腹部形态正常，触柔软，全腹压痛及反跳痛（－），双肾区无隆起，叩击痛（－）。实验室检查：血压118/78 mmHg，皮质醇（上午）430.69 nmol/L，肾活素（普食卧位）1.70 ng/（mL·h），肾活素（普食立位）7.70 ng/（mL·h），促肾上腺皮质激素（8时）12.25 pmol/L，血管紧张素Ⅱ（卧位）680.7 pg/mL，血管紧张素Ⅱ（立位）250.60 pg/mL，醛固酮（普食卧位）0.12 ng/mL，醛固酮（普食立位）0.170 ng/mL。患者进行了CT检查，见图5-3。

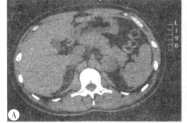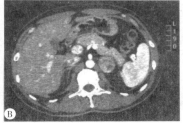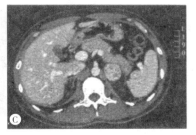

图5-3　CT轴位图像
A.平扫；B.动脉期；C.门静脉期

一、影像征象分析

（一）征象1

肾上腺肿块：平扫轴位CT图像上，左侧肾上腺见一长径约3.4 cm的类圆形等密度肿块，其内可见低密度区，病变边界清晰。增强扫描动脉期病灶明显不均匀强化，门静脉期肿块的强化程度减低。

（二）其他

阴性征象：右侧肾上腺、双肾及肝、胆、脾、胰未见异常，腹腔内及腹膜后未见肿大淋巴结。

二、印象诊断

左侧肾上腺嗜铬细胞瘤可能性大。

三、鉴别诊断

肾上腺嗜铬细胞瘤主要需与肾上腺皮质癌等相鉴别。肾上腺皮质癌平扫常表现为较大不规则形肿块，内常有坏死或陈旧性出血，增强检查，肿瘤不规则强化，中心低密度区无强化，肿瘤可侵犯下腔静脉，易发生淋巴结转移及其他脏器转移。另外，不同于嗜铬细胞瘤的临床表现及实验室检查，可资鉴别。

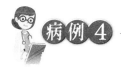

前列腺增生

男性，70岁，以"体检发现PSA升高3年余，进行性排尿困难半年"为主诉入院。患者3年前体检发现PSA位于临界值之上，半年前开始出现尿频、夜尿增多、排尿困难，时有尿流中断，排尿不净，无尿痛、肉眼血尿及发热等不适。查体：体温36.5℃，直肠指检前列腺Ⅱ度肥大，质中，中央沟变浅，未触及硬结，肛门括约肌张力好，指套无血染。实验室检查：血红蛋白137 g/L，PSA 9.28 ng/mL。患者先后进行了超声、静脉肾盂造影（IVP）、CT及MRI检查，见图5-4～图5-7。

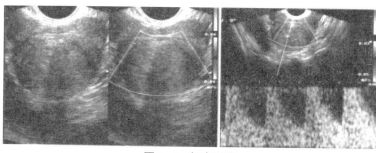

图5-4　超声图像

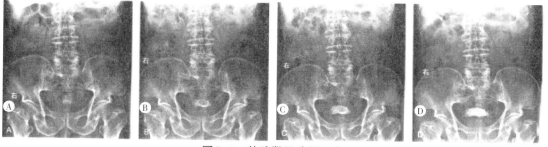

图5-5　静脉肾盂造影图像
A.腹部卧位平片；B、C、D.静脉注射对比剂后7分钟、15分钟、30分钟

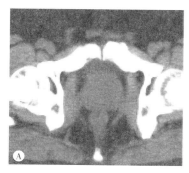
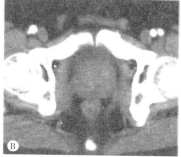
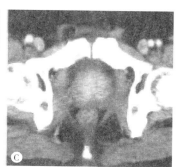

图5-6　CT图像
A.平扫；B.增强动脉期；C.增强静脉期

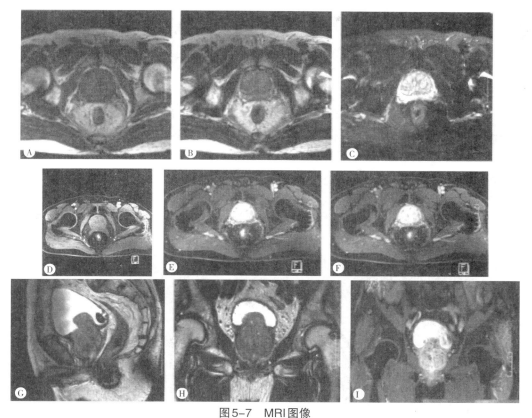

图5-7　MRI图像

A.平扫T_1WI；B.平扫T_2WI；C.脂肪抑制T_2WI；D.脂肪抑制T_1WI增强动脉期；E.增强静脉期；F.增强延迟期；G.矢状位T_2WI；H.冠状位T_2WI；I.冠状位T_1WI增强

一、影像征象分析

（一）征象1

前列腺增大征象：前列腺均匀增大，约59 mm×45 mm×71 mm，中央带增大为主，向膀胱腔内凸起，回声密度/信号不均，与外周带分界清楚，双侧外周带受压变薄，前列腺外周低信号包膜完整。增强扫描，增大的中央带呈不均匀强化，外周带呈轻度均匀延迟强化。

（二）征象2

膀胱出口梗阻导致慢性炎症、结石征象：膀胱壁部分不均匀增厚，边缘粗糙，小梁增粗，膀胱颈见一弧形压迹，边缘清晰，IVP排泄期膀胱腔内见一大小约27 mm×18 mm充盈缺损，边缘清楚光滑，CT呈高密度，MRI呈T_1WI高信号、T_2WI低信号，膀胱肌层未见中断。

（三）其他

阴性征象：双侧肾盂、肾盏显影清晰，形态、大小及位置未见异常，解压后双侧输尿管通畅，未见扩张或狭窄。前列腺双侧神经血管丛MRI信号未见异常；双侧精囊腺形态、密度/信号未见异常；盆腔未见肿大淋巴结及积液。骨盆各骨密度/信号未见异常。直肠与前列腺间脂肪间隙存在，未见中断。

二、印象诊断

1.前列腺增生。

2.膀胱结石，膀胱慢性炎症。

三、鉴别诊断

本病应注意与前列腺癌相鉴别。前列腺增生，血PSA正常或轻度升高，外形呈均匀对称性增大，MRI显示增大的中央腺体与外周带分界清楚，外周低信号包膜完整，外周带受压变薄，T_2WI呈均匀高信号，据此可与前列腺癌相鉴别。对于一些合并炎症的前列腺增生，外周带可信号减低，但包膜完整，还可应用MRI功能成像与早期未突破包膜的前列腺癌相鉴别（图5-8）。

前列腺增生在高b值的DWI图像上呈等信号，移行带较外周带略高，动态增强扫描呈逐渐强化的流入型或平台型曲线。（图5-8）

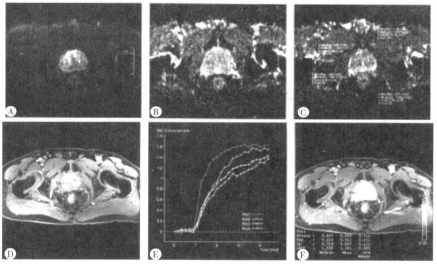

图5-8　DWI、动态增强扫描MRI图像

分别为b值为1000 s/mm³的DWI图（图5-8 A）和相应层面ADC图（图5-8 B）；测得相应感兴趣区ADC值分别为1.166×10^{-3} mm²/s、1.252×10^{-3} mm²/s、1.507×10^{-3} mm²/s、1.590×10^{-3} mm²/s（图5-8 C）；动态增强扫描MRI动脉早期轴位，从中选取感兴趣区进行半定量及定量分析（图5-8 D）；各感兴趣区获得的时间-信号强度曲线均为流入型（图5-8 E）；获得相应感兴趣区的定量参数（Ktrans、Kep、Ve）值（图5-8 F）

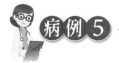

病例 5

前列腺癌

男性，73岁，以"体检发现PSA升高1年余"为主诉入院。患者1年前体检时发现

PSA升高，半年前复查PSA亦较前升高，无明显不适症状。查体：直肠指检前列腺Ⅰ度肥大，质中，左侧触及硬结，肛门括约肌张力好，指套无血染。实验室检查：PSA 76.21 ng/mL。患者先后进行了超声、CT及MRI检查，见图5-9～图5-11。

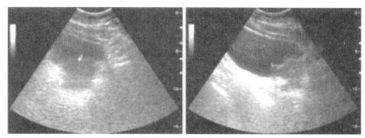

图5-9　超声图像

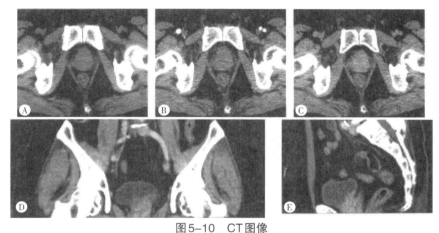

图5-10　CT图像
A.平扫；B.增强动脉期；C.增强静脉期；D.增强冠状位；E.增强矢状位

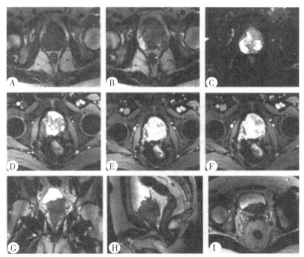

图5-11　MRI图像
A.平扫T$_1$WI；B.平扫T$_2$WI；C.脂肪抑制T$_2$WI；D.脂肪抑制T$_1$WI增强动脉期；E.增强静脉期；F.增强延迟期；G.矢状位T$_2$WI；H.冠状位T$_2$WI；I.平扫T$_2$WI

一、影像征象分析

（一）征象1

前列腺占位征象：前列腺不均匀增大，大小约4.1 cm×5.3 cm×7.2 cm，左侧外周带见不规则肿块向前向上突起，突入膀胱腔内，呈稍强回声、等密度、等T_1WI、等T_2WI信号，边界欠清，移行带与外周带分界中断，前列腺外周低信号包膜中断。增强扫描，肿块动脉期明显强化，静脉期强化减退，延迟期强化明显低于正常前列腺组织，呈"快进快出"改变。

（二）征象2

膀胱受累征象：膀胱颈部肌层中断，壁不均匀增厚，与肿块分界不清，边缘欠光整。

（三）征象3

精囊腺受累征象：双侧精囊腺不均匀增大，MRI T_2WI上不均匀结节样信号减低。

（四）征象4

淋巴结转移征象：盆腔内见多发等密度、等信号结节影，呈轻度均匀强化。

（五）其他

阴性征象：盆腔未见积液，骨盆各骨密度/信号未见异常。直肠与前列腺间脂肪间隙存在，未见中断。

二、印象诊断

1.前列腺癌，累及膀胱、双侧精囊腺。

2.盆腔淋巴结转移。

三、鉴别诊断

中晚期前列腺癌根据直肠指检有质硬结节、PSA明显升高及影像学上包膜外侵犯、淋巴结或骨转移等表现诊断不难。但早期局限于包膜内的癌灶与外周带良性病变，如局部炎症、增生的间质组织、肉芽肿性病变等容易混淆，MRI及其功能成像（图5-12）对两者的鉴别有一定帮助。前列腺癌形状不规则或呈弥漫分布有占位效应，边界不清，良性病变可呈楔形、卵圆形或弥漫分布但无占位效应，信号均匀或呈网线状，边缘较清楚。如两者鉴别困难可结合PSA或行超声引导下前列腺穿刺活检。

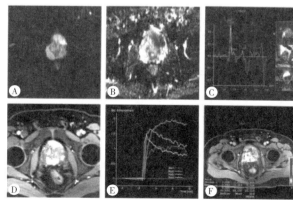

A.b值为1000 s/mm^2的DWI图，呈高信号弥散受限改变；B.相应层面ADC图，测得相应的ADC值减低；C.MRS图像，枸橼酸盐峰明显下降，胆碱峰水平的升高，（胆碱+肌酸）/枸橼酸盐的比值增大；D.动态增强扫描动脉早期轴位，选取感兴趣区进行半定量及定量分析；E.各感兴趣区获得的时间-信号强度曲线，癌灶呈速升速降的流出型或平台型曲线；F.获得相应感兴趣区的定量参数值（Ktrans、Kep、Ve）升高

图5-12　MRI功能成像图像

第六章

骨骼与肌肉病变影像诊断鉴别

第一节　骨与关节创伤影像诊断

　　骨与关节创伤（bone and joint trauma）是常见病、多发病，影像学检查是临床诊断和疗效观察的主要手段。X线平片是骨与关节创伤首选的影像学检查方法；CT克服了X线平片检查的影像重叠，适用于检查复杂的细微骨结构，三维重组图像有利于指导骨折整复治疗；MRI可弥补X线平片和CT软组织分辨力不足的缺陷且无辐射损伤。

一、骨折

（一）骨折概述

　　骨折（fracture）是指骨的连续性中断，包括骨小梁和（或）骨皮质的断裂。根据作用力的方式和骨骼自身的情况，骨折可分为创伤性骨折、应力性骨折和病理性骨折。儿童可发生骺板骨折。

① 创伤性骨折

　　创伤性骨折（traumatic fracture）即直接或间接暴力引起正常骨的骨折，最多见。

　　（1）临床与病理：本病都有明确的直接或间接暴力的外伤史，前者是主要原因。临床表现为骨折局部肿痛、变形、患肢缩短、保护性姿势及功能障碍等。活动患肢可听到骨摩擦音和触及摩擦感。本病常合并局部软组织损伤、血肿和渗出，严重者并发神经、血管及周围脏器损伤。

　　（2）影像学表现

　　1）X线：X线上骨折主要表现为骨皮质和骨小梁连续性中断，骨折线可表现为线样低密度影，也可以表现为条带状密度增高影。其高密度条带主要是由嵌入性骨折和压缩性骨折，断端嵌入重叠所致。在诊断骨折时，还需要注意骨折的类型、移位和成角畸形等。

　　骨折类型：成人骨折多为骨的完全性中断，称为完全骨折（complete fracture）。根据骨折线的形态又可分为横形骨折、斜形骨折和螺旋形骨折等。肌腱、韧带牵拉造成其附着处的骨质撕脱而发生位移，称为撕脱骨折（avulsion fracture）。骨折断裂3块及以上者称为粉碎性骨折（comminuted fracture）。椎体骨折常表现为压缩性骨折（compression fracture）。颅骨骨折可表现为塌陷、线形或星芒状骨折。而当只有部分骨皮质、骨小梁断裂时，称为不完全骨折（incomplete fracture），仅表现为骨皮质的皱褶、成角、凹陷、裂痕和（或）骨小梁中断。儿童青枝骨折（greenstick fracture）常见于四肢长骨骨干，表现为一侧骨皮质发生皱褶、凹陷或隆起而不见骨折线，似嫩枝折曲后的表现，骨内钙盐沉积较少而柔韧性较大为其成因，也属于不完全骨折。

移位和成角：骨折断端移位有以下几种情况：①横向移位，为骨折远侧断端向侧方或前后方移位；②断端嵌入，多半发生在长骨的干骺端或骨端，为较细的骨干断端嵌入较宽大的干骺端或骨端的骨松质内，应注意和断端重叠移位区别；③重叠移位，骨折断端发生完全性移位后，因肌肉收缩而导致断端重叠，肢体短缩；④分离移位，骨折断端间距离较大，称为分离移位，多为软组织嵌入断端间，或牵引所致；⑤成角，远侧断段向某一方向倾斜，两断段中轴线交叉成角称为成角；⑥旋转移位，为远侧断段围绕骨纵轴向内或向外旋转。上述横向移位、纵向移位（分离和重叠）称为对位不良；成角称为对线不良。平片诊断，首先要判断有无骨折，应熟悉各部位正常X线表现、先天变异及骨骺闭合之前的X线表现；其次要判断骨折移位情况，以骨折近侧断段为标准描述远侧断段向何方移位；还要观察骨折断段的成角，长骨两断段成角的尖端所指的方向即为成角的方向。骨折远侧段中轴线偏离近侧断段中轴线延长线的角度，是成角（即应矫正）的角度。骨折复位后初次复查，应着重分析骨折对位对线情况是否符合要求。以完全复位最理想，但多次整复会影响愈合。所以，一般对线正常，对位达2/3以上者，即已符合要求。不同部位要求也不同，主要考虑是否影响功能和外观。

骨折愈合的观察：X线平片不能显示骨折1周内形成的纤维骨痂及骨样骨痂；约2~3周后，形成骨性骨痂，表现为断端外侧与骨干平行的梭形高密度影，即为外骨痂。同时可见骨折线模糊，主要为内骨痂、环状骨痂和腔内骨痂的密度增高所致。如骨折部位无骨外膜（如股骨颈关节囊内部分、手足的舟骨、月骨等）或骨膜受损而不能启动骨外膜成骨活动，则仅见骨折线变模糊。骨松质如椎体、骨盆等的骨折，也仅表现为骨折线变模糊。编织骨被成熟的板层骨所代替，X线表现为骨痂体积逐渐变小、致密，边缘清楚，骨折线消失和断端间有骨小梁通过。骨折愈合后塑形的结果与年龄有关，儿童骨折完全愈合后可看不到骨折痕迹。

一般在骨折整复后2~3周需要平片复查，以评估骨痂形成和骨折固定的情况。摄片时应暂时去除外固定物，以免因重叠而影响对骨痂形成多少及其部位的观察。如骨痂未连接断端，则为无效骨痂。只有有效的成桥骨痂长到一定程度，才可稳固地固定断端，达到骨折的临床愈合。

2）CT：CT是平片的重要补充，对于结构复杂和有骨性重叠部位的骨折，CT比平片能更精确显示骨折移位情况。但由于CT的空间分辨力较差，不易观察骨折的整体情况，可以结合平片或CT的三维重组全面直观地了解骨折情况，特别是多层螺旋CT扫描可以任意面重组出各向同性的高质量图像。利用MPR及曲面MPR重建可以发现许多X线平片无法显示的骨折，如移位不明显的肋骨骨折等。

3）MRI：较CT可更敏感地发现隐匿性骨折和骨挫伤（bone contusion），能更清晰地显示软组织及脊髓的损伤。但对有结构重叠部位骨折的关系和撕脱骨折显示不如CT。骨折线在T_1WI上表现为低信号影，与骨髓的高信号形成明显的对比，T_2WI上为高信号影，代表水肿或肉芽组织；根据骨折断端间出血的时间及肉芽组织的形成与演变也可表现为多种信号。

（3）诊断与鉴别诊断：根据外伤病史和X线平片可以诊断绝大多数骨折，但股骨颈、腕舟骨等部位骨折无移位时，平片可能漏诊；另外，如果不熟悉籽骨、骨血管沟、骨骺发育情况和有些先天性变异，就有可能将这些误认为骨折。如临床怀疑骨折，而X线平片未显示或难以确定时，可行CT、MRI检查。

❷ 骨骺损伤

骨骺损伤（epiphyseal injury）为干骺端与骨骺愈合前骨骺部发生的创伤，也称骨骺分离。骨骺损伤可以是单独骺软骨损伤，也可为骺软骨和干骺端、骨骺的骨化中心同时折断。约30%的骨骺损伤导致肢体短缩或成角畸形等后遗症。影像学能显示损伤的情况，是指导治疗避免畸形的基础。

（1）临床与病理：骨骺损伤一般采用Salter-Harris分型法，可分为五型。其中，Ⅳ型损伤是指从干骺端至骨骺横跨骺板的断裂，其内血肿机化则形成纤维桥。纤维桥可进一步骨化形成骨桥。小的纤维桥或骨桥为一过性的，骺板生长将其逐渐推开，最后可完全恢复。较大的骨桥则影响发育，发生时的年龄越小影响越大，如其位于外侧则可形成外翻畸形，位于中央则干骺端呈杯口形，并伴肢体短缩。

（2）影像学表现

1）X线：大多数骨骺损伤可根据X线平片骨骺的移位、骺板增宽及临时钙化带变模糊或消失等表现作出诊断，但不能显示无移位的损伤及二次骨化中心未骨化之前骨骺的损伤。当诊断有疑问时，加拍对侧同部位片进行对比，有利于明确诊断。

2）CT：螺旋CT行多平面重组可比平片更清晰地显示骺板的骨桥。

3）MRI：可以直接显示软骨、软组织和骨组织，更精确地显示损伤全貌，主要用于临床高度怀疑骨骺损伤而X线平片表现正常的病例。MRI显示骺板的纤维桥和骨桥最佳，还能直接显示骨骺软骨的损伤。T_2WI显示骺板较好，骺板表现为高信号，与周围低信号的骨形成明显的对比。骺板急性断裂表现为局灶线性低信号影。干骺端及二次骨化中心骨折则在T_1WI上为线形低信号影，在T_2WI上为高信号影。而骺板纤维桥和骨桥表现为横跨骺板、连接干骺端和骨骺的低信号区。

❸ 应力性骨折

应力性骨折（stress fracture）主要包括疲劳骨折（fatigue fracture）和机能不全骨折insufficiency fracture）。前者是指长期、反复的外力作用于弹性抵抗力正常的骨骼所引起的慢性骨折，但单次外力不引起骨折，到临床诊断时常已有骨痂形成，称为疲劳骨折；后者是指正常生理活动或体重作用于弹性抵抗力减弱的骨骼所引起的骨折，也称为衰竭骨折。本节主要介绍疲劳骨折。

（1）临床与病理：疲劳骨折好发于跖骨和胫腓骨，也见于耻骨、肋骨、股骨干和股骨颈等处；长途行军、竞赛运动员与舞蹈演员常发生。骨折起病缓慢，最初仅感局部疼痛，以后逐渐加重，影响功能。查体可摸到局部固定的骨性包块，压痛明显，无异常活动，表面软组织可有轻度肿胀。

（2）影像学表现：疲劳骨折发病1~2周内X线检查可无异常表现，有时仔细观察可见到压痛部位线样骨裂隙，基本上为横行而无移位。发病3～4周后，骨折线周围已有梭形骨痂包围，也可仅见侧骨皮质断裂，周围有明显不规则硬化。有时需CT扫描才能发现骨折线；MRI检查有利于明确疲劳骨折的诊断，同时还能排除其他病变。骨折在T_2WI脂肪抑制序列表现为条片样水肿高信号，中间有时可见低信号骨折线。一般根据病史和X线表现容易诊断，但有时应力性骨折需与恶性骨肿瘤相鉴别。

④ 病理性骨折

由于先前已存在的骨骼病变使骨的强度减弱，轻微外力、生理性活动或体重引起的骨折，称为病理性骨折（pathological fracture）。骨病变可以是局限性病变，也可以是全身性病变。前者有肿瘤、肿瘤样病变、炎性病变；后者有骨质疏松、骨质软化和骨发育障碍（如成骨不全）等。

影像学表现：X线上除有骨折的征象外，还显示原有病变的特点。根据骨质病变和轻微外伤史，可以诊断为病理性骨折。有局部病变的病理性骨折大多与单纯骨折容易鉴别，如肿瘤所致者可见骨质破坏征象，但有时仅凭X线来鉴别比较困难。CT发现骨质破坏比X线敏感。MRI对骨髓的病理改变及骨质破坏的显示最敏感，有助于病理性骨折诊断。在诊断全身病变引起的病理性骨折时，常需观察邻近甚至全身骨骼的改变。

（二）四肢骨折

常见的四肢骨折有柯莱斯骨折（Colles fracture）、肱骨外科颈骨折、肱骨髁上骨折、股骨颈骨折。

① 柯莱斯骨折

柯莱斯骨折为最常见的骨折，是指桡骨的远端距离远端关节面2.5 cm以内的骨折，且伴有远侧断段向背侧移位和向掌侧成角，使手呈银叉状畸形，受伤机制是摔倒时手掌侧保护性触地所致。骨折线常为横形，有时为粉碎性骨折，并累及关节面。此种骨折常合并尺骨茎突骨折和下尺桡关节分离。在桡骨远端骨骺未闭合前，常发生桡骨远端骨骺分离。

② 肱骨外科颈骨折

骨折部位发生在肱骨解剖颈下2～3 cm，多见于成人，可分为裂隙样骨折、外展骨折和内收骨折三型，常合并肱骨大结节撕脱骨折。

③ 肱骨髁上骨折

肱骨髁上较薄弱，易骨折，最常见于3～10岁的儿童。骨折分为两型：①伸直型，远侧断段向背侧倾斜，致骨折向掌侧成角，此型多见；②屈曲型，远侧断段向掌侧倾斜，致骨折向背侧成角，此型较少见。肱骨髁上骨折经常有旋转移位。

④ 股骨颈骨折

此种骨折多见于老年人，特别是绝经后妇女。骨质疏松是其发生的重要原因，轻微外伤即可引起股骨颈骨折，多为单侧。股骨颈骨折极易损伤股骨头的供血血管，骨折愈合缓慢，易并发股骨头缺血性坏死。

按骨折是否稳定，股骨颈骨折分为无错位嵌入型骨折和错位型骨折。嵌入型股骨颈骨折占10%，比较稳定；错位型股骨颈骨折多见。股骨颈骨折特别是嵌入型骨折，常由于X线上不易显示骨折线而漏诊，有时仅表现为部分骨小梁中断及重叠，要仔细观察张力骨小梁、应力骨小梁和皮质是否连续。股骨颈骨折愈合仅表现为骨折线模糊和骨小梁通过。

（三）脊柱骨折

脊柱损伤常见，约占全身骨关节创伤的5%～6%，损伤后易引起神经功能障碍，甚至截瘫、死亡。

1 脊柱骨折

脊柱骨折分为重要损伤和次要损伤。前者包括压缩或楔形骨折（compression or wedge fracture）、爆裂骨折（burst fracture）、安全带骨折（seat belt fracture）及骨折并脱位；后者包括单纯的横突、棘突、关节突和椎弓峡部骨折，这类骨折极少引起神经损伤及脊柱畸形。

从生物力学角度，脊柱分为前、中、后三柱。前柱包括前纵韧带及椎体、纤维环和椎间盘的前2/3；中柱包括椎体、纤维环和椎间盘的后1/3及后纵韧带；后柱为脊椎骨附件，骨性结构包括椎弓根、椎板、关节突、横突和棘突，软组织为椎间关节的关节囊、黄韧带、棘间和棘上韧带。

（1）压缩或楔形骨折：以胸腰椎交界处最常见，占所有胸腰椎骨折的48%。损伤机制为脊柱过屈和纵向力的作用，引起前柱的压缩。

影像学表现：X线表现为椎体前侧上部终板塌陷，皮质断裂，而后柱正常，致使椎体成楔形。

（2）爆裂骨折：占所有脊柱骨折的14%，常可压迫脊髓。损伤机制为椎体受到纵向暴力作用导致椎体轴向压缩，形成椎体及上和（或）下部终板粉碎性骨折。

影像学表现：前中柱均受累，并有骨碎片向外周移位，向后的碎骨片可突入椎管内压迫脊髓；累及后柱时，同时可伴有椎板骨折和椎弓间距加大。

（3）安全带骨折：多见于车祸，占全部脊柱骨折的5%，其损伤机制为以安全带为支点上部躯干前屈，后柱与中柱受到牵张力而断裂。

影像学表现：X线平片上，骨折线可横行经过棘突、椎板、椎弓与椎体，后部张开；或仅有棘上、棘间与黄韧带断裂，关节突分离，椎间盘后部破裂；或骨折与韧带断裂同时存在。MRI的STIR序列因抑制了脂肪的高信号，可清楚显示棘上、棘间与黄韧带撕裂而呈高信号表现。

（4）骨折并脱位：占全部脊柱骨折的16%，而其中有75%可引起神经受损。受伤机制为屈曲加旋转和剪力，三柱都有损伤。

影像学表现：平片上，主要显示椎体脱位、关节突绞锁，常伴骨折。CT对显示关节突的位置很有价值。MRI对椎体的移位及椎管狭窄情况的显示最佳。

2 寰枢椎损伤

寰枢椎之间有三个关节，均为滑膜关节。一个是寰椎前弓后缘与齿状突之间形成的寰齿关节；另两个为寰椎双侧下关节突与枢椎两侧上关节突形成的椎间关节。常见的损伤包括寰枢关节脱位、寰椎骨折和齿状突骨折等。这些损伤易使颈髓受压而引起严重并发症，搬动患者和检查时要格外注意。

完全的寰枢关节脱位，不管是单侧还是双侧均可引起严重的椎管狭窄。寰枢关节脱位可伴有寰椎横韧带的撕裂。

薄层CT横断面扫描并矢状面和冠状面重建，可以精确显示寰枢椎的相互关系，是诊断本病的最佳方法。寰椎前弓后缘与枢椎齿状突前缘间的距离成人大于2 mm、儿童大于4 mm则说明有横韧带的撕裂。

（四）其他骨折

❶ 骨盆骨折

骨盆骨折常有血管、膀胱、尿道、直肠和神经损伤等并发症。

骨盆骨折分为骨盆环完整的骨折、骨盆环一处骨折、骨盆环两处以上骨折三种类型。前两种骨折骨盆仍保持稳定，后一种骨折则使骨盆的稳定性遭到破坏。

因骨盆是环形的，平片有骨性重叠，因而不能很好地显示所有结构。对于复杂的骨盆骨折，增强后的一站式CT扫描非常重要，扫描后的各种重组图像能很好地显示各部位骨折和移位情况，同时还能发现合并存在的内脏损伤、大血管损伤等，对指导后期临床处理具有重要意义。

❷ 颅骨骨折

影像学表现：

（1）X线：线形骨折平片上显示为僵硬线条状低密度影，走向和长短各异。若骨折位置在内板与外板不一致，在平片上可显示两条邻近且平行的低密度线状影。凹陷骨折，当投影的中心线切过凹入部位时，骨折片呈圆锥状凹入。3岁以下儿童患者骨板多如乒乓球凹陷状，常无明显骨折线。粉碎性骨折，颅骨碎裂成数块，呈放射状；碎片可重叠，有的嵌入脑内，严重者有颅骨变形。对于颅底骨折和骨折引起的颅内出血、脑脊液漏，普通X线检查常显示不佳。

（2）CT：CT是颅骨骨折的主要检查方法，表现为骨质的连续性中断、移位，还可见颅缝增宽分离；并能确定颅内血肿的位置、范围和周围的脑水肿，以及脑室变形和中线移位等情况。颅底骨折常累及孔道，从而损伤通过的神经血管，可发生鼻窦黏膜增厚、窦腔积血；前中颅底骨折多见，前颅底筛板骨折易造成脑膜撕裂，形成脑脊液鼻漏；中颅底骨折易累及视神经管、眶上裂、圆孔、卵圆孔、棘孔和破裂孔，其内脑神经、血管损伤后会引起相应的临床症状。CT检查时应根据临床表现，重点观察以免遗漏病变。三维重组则可立体显示骨折与周围结构的关系，有利于手术治疗。

❸ 肋骨骨折

影像学表现：

（1）X线：完全骨折者表现为肋骨骨皮质连续性中断，断端可对合良好或移位。不完全骨折者诊断较难。部分患者可见气胸、液气胸及纵隔气肿等继发征象。

（2）CT：显示肋骨骨折较X线敏感。完全骨折者表现为肋骨内外侧骨皮质断裂，断端可对合良好或移位。不完全骨折者表现为一侧骨皮质断裂或骨皮质扭曲。CT还能显示肺、胸膜腔及软组织的外伤性改变。不完全骨折在急性期有时难以发现，在骨痂形成后易于发现。CT三维重组技术有助于肋骨骨折的定位和诊断。人工智能（AI）能自动检出并标识肋骨骨折的位置和计数，提高医生的工作效率并减少漏诊。

二、关节创伤

关节创伤的诊断以X线平片为基础，CT对关节骨质损伤的范围、形态和相互关系的显示优于平片，MRI可以直接显示软骨、韧带和肌腱的损伤，为临床提供重要信息。

（一）关节创伤概述

关节创伤包括关节脱位、韧带与肌腱撕裂、软骨损伤和波及关节面的关节内骨折。关节脱位和关节内骨折均伴有关节软组织的损伤，而后者亦可单独出现。

❶ 关节脱位

关节脱位表现为关节对位关系完全或部分性脱离，前者为完全性脱位，后者为半脱位。根据发病机制，关节脱位可分为先天性关节脱位、习惯性关节脱位、创伤性关节脱位和病理性关节脱位。本节重点阐述创伤性关节脱位。

创伤性关节脱位为临床上关节脱位最常见类型。

（1）临床与病理：关节脱位占骨关节创伤的7%，以肘关节脱位发生率最高，其他部位依次为肩、足、髋、踝、腕、膝等关节。患者有明确的外伤史，临床上主要表现为受累关节疼痛、肿胀并出现明显畸形，肢体可缩短或延长。有时合并关节囊和韧带撕裂、血管或神经损伤。当关节脱位并骨内血运中断时，晚期出现骨缺血坏死或骨关节炎。脱位超过3周者为陈旧性关节脱位，陈旧性关节脱位常出现纤维愈合、功能丧失、关节周围异常骨质增生、韧带骨化和畸形等。创伤性关节脱位治疗不当，经复位后屡次复发者，则称为习惯性脱位。

（2）影像学表现：X线平片上，完全脱位表现为关节各构成骨的关节面对应关系完全脱离或分离。半脱位为关节间隙失去正常均匀的弧度。关节脱位常并发邻近关节肌腱和韧带附着部的撕脱骨折。球窝关节脱位还常引起关节窝边缘的骨折。

CT和MRI检查对于关节脱位非常必要，能发现一过性脱位后引起的软组织和关节面损伤、小的撕脱骨折合并的软骨损伤以及关节面下骨髓水肿。

❷ 关节周围软组织损伤

关节周围软组织损伤包括关节囊、韧带和肌腱等的损伤，为多发、常见的损伤。MRI对其影像学的诊断价值较大。

（1）临床与病理：关节周围韧带损伤较常见，常根据其信号和形态学改变，将其损伤分为三级。一级指轻度损伤，二级指韧带不完全撕裂（incomplete tear），三级指韧带完全撕裂（complete tear）。在承受突然过度外力时，韧带各段断裂的机会是相等的，若发生在附着部，可引起撕脱骨折。韧带断裂后可发生瘢痕组织修复，韧带分离端对合越差，瘢痕组织越广泛，愈合时间也越长，其强度也越弱。

韧带撕裂表现为局部肿胀、疼痛和压痛，关节活动受限，使韧带受到牵拉的活动可加重疼痛。韧带完全撕裂则关节不稳定，出现异常活动。局部麻醉后再检查可避免局部肌肉痉挛而掩盖关节的不稳定。

肌腱损伤主要为其功能异常，如手指的伸肌腱断裂则不能伸指。

（2）影像学表现：

1）X线和CT：均不能直接显示韧带或韧带损伤。

2）MRI：可以直接显示韧带和肌腱。正常韧带和肌腱在所有MRI序列上大部分表现为低信号影。不完全撕裂表现为T_2WI上韧带和肌腱内低信号影中出现散在的高信号，其外形可以增粗，边缘不规则。韧带完全断裂则表现为韧带走行迂曲、蜷缩。高空间分辨力T_2WI或PD序列，使其扫描层面与检查结构长轴平行，有助于显示较小韧带和肌腱的撕裂。

（二）常见关节创伤

❶ 肩关节创伤

肩关节是全身活动范围最大、最灵活的关节。但肩胛盂较浅，关节囊、韧带薄弱松弛，易因外伤而脱位。肩关节脱位常见于青壮年和老年人。根据肩关节损伤机制可分为前脱位和后脱位。

肩关节容易向前下方脱位，占95%以上。患者有明显外伤史，表现为伤肩疼痛、无力、酸胀和活动受限；体检见方肩畸形，Dugas征（搭肩试验）阳性。X线易于显示肩关节脱位，常伴有肱骨大结节撕脱骨折。CT可以明确肱骨头前后移位情况，还可显示平片不易发现的肱骨头压缩性骨折和关节盂骨折。MRI检查能发现脱位后引起的关节盂唇损伤、关节面软骨损伤以及肩袖损伤。

❷ 腕关节创伤

腕骨骨折以舟骨最多见，脱位以月骨最多见。

腕舟骨骨折多发生于青壮年。X线检查需拍摄舟骨位，以充分展示舟骨。腕舟骨骨折常因骨折线不明显而漏诊，两周后断端骨质吸收，骨折线清晰易辨。因无骨外膜，舟骨愈合开始表现为骨折线模糊，最后骨小梁通过断端而形成骨性愈合；愈合缓慢，容易发生缺血坏死。CT扫描中的MPR重建可以增加舟骨骨折的检出率；MRI可以明确诊断隐匿性舟骨骨折，其敏感性为100%。

❸ 髋关节创伤

髋臼骨折多为股骨头脱位时撞击髋臼顶所致，偶发于骨盆骨折波及髋臼。

CT在诊断髋臼骨折上优于平片，它不仅可准确显示骨折片的形态大小、移位情况，还可显示平片不易发现的关节腔内骨折碎片。

④ 踝关节创伤

踝关节为胫腓骨远端内外踝和距骨组成的榫眼关节，是全身第三大持重关节。因容易反复扭伤，踝关节创伤较常见，主要包括骨折、软骨损伤、韧带损伤及脱位等。其中，踝关节的软骨损伤较常见。

X线平片和CT通常无法显示软骨早期改变，仅当出现软骨下囊性变、硬化时才能进行诊断。MRI可以较清晰地显示足踝软骨，可对软骨的损伤进行分级评估，同时能显示骨髓水肿等其他间接征象。

⑤ 膝关节创伤

由于膝关节韧带强大，其脱位罕见。常见的膝关节创伤有急性创伤性滑膜炎，半月板、内外侧副韧带和前后交叉韧带撕裂。

（1）半月板撕裂

半月板撕裂（meniscus tear）为常见病、多发病，多见于从事剧烈运动的青壮年，也常见于中老年人，多数患者有膝关节扭伤史。诊断主要依据MRI检查，但关节镜检查是"金标准"。

影像学表现：正常半月板在MRI图像的任何序列上都呈低信号。以T_2WI脂肪抑制像显示半月板最好，关节液为高信号，与低信号的半月板形成良好对比。诊断半月板撕裂必须在矢状面和冠状面上都看到半月板内延伸至其表面的线形高信号影；而线形或球形高信号影未延伸到表面的则提示变性。以关节镜为标准，MRI诊断半月板撕裂的准确率为90%~97%，特异性为94%。假阳性率高于假阴性率。假阳性的原因主要是将膝横韧带、与外侧半月板相邻的腘肌腱鞘等误认为半月板撕裂。

（2）内、外侧副韧带复合体损伤

稳定膝关节内侧的结构有内侧副韧带、收肌腱和深部关节囊韧带，紧邻内侧半月板，它们共同称为内侧副韧带复合体（medial collateral ligament complexes）。外侧副韧带复合体（lateral collateral ligament complexes）损伤少见。

内侧副韧带复合体损伤机制为暴力作用于膝关节外侧面。患者膝关节内侧显著肿胀，皮下淤血、青紫，有明显压痛；如完全断裂，侧方应力试验呈阳性。

影像学表现：正常内侧副韧带复合体在T_1WI和T_2WI上均呈低信号带，损伤后因水肿、出血而信号增高，并可见增厚、变形和（或）中断。

（3）前、后交叉韧带损伤

膝关节前交叉韧带（anterior cruciate ligament，ACL）与后交叉韧带（posterior cruciate ligament，PCL）是维护膝关节稳定的重要结构。MRI为交叉韧带撕裂的首选影像学检查方法。

1）临床与病理：ACL的主要作用是限制胫骨前移和辅助限制胫骨内旋。因此，股骨过度外旋、胫骨过度内旋、膝关节过伸位时，易造成ACL损伤，多见于滑雪、足球、跳远、高速蹬踢及其他类似的运动。PCL的主要作用是防止胫骨后移，与ACL和侧副韧带协同限制膝关节的旋转运动。因此，膝关节屈曲位、重度外展或合并旋转时，易造成PCL损伤，多见于交通事故伤、压砸或屈膝位坠落伤等。临床上，交叉韧带损伤主要表现为膝关节疼痛、肿胀和活动受限，膝关节抽屉试验阳性。交叉韧带损伤也常合并膝关节侧副韧带、半月板、股骨髁和胫骨平台损伤。

2）影像学诊断

MRI：正常前交叉韧带在T_2WI上表现为高低相间的伞样结构，后交叉韧带则表现为低信号。交叉韧带撕裂主要表现为韧带局灶性或弥漫性增厚、显示不清楚、轮廓不规则或扭曲呈波浪状、连续性中断；在T_2WI上呈局灶性或弥漫性高信号。MRI常难以区分完全性和部分性撕裂。ACL损伤90%位于其中段，约7%位于股骨端，3%位于胫骨端附着部。PCL损伤63%位于韧带中段，27%位于近段，3%位于远段，其余7%为PCL胫骨插入部撕脱骨折（PCL完整）。

MRI为膝关节交叉韧带损伤的首选检查方法，显示韧带损伤敏感，诊断容易。MRI还可同时显示膝关节的其他合并损伤。

第二节　骨与关节感染影像诊断

一、化脓性骨关节炎

化脓性骨髓炎（suppurative osteomyelitis）是指涉及骨髓、骨和骨膜的化脓性炎症，关节滑膜的化脓性炎症即为化脓性关节炎（pyogenic arthritis），这些统称为骨关节化脓性感染。其致病菌以金黄色葡萄球菌最多见，可经血行播散、邻近软组织的感染或开放性骨折使细菌侵及骨髓或关节滑膜。

（一）急性化脓性骨髓炎

1　临床与病理

细菌栓子经滋养动脉进入骨髓，多停留在干骺端邻近骺板的骨松质区域，形成局部化脓性炎症。病灶蔓延发展，脓液可较快地沿骨髓腔蔓延，致骨内压升高，并经哈弗斯管和伏克曼管穿过骨皮质，形成骨膜下脓肿，甚至穿破皮肤，形成脓性瘘管。骨膜下脓肿在骨膜下蔓延后又可经哈弗斯管再侵入骨髓腔。由于骨膜被掀起和血栓性动脉炎，使骨皮质血供发生障碍致骨质坏死，肉芽组织将死骨与有活性的骨组织分隔开。发病约10天后开始出现坏死骨吸收和新生骨形成，有活性的骨组织包围坏死骨形成骨包壳。

化脓性骨髓炎可侵犯任何骨，但多见于长骨，发病率高低依次为胫骨、股骨、肱骨、桡骨。2岁内的婴幼儿和成人骨结构与儿童有差异，其病理过程亦不同。幼儿的骨皮质较薄且骨膜附着较松，干骺端感染灶易穿透骨皮质形成骨膜下脓肿而减压，骨膜新生骨形成量多，骨包壳较厚且完整，骨修复迅速；儿童骺板软骨对化脓性感染有一定阻挡作用，感染极少穿过骺板侵及关节；而成年人骺板愈合，感染易侵入关节引起化脓性关节炎，其中，成人血源性骨髓炎最常累及脊柱。成人骨髓炎中最常见病因之一是糖尿病足的溃疡蔓延至骨。

本病临床上发病急，可有高热、寒战等全身中毒症状，局部皮肤可红肿热痛。近年来，由于抗生素的广泛应用，骨髓炎和关节化脓性感染的发病率显著降低，临床表现也变得较不典型。

②　影像学表现

（1）X线：骨髓炎发病7～10天内，骨质改变常不明显，可出现局限性骨质疏松，主要为软组织肿胀；其后，出现骨质破坏、死骨形成、骨膜新生骨，并伴有骨破坏区周围的骨质增生。

（2）CT：CT更易发现骨内小的侵蚀破坏和骨周软组织肿胀或脓肿形成。

（3）MRI：在显示骨髓水肿和软组织肿胀上，MRI明显优于X线和CT，可显示骨质破坏前的早期感染。炎性病灶T_1WI上呈低或中等信号，T_2WI上呈不均匀高信号，死骨呈低信号。增强扫描，炎性病灶信号增强，坏死液化区不增强，脓肿壁环状强化。

③　诊断与鉴别诊断

急性化脓性骨髓炎主要表现为骨质破坏、死骨形成、骨膜新生骨和骨质增生。虽然它以骨破坏为主，但围绕骨质破坏区的骨质增生和骨膜新生骨等修复反应几乎同时开始。另外，修复反应随病程的延长而逐渐明显。本病应与恶性骨肿瘤如成骨肉瘤、尤因肉瘤相鉴别，恶性肿瘤的骨破坏周围不一定有骨质增生（包括瘤骨、反应性成骨和骨膜新生骨），且骨质增生不会随病程的延长而日趋明显，需临床、影像学和病理三者密切结合，进行综合分析判断。

（二）亚急性及慢性化脓性骨髓炎

①　临床与病理

Brodie脓肿（Brodie abscess）是亚急性化脓性骨髓炎的一种特征性病变，游离的骨内感染灶的周围被肉芽组织和增生硬化骨质包绕。本病多见于儿童和青年，常发生在胫腓骨上端、股骨下端、肱骨下端的干骺区，临床症状轻微，疼痛多呈阵发性，可夜间加重。

慢性化脓性骨髓炎常因急性化脓性骨髓炎治疗不及时或不彻底所致，存在持续超过6周的静息期感染；缺血坏死的骨组织产生死骨并被肉芽组织包绕形成骨包壳，病程迁延，可反复急性发作，有的流脓窦道长期不愈。

慢性硬化性骨髓炎亦称Garre骨髓炎，主要表现为骨质硬化和增厚；好发于长骨骨干如胫骨、腓骨和尺骨等处。症状仅见局部软组织肿胀、疼痛，夜间加重。症状反复发作为本病特征。

②　影像学表现

（1）X线：平片上，Brodie脓肿主要表现为局限性骨破坏，位于干骺端中央或略偏一侧，早期破坏边缘常较模糊，周围无明显骨硬化。随病变进展，周围出现反应性骨硬化，骨膜新生骨与死骨均少见。

慢性化脓性骨髓炎主要表现为广泛的骨质增生、脓腔和死骨存在。骨膜新生骨显著，骨内膜增生致髓腔变窄、闭塞消失；骨外膜增生致骨干增粗，轮廓不规整。软组织以增生修复为主，形成局限性肿块，但在随访中，肿块逐渐缩小，不同于肿瘤。慢性硬化性骨髓炎主要表现为皮质增厚，髓腔狭窄或闭塞，骨质硬化。骨膜新生骨少，一般无死骨形成。

（2）CT：CT比X线更容易发现死骨和骨内脓肿。

（3）MRI：可以很好显示炎症组织、脓肿、窦道或瘘管；有助于区分不典型骨髓炎与肿瘤。

3 诊断与鉴别诊断

由急性化脓性骨髓炎转化而来的慢性化脓性骨髓炎，因有明确病史及遗留的急性化脓性骨髓炎的影像学特点故容易诊断。

骨皮质或骨膜感染引起局限性不典型骨髓炎应与骨样骨瘤、硬化型骨肉瘤相鉴别。骨皮质感染的破坏灶在MRI T_2WI上呈明显高信号，而骨样骨瘤一般为中等信号；此外，骨样骨瘤X线平片上瘤巢骨质破坏区呈透亮低密度影，其内可有钙化或骨化影，周边围绕高密度的骨质硬化环。硬化型骨肉瘤常有Codman三角存在，尤其周围有软组织肿块是其重要鉴别点。

（三）化脓性关节炎

化脓性关节炎为细菌感染滑膜而引起的关节化脓性炎症，常导致关节表面快速永久性破坏，因而必须对其进行早期诊断和治疗。

1 临床与病理

本病在儿童和婴儿中多见。本病致病菌以金黄色葡萄球菌最常见，主要经血行播散进入关节内，其中以承重的大关节较常见，多为单发。致病菌进入关节首先引起滑膜充血、水肿、白细胞浸润；以后，白细胞分解释放出大量蛋白酶，溶解软骨和软骨下骨质；愈合期，关节腔可发生纤维化或骨化，使关节形成纤维性强直或骨性强直。

急性化脓性关节炎临床症状主要为关节肿胀，出现红、肿、热、痛等急性炎症表现，关节活动受限。

2 影像学表现

（1）X线：平片检查，早期，关节囊和周围软组织肿胀，关节间隙增宽，局部骨质疏松。随后，关节间隙变窄，软骨下骨质损伤、破坏，以持重面为重，随破坏灶扩大，可出现大块骨质破坏和死骨。关节结构破坏严重时可发生病理性关节脱位，在儿童还可引起骨骺分离。本病晚期多出现骨性强直，周围软组织可出现钙化。

（2）CT：对一些复杂关节，如髋、肩和骶髂关节等，显示骨质破坏和脓肿侵犯的范围常较X线平片敏感。

（3）MRI：显示化脓性关节炎的滑膜炎和关节渗出液比X线平片和CT敏感，能明确炎症侵犯周围软组织的范围，还可显示关节囊、韧带、肌腱、软骨等关节结构的破坏情况。

3 诊断与鉴别诊断

本病主要依靠临床表现、影像学表现进行诊断。关节内抽出脓性液体，经镜检及细菌培养可明确诊断。本病应与关节结核相鉴别，后者病程长，无急性症状及体征，关节边缘性侵蚀破坏和骨质疏松为其特征，晚期可出现纤维性强直，很少出现骨性强直。类风湿关节炎、血清阴性脊椎关节病等，因其多关节隐袭发病而容易与本病鉴别。

二、骨关节结核

骨关节结核（osteoarticular tuberculosis）95%以上继发于肺结核，好发于儿童和青年。骨关节结核以脊椎结核发生率最高，约占50.9%；其次为关节结核；其他部位骨结核少见。

结核分枝杆菌经血行到骨或关节，易停留在血管丰富的骨松质和负重大、活动较多的关节（如髋、膝）滑膜内而发病。在病理组织学上，骨关节结核可分为干酪样坏死型和增生型。干酪样坏死型较多见，其特点是干酪样坏死和死骨形成；病变突破骨皮质时，在相邻软组织内形成脓肿，局部无红、热、痛，被称为"冷脓肿"或"寒性脓肿"。增生型较少见，以形成结核性肉芽肿组织为主，无明显的干酪样坏死和死骨形成。

（一）脊椎结核

1 临床与病理

脊椎结核是骨关节结核中最常见者，以腰椎最多，胸腰段次之，颈椎较少见。儿童以胸椎最多，成人好发于腰椎。

依骨质最先破坏的部位，脊椎结核可分为椎体结核和附件结核，前者又分为中心型、边缘型和韧带下型。约90%的脊椎结核发生在椎体，单纯附件结核少见。

临床上，脊椎结核发病隐袭，病程缓慢，症状较轻；全身症状可有低热、食欲差和乏力。

2 影像学表现

（1）X线：平片上，其表现与类型有关。①中心型（椎体型）：多见于胸椎，椎体内骨质破坏。②边缘型（椎间型）：腰椎结核多属此型。椎体的前缘、上或下缘局部骨质首先破坏，再向椎体和椎间盘侵蚀蔓延，椎间隙变窄为其特点之一。③韧带下型（椎旁型）：主要见于胸椎，病变在前纵韧带下扩展，椎体前缘骨质破坏，椎间盘完整。④附件型：较少见，以脊椎附件骨质破坏为主，累及关节突时常跨越关节。以上各型均可产生椎旁冷脓肿伴钙化。

（2）CT：与X线片相比，CT具有更明显优势。CT可以：①更清楚地显示骨质破坏；②更易发现死骨及病理性骨折碎片；③更明确地显示脓肿位置、大小，及其与周围大血管、组织器官的关系，以及突入椎管内的情况。

（3）MRI：MRI是显示脊椎结核病灶和累及范围最敏感的方法，可发现X线、CT表现正常的早期椎体结核病灶，对观察软组织的改变和向椎管内的侵犯情况优于CT。被破坏的椎体和椎间盘T_1WI呈较低信号，T_2WI多呈混杂高信号，增强检查多不均匀强化。脓肿和肉芽肿T_1WI上呈低信号，T_2WI多为混杂高信号，增强检查可不均匀、均匀或环状强化，脓肿壁薄且均匀强化是其特点。

3 **诊断与鉴别诊断**

本病临床症状不明显，病程长。两个以上椎体的溶骨性破坏，椎间隙变窄或消失，脊柱后凸畸形，椎旁脓肿形成和软组织钙化是脊椎结核的特点。

脊椎结核应与下列疾病相鉴别：①化脓性脊椎炎，多单节或双节发病，破坏进展快，骨质增生硬化明显，骨赘或骨桥形成。②脊椎转移瘤，在两者中，椎弓根破坏常是明显的征象，且多为椎体广泛破坏后所累，但转移瘤很少累及椎间盘和沿前纵韧带下蔓延，且不会形成椎旁脓肿。③椎体压缩性骨折，常有明确外伤史，多累及一个椎体，呈楔状变形，无侵蚀性骨质破坏及椎间隙狭窄。

（二）关节结核

1 **临床与病理**

关节结核常见于少年和儿童，多累及一个持重的大关节，以髋关节和膝关节为常见。依据发病部位，本病分为骨型和滑膜型关节结核。前者先为骨骺、干骺端结核，后蔓延至关节，侵犯滑膜及关节软骨；后者是结核菌先侵犯滑膜，较晚才破坏关节软骨及骨端。本病以骨型关节结核多见；在晚期，关节组织和骨质均有明显改变时，则无法分型，此时称为全关节结核。

临床上，本病发病缓慢，症状轻微。活动期可有全身症状，如盗汗、低热、食欲减退，逐渐消瘦；关节肿痛，活动受限。

2 **影像学表现**

（1）X线：①骨型关节结核，以髋、肘常见。平片表现为在骨骺与干骺结核的基础上，出现关节周围软组织肿胀、关节骨质破坏及关节间隙不对称狭窄等，容易诊断。②滑膜型关节结核，多发病于膝和踝关节。平片上，早期表现为关节囊和软组织肿胀，关节间隙正常或稍增宽，邻近关节骨质疏松。病变发展期，在关节非承重面出现虫蚀状骨质破坏，且关节上下骨端多对称受累。晚期，肉芽组织增生，病变修复，关节面及破坏边缘变清晰并可出现硬化；严重病例，病变愈合后产生关节强直，且多为纤维性强直。

（2）CT：骨型关节结核的骨质破坏改变与骨骺、干骺结核相同。滑膜型关节结核在CT上可清楚地显示关节囊增厚、关节腔积液和周围软组织肿胀。脓肿形成时可确定其部位和范围。增强检查，关节囊和脓肿壁呈均匀强化。

（3）MRI：MRI的信号变化能全面地显示关节结核的病理改变，如关节腔积液、滑膜肿胀充血、结核肉芽组织、软骨及软骨下骨破坏、关节周围冷性脓肿等，对其诊断和鉴别诊断有很大帮助。

3 **诊断与鉴别诊断**

滑膜型关节结核多为慢性发展，骨质破坏先从关节边缘非承重面开始，然后才累及承重部分。关节软骨破坏较晚，以致关节间隙变窄出现较晚，且非匀称性。

本病应与以下关节病相鉴别：①化脓性关节炎，起病急，症状体征明显且较严重；病变进展快，关节软骨较早破坏而较快出现关节间隙狭窄，常为匀称性窄；骨破坏发生在承重面，骨破坏同时多伴有增生硬化，骨质疏松不明显；最后多形成骨性强直。②类风湿关节炎，骨破坏亦从关节边缘开始，骨质疏松明显而与结核相似，但类风湿常对称性侵及多个关节，关节间隙变窄出现较早，且为匀称性窄，然后再侵及骨性关节面。

（三）四肢长骨结核

四肢骨结核主要发生在长骨，儿童指（趾）骨结核较成人多见。

❶ 临床与病理

长骨结核好发于骨骺与干骺端，骨干罕见；多见于股骨上端、尺骨近端及桡骨远端，其次为胫骨上端、肱骨远端及股骨下端。本病发病初期，邻近关节活动受限，酸痛不适，负重、活动后加重；局部肿胀，但热感不明显。

❷ 影像学表现

X线：骨骺、干骺结核分为中心型和边缘型，中心型较多见。

中心型：病变位于骨骺、干骺端内。平片上，早期表现为局限性骨质疏松，随后出现点状骨质破坏，并逐渐扩大相互融合，邻近无明显骨质增生现象，骨膜新生骨轻微，死骨呈砂粒状，这与化脓性骨髓炎不同。后者死骨较大，呈块状。此外，破坏灶常横跨骺线，此系骨骺、干骺结核的特点。

边缘型：病灶多见于骺板愈合后的骺端，特别是长管状骨的骨突处（如股骨大粗隆处）。平片上，早期表现为局部骨质糜烂；随着病灶进展，可形成不规则的骨质缺损，可伴有薄层硬化边缘，周围软组织肿胀。

❸ 诊断与鉴别诊断

本病常需与累及骺板的肿瘤或肿瘤样病变相鉴别，如软骨母细胞瘤、骨囊肿等。软骨母细胞瘤发生于骨骺，病灶边缘基本上都有一薄的硬化边，而没有骨质疏松和软组织的冷性脓肿。骨囊肿多位于干骺端，为中心性卵圆形透亮区，边缘清晰锐利，其内无死骨，CT和MRI表现为典型的含液囊性病变。

第三节　骨肿瘤影像诊断

一、概述

骨肿瘤（bone tumor）临床、病理和影像学表现复杂多变。临床表现缺乏特征性，部分病例甚至单凭病理学检查也难以确定诊断。尽管影像学检查是骨肿瘤诊断与鉴别诊断的重要依据，但因存在"同病异影，异病同影"现象，这给诊断造成困难。因此，影像、临床、病理三者结合才是诊断骨肿瘤的正确途径。

（一）骨肿瘤分类

根据2020年《世界卫生组织（WHO）软组织和骨肿瘤分类》（第5版），如表6-1，不同组织起源的骨肿瘤依据其生物学行为分为良性、中间型（交界性）和恶性肿瘤三类，但部分骨肿瘤的类属关系较2013年版有较大的改动，具体分类汇总如下（供参考）。本书只选择其中较常见的几种肿瘤进行阐述。

表6-1　2020年《世界卫生组织（WHO）软组织和骨肿瘤分类》(第5版)(骨肿瘤部分)

肿瘤类别		肿瘤类型
软骨源性肿瘤	良性肿瘤	甲下骨疣、奇异性骨旁骨软骨瘤样增生、骨膜软骨瘤、内生软骨瘤、骨软骨瘤、软骨母细胞瘤、软骨黏液样纤维瘤和骨软骨黏液瘤
	中间型肿瘤	软骨瘤病、非典型软骨肿瘤
	恶性肿瘤	软骨肉瘤 Ⅰ～Ⅲ级、骨膜软骨肉瘤、透明细胞软骨肉瘤、间充质软骨肉瘤和去分化软骨肉瘤
骨源性肿瘤	良性肿瘤	骨瘤、骨样骨瘤
	中间型肿瘤	骨母细胞瘤
	恶性肿瘤	低级别中心性骨肉瘤、骨肉瘤、普通型骨肉瘤、毛细血管扩张性骨肉瘤、小细胞骨肉瘤、骨旁骨肉瘤、骨膜骨肉瘤、高级别表面骨肉瘤和继发性骨肉瘤
纤维源性肿瘤	中间型肿瘤	韧带样纤维瘤
	恶性肿瘤	纤维肉瘤
骨血管肿瘤	良性肿瘤	血管瘤
	中间型肿瘤	上皮样血管瘤
	恶性肿瘤	上皮样血管内皮瘤、血管肉瘤
富含破骨性巨细胞的肿瘤	良性肿瘤	动脉瘤样骨囊肿、非骨化性纤维瘤
	中间型肿瘤	骨巨细胞瘤
	恶性肿瘤	恶性骨巨细胞瘤
脊索源性肿瘤	良性肿瘤	良性脊索样肿瘤
	恶性肿瘤	脊索瘤、软骨样脊索瘤、分化差的脊索瘤、去分化脊索瘤
骨的其他间叶性肿瘤	良性肿瘤	胸壁软骨间叶性错构瘤、单纯性骨囊肿、纤维结构不良、骨性纤维结构不良、脂肪瘤、冬眠瘤
	中间型肿瘤	骨性纤维结构不良样釉质瘤、间质瘤
	恶性肿瘤	长骨釉质瘤、去分化釉质瘤、平滑肌肉瘤、未分化多形性肉瘤、骨转移瘤
骨的造血系统肿瘤	恶性肿瘤	骨的浆细胞瘤、恶性非霍奇金淋巴瘤、霍奇金淋巴瘤、弥漫性大B细胞淋巴瘤、滤泡性淋巴瘤、边缘带B细胞淋巴瘤、T细胞淋巴瘤、间变性大细胞淋巴瘤、恶性淋巴母细胞性淋巴瘤、Burkitt淋巴瘤、朗格汉斯细胞组织细胞增生症、弥漫性朗格汉斯细胞组织细胞增生症、Erdheim–Chester病、Rosai–Dorfman病

（二）临床表现

骨肿瘤的诊断须密切结合临床资料，应注意骨肿瘤的发病率、发病年龄、部位、症状、体征和实验室检查结果等，这些资料对骨肿瘤定性诊断有参考价值。

❶ 发病率

原发性骨肿瘤占全部肿瘤的2%～3%，恶性骨肿瘤约占全部恶性肿瘤的1%。有学者统计国内原发性骨肿瘤中良性和中间型肿瘤占59.31%，以骨软骨瘤为最多，其余依次为骨巨细胞瘤、软骨瘤和骨瘤等；恶性者占40.69%，以骨肉瘤最多见，其余依次为软骨肉瘤、纤维肉瘤、浆细胞瘤和尤因肉瘤等。

❷ 年龄和性别

任何年龄患者均可能发生骨肿瘤，但多数骨肿瘤患者的年龄分布有相对的规律性。婴儿期以急性白血病和神经母细胞瘤的骨转移较常见，少年期以尤因肉瘤多见，青年期好发骨肉瘤、骨软骨瘤和软骨母细胞瘤，而转移瘤、骨的浆细胞瘤和软骨肉瘤多见于40岁以上患者。无论良性、中间型或恶性骨肿瘤，发病率均男性高于女性，比例约为1.6∶1。

❸ 症状与体征

良性肿瘤较少引起疼痛，而恶性者疼痛常是首发症状，而且常为剧痛，夜间尤为明显。骨的浆细胞瘤和广泛的骨转移瘤往往引起全身性剧烈疼痛。大多数恶性骨肿瘤境界不清，可有表面皮肤红肿、血管充血扩张、皮温升高，且皮肤常与深部组织粘连，邻近关节常有活动受限。良性肿瘤多不影响患者的健康；而恶性骨肿瘤发展快、病程短，患者于晚期可出现恶病质。

❹ 实验室检查

良性骨肿瘤患者的血、尿和骨髓检验均正常，而恶性者则常有变化。如尤因肉瘤患者的白细胞总数可增高；骨的浆细胞瘤及广泛的骨转移瘤患者可有贫血、血尿酸增高以及血钙、磷增高；浆细胞瘤血中常出现异常免疫球蛋白，骨髓穿刺涂片可见浆细胞瘤细胞，尿中可出现本周蛋白（Bence-Jones protein）。

（三）影像学诊断

影像学检查在骨肿瘤的诊断中占重要地位，它不仅能显示肿瘤的准确部位、大小、邻近骨和软组织的改变以及肿瘤的侵犯范围，对多数病例还能判断其为良性或恶性、原发性或转移性，这对确定治疗方案和估计预后非常重要。影像学检查对骨肿瘤良恶性的判断准确率较高，但由于骨肿瘤的影像学表现具有多样性，恒定的典型征象不多，因而确定肿瘤的组织学类型在多数情况下仍较困难。正确的诊断有赖于临床表现、影像学表现和实验室检查的综合分析，最后还需同病理检查结合才能确定。

骨肿瘤影像诊断的目的：①检出或发现肿瘤，需合理使用敏感的影像学检查方法，并具备全面细致的图像观察与分辨能力。②准确定位，确定肿瘤的发生部位，如骨皮质、骨松质、骨髓等。③准确定量，判定肿瘤的大小、数量、边界或侵犯范围以及其他微观量化指标，如水分子弥散、灌注指标等。④准确定性，先判断病变是否为肿瘤，若是肿瘤，需判断是良性肿瘤还是恶性肿瘤，是原发性肿瘤还是转移性肿瘤。根据肿瘤的影像学表现，结合临床及实验室检查，甚至穿刺活检，推断肿瘤的组织学类型。⑤肿瘤分期及预后判断，根据肿瘤的影像学表现，结合临床判断肿瘤的分期，为临床治疗提供依据。⑥治疗效果监测与评估，观察、评估肿瘤治疗后的变化情况，有利于临床治疗方案的调整与优化。

在观察骨肿瘤影像时，应注意其发病部位、病变数目、骨质变化、骨膜反应、肿瘤骨和周围软组织变化等。表6-2列举了良性和恶性骨肿瘤的X线表现特点。

表6-2　良、恶性骨肿瘤的影像学鉴别诊断

鉴别要点	良性	恶性
生长方式	生长缓慢，不侵及邻近组织，但可引起压迫移位	生长迅速，易侵及邻近组织和器官
骨质破坏	呈膨胀性骨质破坏，与正常骨界限清晰，边缘锐利	呈浸润性骨破坏，病变区与正常骨界限模糊，边缘不整
骨皮质	骨皮质变薄、膨胀，保持其连续性	骨皮质破坏、中断
骨膜反应（骨膜增生）	一般无骨膜反应，病理性骨折后可有少量骨膜反应，骨膜反应连续、光滑，骨膜新生骨不被破坏	可出现不同形式的骨膜反应且多不连续，并可被肿瘤侵犯破坏或形成Codman三角
肿瘤骨	无	可有
周围软组织变化	多无肿胀或肿块影，如有肿块，其边缘清楚	侵入软组织形成肿块，与周围组织分界不清
远处或骨内转移	无	有

二、软骨源性肿瘤

（一）骨软骨瘤

骨软骨瘤（osteochondroma）又名骨软骨性外生骨疣（osteocartilaginous exostosis），是指发生于骨表面的骨性突出物，顶端覆以软骨帽。骨软骨瘤是最常见的骨肿瘤，占骨良性肿瘤的31.6%，占全部骨肿瘤的17%。骨软骨瘤单发或多发，单发多见。多发性骨软骨瘤病（multiple osteochondromatosis）又称遗传性多发性外生骨疣（hereditary multiple exostosis），为一种先天性骨骼发育异常，是常染色体显性遗传病。

1 临床与病理

本病好发于10～30岁年龄患者，男性多于女性。肿瘤早期一般无症状，仅局部可扪及硬结。肿瘤增大时可有轻度压痛和局部变形，近关节者可引起活动障碍，或可压迫邻近的神经而引起相应的症状。若肿瘤突然长大或生长迅速，应考虑有恶变的可能。

肿瘤由骨性基底、软骨帽和纤维包膜三部分构成。骨性基底可宽可窄，内为骨小梁和骨髓，外被薄层骨皮质，均分别与母体骨的相应部分相连续。软骨帽位于骨性突起的顶

部，为透明软骨，其厚度一般随年龄增大而变薄，至成年可完全骨化。镜下所见软骨帽的组织结构与正常的骺软骨相似，表层细胞较幼稚，深层近基底部位的软骨基质发生钙化，通过软骨内化骨形成骨质。

② 影像学表现

（1）X线：骨软骨瘤可发生于任何软骨内化骨的骨，长骨干骺端是其好发部位，以股骨下端和胫骨上端最常见，约占50%。X线片上，骨性基底表现为从母骨的骨皮质向外伸延突出的骨性赘生物，发生于长管状骨者多背离关节生长，其内可见骨小梁，且与母骨小梁相延续。肿瘤顶端略微膨大，呈菜花状或丘状隆起。肿瘤顶缘为不规则的致密线。软骨帽在X线片上不显影。当软骨钙化时，肿瘤顶缘外出现点状或环形钙化影。

（2）CT：肿瘤基底部骨皮质和骨松质均与母体骨相延续，顶部表面有软骨覆盖。软骨帽边缘多光整，其内可见点状或环形钙化。增强扫描病灶无明显强化。

（3）MRI：肿瘤的形态特点与X线、CT所见相同。骨性基底部的信号特点与母体骨相同；软骨帽在T_1WI上呈低信号，在脂肪抑制T_2WI上为明显高信号，信号特点与关节透明软骨相似。由于MRI能清楚显示软骨帽，对评估本病是否恶变有一定的帮助，若软骨帽厚度大于2 cm，常提示恶变。

③ 诊断与鉴别诊断

长管状骨干骺端的带蒂或宽基底、背离关节生长、内有与起源骨相延续的皮质和小梁结构的突起是骨软骨瘤的典型X线征象，可以作出明确诊断。解剖结构复杂部位发生的骨软骨瘤需借助CT检查确诊。由于MRI可以直接显示骨软骨瘤软骨帽情况，对于判断骨软骨瘤恶变具有重要价值。

骨软骨瘤需与以下疾患鉴别：①骨旁骨瘤，肿瘤来自骨皮质表面，其不与母体骨的髓腔相通。②表面骨肉瘤，不具有骨皮质和骨松质结构的基底，基底部与母体骨的骨皮质和骨小梁不延续。③皮质旁软骨瘤和皮质旁软骨肉瘤，鉴别点同前。

（二）内生软骨瘤

内生软骨瘤（enchondroma）是指发生于骨内的软骨瘤，系常染色体显性遗传病，为IDH1（异柠檬酸脱氢酶基因1）、IDH2（异柠檬酸脱氢酶基因2）先天突变所致。本病约占骨肿瘤的5%~10%，占良性骨肿瘤的14%~22%，仅次于骨软骨瘤和骨巨细胞瘤，居第三位。内生软骨瘤可分为单发和多发两种。单发性内生软骨瘤多见于干骺端和骨干髓腔；多发性者可发生于骨髓腔、骨皮质（哈弗斯管），其中以骨髓腔多见，约为单发性的1/6。Ollier病（Ollier disease）是指伴有软骨发育障碍和肢体畸形的多发性内生软骨瘤，有单侧发病倾向。多发性内生软骨瘤并发软组织血管瘤则称Maffucci综合征（Maffucci syndrome）。

① 临床与病理

内生软骨瘤多发于11~30岁患者，其次是31~50岁；男性多见，男女比约为1.6∶1；常发生在手足短管状骨。本病主要症状是轻微疼痛和压痛，位于表浅者见局部肿块。肿块表面光滑、质硬，局部皮肤正常。患部运动可有轻度受限，偶可合并病理性骨折。多发性者有单侧发病的倾向，但也可同时累及双侧而以一侧为主，常合并各种畸形。多发性内生软骨瘤的恶变率高于单发性者，前者的恶变率由5%～50%不等。若肿瘤生长迅速，疼痛加剧，常提示恶变。

肿瘤由瘤软骨细胞和软骨基质构成。瘤软骨细胞较少，细胞和胞核均较小，一般为单核，双核极为少见，多直接分裂，为本病组织学的特征性表现。镜下对软骨瘤和软骨肉瘤的鉴别有时极困难，应密切结合临床和影像学表现。

❷ 影像学表现

（1）X线：平片显示，病变常开始于干骺部，随着骨生长而渐移向骨干。病变位于骨干者多为中心性生长，而位于干骺端者则以偏心性生长为主。位于髓腔内者，表现为边界清楚的类圆形骨质破坏区，多有硬化缘与正常骨质相隔。病变邻近的骨皮质变薄或偏心性膨出，其内缘因骨嵴而凹凸不平或呈多弧状。由于骨嵴的投影，骨破坏区可呈多房改变。骨破坏区内可见小环形、点状或不规则钙化影，以中心部位较多。

（2）CT：可显示髓腔内异常软组织影，密度略低于肌肉，其内可见小环形、点状或不规则钙化影。邻近皮质膨胀变薄，边缘光整、锐利，一般无中断，其内缘凹凸不平。增强扫描可见肿瘤轻度强化。

（3）MRI：未钙化的瘤软骨呈长T_1、长T_2信号，已钙化部分呈低信号，但MRI较难显示较小的钙化灶。

❸ 诊断与鉴别诊断

手足短管状骨发生边界清楚的髓腔内膨胀性骨质破坏，内见钙化，病灶侵蚀骨皮质内面，周缘呈花边或波浪状硬化是内生软骨瘤典型的X线征象。发生于长管状骨及其他少见部位的软骨瘤有时与软骨肉瘤鉴别困难。

软骨瘤还需与以下疾患相鉴别：①骨囊肿；极少见于短管状骨，也少见偏心性生长；骨破坏区内无钙化影。②骨巨细胞瘤，手足骨少见，多见于干骺愈合后的长骨骨端；膨胀一般较显著，骨破坏区内无钙化影。③上皮样囊肿，常为外伤性植入性囊肿，多见于末节指骨远端；骨皮质膨胀，边缘光滑，其内无钙化。而内生软骨瘤少见于末节指骨。④血管球瘤，多发生于末节指骨，有明显的疼痛和触痛；早期仅有局限性骨质疏松，晚期可见边缘锐利的小圆形骨破坏区（＜1 cm），但无钙化。

（三）软骨肉瘤

软骨肉瘤（chondrosarcoma）是起源于软骨或成软骨结缔组织的一种较常见的骨恶性肿瘤；发病率仅次于骨肉瘤，占骨恶性肿瘤的16.1%，骨肿瘤的6.5%。依肿瘤的发生部位，软骨肉瘤可分为中心型和周围型，前者发生于髓腔，呈中心性生长，后者发生于骨的表面。该瘤也可分为原发性和继发性两种。中心型以原发性居多，少数为内生软骨瘤恶变；周围型以继发性为多，常见的是继发于骨软骨瘤，尤其是多发性骨软骨瘤。

❶ 临床与病理

软骨肉瘤多见于男性，男女发病之比约为1.8∶1，发病年龄范围较广。一般认为原发性者发病年龄较继发性者为低。凡软骨内化骨的骨骼均可发生该病，发病部位以股骨和胫骨最为多见，其次除骶骨以外的骨盆部也是好发部位之一，指（趾）骨少见。本病主要症状是疼痛和肿胀，并可形成质地较坚硬的肿块。

分化较好的肿瘤为蓝白色，半透明略带光泽，呈分叶状。切面上可见黄色的钙化灶和灰红色的软骨内骨化部分。肿瘤表面有纤维性假包膜，纤维组织伴随血管伸入瘤内，将肿瘤分隔为大小不等的小叶。软骨基质的钙化多沿血管丰富的小叶边缘区进行，故多呈环状，并可见以软骨内骨化方式形成骨质。

❷ 影像学表现

（1）X线：平片显示，中心型软骨肉瘤显示为骨内溶骨性破坏，破坏区边界多不清楚，少数边缘可稍显硬化。邻近骨皮质可有不同程度的膨胀、变薄，骨皮质或骨性包壳可被破坏并形成大小不等的软组织肿块。骨破坏区和软组织肿块内可见数量不等、分布不均、疏密不一或密集成堆或稀疏散在的钙化影。钙化表现为密度不均的边缘清楚或模糊的环形、半环形或砂粒样影，其中环形钙化具有确定其为软骨来源的定性价值，也可见到斑片状的软骨内骨化征象。分化差的肿瘤可能仅见数个散在的点状钙化甚至不见钙化影。肿瘤的非钙化部分密度均匀，呈软组织密度。偶见骨膜反应和Codman三角。

（2）CT：可见骨破坏区、软组织肿块和钙化、骨化影。由于CT有良好的密度分辨力并避免了组织的重叠，故其显示钙化的效果优于平片，有助于定性诊断。在CT片上软骨肉瘤的典型钙化仍是点状、环形或半环形。肿瘤非钙化部分多表现为不均匀低密度，肿瘤内可见到坏死、囊变等更低密度影。

（3）MRI：T_1WI上软骨肉瘤表现为等或低信号，恶性度高的信号强度常更低；T_2WI上，恶性度低的肿瘤因含透明软骨而呈均匀的高信号，但恶性度高的软骨肉瘤信号强度常不均匀。钙化和骨化均呈低信号。MRI动态增强扫描检查，软骨肉瘤一般在注射对比剂后10 s内即出现强化，而软骨瘤的强化则发生得较晚，可依此对二者进行鉴别。

❸ 诊断与鉴别诊断

单凭X线表现诊断软骨肉瘤存在一定困难。长管状骨内地图样或虫蚀样骨质破坏区伴钙化，边缘分叶样，骨内面侵蚀及骨膜反应都提示病灶来自软骨，最常见病变即为软骨肉瘤，然而它与软骨瘤鉴别往往较困难。

本病需与以下疾患相鉴别：①骨肉瘤，由于软骨肉瘤除点状和环形钙化外，可有斑片状骨化影，而骨肉瘤由于具有分化为骨样组织和骨质、软骨以及纤维组织的潜能，同样可见到瘤软骨的钙化影，因此在肿瘤同时具有钙化和骨化影时，需要进行鉴别。一般而言，如果肿瘤的主体部分或中心部分表现为瘤软骨钙化而边缘部分可见瘤骨时，以软骨肉瘤可能性大；反之，则骨肉瘤的可能性大。如果镜下见到肿瘤内有膜内成骨的证据，则肯定是骨肉瘤。此外，如软骨肉瘤内有大量致密钙化影而类似于硬化型骨肉瘤时，两者须鉴别。前者大块致密影是由点状或小环形影密集而成，密度较高，边界较清楚，骨膜反应较少；后者瘤骨呈斑片状或大块状，边界较模糊，并多见各种骨膜反应。②软骨瘤，低度恶性软骨肉瘤在组织学上有时难与软骨瘤区别。肿瘤部位有助于良、恶性的判断，位于长骨、中轴骨、肩胛骨和骨盆等处的软骨肿瘤尤其体积较大者，即使影像学表现为良性也应看作是低度恶性；位于手足各骨的肿瘤多为良性，极少恶性。MRI动态增强扫描对于软骨肉瘤和软骨瘤的鉴别可以提供帮助，软骨肉瘤强化早于软骨瘤。

三、骨源性肿瘤

（一）骨瘤

骨瘤（osteoma）是一种成骨性良性肿瘤，占骨良性肿瘤的8％。骨瘤起源于膜内成骨，多见于膜内化骨的骨骼，也可见于其他骨骼有膜内成骨的部分。

❶ 临床与病理

致密型骨瘤主要由成熟的板层骨构成，松质型骨瘤由成熟的板层骨和编织骨构成。髓内骨瘤周围无骨质破坏，由正常骨小梁包绕。

骨瘤可发生于各个年龄组，其中以11~30岁最多，男性多于女性。骨瘤可在观察期内长期稳定不增大或缓慢增大。较小的骨瘤可无症状，较大者随部位不同可引起相应的压迫症状。

❷ 影像学表现

（1）X线和CT：骨瘤好发于颅骨，以颅骨外板多见，其次为颌骨，多见于鼻窦壁；也可见于软骨内成骨的骨骼，如股骨、胫骨和手足骨等。

1）颅骨骨瘤：一般为单发，少数为多发。颅骨骨瘤可分为：①致密型，大多突出于骨表面，表现为半球状、分叶状边缘光滑的高密度影，内部骨结构均匀密实，基底与颅外板或骨皮质相连。②松质型，较少见，可长得较大。自颅板呈半球状或扁平状向外突出，边缘光滑，密度似板障或磨玻璃样改变。起于板障者可见内外板分离，外板向外突出较明显，内板多有增厚。骨瘤突起时其表面的软组织也随之突起，但不受侵蚀、不增厚。CT能更好地显示X线平片上骨瘤的各种征象。

2）鼻窦骨瘤：因为骨瘤表现为骨质密度，CT图像应采用骨算法重建，以区别不同类型骨瘤。额窦或筛窦内见边缘清楚的骨密度肿块为其直接征象。CT检查的目的是观察骨瘤位置、大小及继发改变，如向颅内、眼眶内侵及并引起眼球突出、眼外肌改变等。

3）四肢骨骨瘤：多为致密型，突出于骨表面，基底部与骨皮质外表面相连。肿瘤表面光滑，邻近软组织除可受推移外无其他改变。

（2）MRI：致密型骨瘤在T_1WI和T_2WI上均呈边缘光滑的低信号或无信号影，其信号强度与邻近骨皮质一致，与宿主骨骨皮质间无间隙；邻近软组织信号正常。

❸ 诊断与鉴别诊断

骨瘤经X线检查都可确诊，发生于解剖复杂部位者可经CT确诊，一般不需MRI检查。

骨瘤需与以下病变鉴别：

（1）骨岛（bone island）：正常松质骨内的局灶性致密骨块，它是软骨内成骨过程中次级骨小梁未被改建吸收的残留部分。X线片上表现为位于骨内的致密影，密度类似于骨皮质；边缘清楚但不锐利，常可见有骨小梁与周围正常小梁相连。

（2）骨软骨瘤：发生于软骨内成骨的骨骼，多自干骺端或相当于干骺端的部位背离关节面方向向外生长。其基底部由外围骨皮质和中央松质骨构成，二者均与母体骨相对应结构相连续。

（3）骨旁骨肉瘤：好发于中年，多见于股骨远端后侧。肿块多无软组织成分，一般较大，密度高呈象牙质样，也可呈发髻样致密影；肿块外形可不规则，边缘多不光滑。骨性肿块有包绕骨干的倾向，与骨皮质相连或两者间可有一透亮间隙。有的病例骨皮质和髓腔可受侵犯。

（二）骨样骨瘤

骨样骨瘤（osteoid osteoma）是良性成骨性肿瘤。据国内统计，骨样骨瘤占骨良性肿瘤的1.66%，发病率较国外低。

❶　临床与病理

本病多见于30岁以下的青少年，起病较缓，症状以患部疼痛为主，夜间加重；疼痛可局限于病变处，也可向肢体远端或周围扩散；疼痛可发生在X线征象出现之前。服用水杨酸类药物可缓解疼痛为本病的特点。肿瘤本身引起的骨质破坏区称为瘤巢，由新生骨样组织所构成，呈放射网状排列，并伴有不同程度的钙化。新生的骨质不会变为成熟的板层骨。瘤巢常被增生致密的反应性骨质包绕，此为成熟骨质。

❷　影像学表现

（1）X线：任何骨均可发病，以胫骨和股骨多见，偶见于颅骨。肿瘤多发生于长管状骨骨干，85%发生于骨皮质，其次为骨松质和骨膜下，少数发生于骨的关节囊内部位；发生于脊椎者大多位于附件。依据肿瘤部位，其X线片上大致可分为皮质型、松质型和骨膜下型，均表现为瘤巢所在部位的骨破坏区以及周围不同程度的反应性骨硬化，骨质破坏区直径一般小于1.5 cm，常可见瘤巢内的钙化或骨化影。

（2）CT：瘤巢所在的骨破坏区为类圆形低密度灶，其中央可见瘤巢的不规则钙化和骨化影，周边密度较低，为肿瘤未钙化的部分。骨破坏区周围有不同程度的硬化环、皮质增厚和骨膜反应。

（3）MRI：肿瘤未钙化的部分在T_1WI上呈低到中等信号、T_2WI上呈高信号，钙化部分在T_1WI和T_2WI上均呈低信号，肿瘤增强扫描后强化明显。瘤巢周围骨质硬化呈低信号。肿瘤周围骨髓和软组织常有充血和水肿，呈长T_1、长T_2信号，并有一定程度的强化。部分肿瘤甚至伴有邻近关节积液和滑膜炎症。

❸　诊断与鉴别诊断

对于怀疑骨样骨瘤的患者，X线平片是首选检查方法，依据典型X线表现诊断不难。对于瘤巢较小、X线平片无法显示瘤巢以及解剖结构复杂部位的病灶，CT检查有较大价值。MRI对于骨样骨瘤的显示不如CT。

骨样骨瘤需与以下疾患相鉴别：①应力性骨折（疲劳骨折），当骨折处骨质增生和骨膜反应明显时可类似骨样骨瘤，但应力性骨折者多有较长期的劳损史、有特定好发部位。高电压摄影、体层摄影、CT或多方向MRI都不能发现类圆形骨破坏区（瘤巢），而可能发现骨折线。②慢性骨脓肿，多见于干骺端，可有反复发生的炎性症状；骨破坏区可较大，内无钙化或骨化影。

（三）骨肉瘤

骨肉瘤（osteosarcoma）亦称成骨肉瘤（osteoblastic sarcoma），是指瘤细胞能直接形成骨样组织或骨质的恶性肿瘤。其恶性度高、发展快，是最常见的原发性恶性骨肿瘤，发病率约占骨恶性肿瘤的34%。骨肉瘤可分为原发性和继发性两种。继发性者是指在原先某种骨疾患的基础上所发生的骨肉瘤，如在畸形性骨炎、慢性化脓性骨髓炎的基础上和受放射线照射后所发生者。

❶ 临床与病理

原发性骨肉瘤多见于男性，男女发病之比约为1.7∶1，好发年龄为11～30岁。骨肉瘤的恶性程度高、进展快，多早期发生肺转移。疼痛、局部肿胀和运动障碍是骨肉瘤三大主要症状。实验室检查多数有碱性磷酸酶明显升高征象。

肿瘤的切面呈多彩性。骨肉瘤肿瘤细胞具有形成骨样组织和骨质、软骨以及纤维组织的潜能，镜下主要成分是肿瘤性成骨细胞、肿瘤性骨样组织和肿瘤骨，还可见多少不等的肿瘤性软骨组织和纤维组织。

❷ 影像学表现

（1）X线：骨肉瘤可发生于任何骨，最常发生于股骨（47%），其次为胫骨（26.3%），其余依次为肱骨（7.1%）、颌骨（5.1%）、腓骨（3.8%）及骨盆（2.7%）。肿瘤好发于长骨干骺端，尤其是股骨远端和胫骨近端最多见。X线平片检查，骨肉瘤有以下基本表现：

1）骨质破坏：多始于干骺端中央或边缘部分，骨松质呈小斑片状骨破坏，皮质边缘显示小而密集的虫蚀样骨质破坏，在皮质内表现为哈弗斯管扩张而呈筛孔状破坏。以后骨破坏区融合扩大形成大片的骨缺损。

2）肿瘤骨：骨破坏区和软组织肿块内的肿瘤骨是骨肉瘤本质的表现，也是影像诊断的重要依据。瘤骨的形态主要有：①云絮状，密度较低，边界模糊，是分化较差的瘤骨；②斑块状，密度较高，边界清楚，多见于髓腔内或肿瘤的中心部，为分化较好的瘤骨；③针状瘤骨，为多数细长骨化影，大小不一，边界清楚或模糊，彼此平行或呈辐射状，位于骨外软组织肿块内。其成因是肿瘤向软组织浸润发展时，肿瘤细胞沿供应肿瘤的微血管周围形成肿瘤性骨小梁。一些非成骨性肿瘤的间质内可以出现反应性间质成骨，其中有的也形成针状瘤骨样表现，如血管瘤和尤因肉瘤，有时与针状瘤骨不易区分。

3）软组织肿块：表示肿瘤已侵犯骨外软组织，肿块多呈圆形或半圆形，境界多不清楚。在软组织肿块内可见瘤骨。

4）骨膜反应和Codman三角：骨肉瘤可引起各种形态的骨膜反应和Codman三角，两者虽是骨肉瘤常见而重要的征象，但并非特异，也可见于其他的骨肿瘤和非肿瘤性病变。

在X线片上，据骨质破坏和肿瘤骨的多寡，骨肉瘤可分为三种类型：①硬化型，有大量的肿瘤新生骨形成。X线可见骨内大量云絮状、斑块状瘤骨，密度较高，明显时呈大片象牙质改变。软组织肿块内也有较多的瘤骨，骨破坏一般并不显著，骨膜反应较明显。②溶骨型，以骨质破坏为主。早期常表现为筛孔样骨质破坏，以后进展为虫蚀状、大片状。广泛的溶骨性破坏易引起病理性骨折。一般仍可见少量瘤骨及骨膜反应，如瘤骨显示不明确，X线确诊就较困难。③混合型，即硬化型与溶骨型的X线征象并存。

（2）CT：可清楚显示软组织肿块，常偏于病骨一侧或围绕病骨生长，有时可侵犯周围正常的肌肉、神经和血管而与之分界不清，其内常见大小不等的坏死囊变区。CT发现肿瘤骨较平片敏感，瘤骨分布在骨破坏区和软组织肿块内，形态与平片所见相似，密度差别较大，从几十至数百Hu或更高。CT能很好地显示肿瘤与邻近结构的关系，血管神经等结构受侵犯的表现为肿瘤组织直接与这些结构相贴或包绕它们，两者之间无脂肪层相隔。CT能较好地显示肿瘤在髓腔的蔓延范围，表现为正常时的低密度含脂肪的骨髓为软组织密度的肿瘤所取代。增强扫描时肿瘤的实质部分（非骨化的部分）可有较明显的强化，使肿瘤与瘤内坏死灶和周围组织的区分变得较为清楚。

（3）MRI：骨质破坏、骨膜反应、瘤骨和瘤软骨钙化在T_2WI上显示最好，其形态与CT所见相似，但MRI显示细小、淡薄的骨化或钙化的能力远不及CT。大多数骨肉瘤在T_1WI上表现为不均匀的低信号，而在T_2WI上表现为不均匀的高信号，肿块外形不规则，边缘多不清楚。MRI的多平面成像可以清楚地显示肿瘤与周围正常结构如肌肉、血管、神经等的关系，也能清楚显示肿瘤在髓腔内以及向骨骺和关节腔的蔓延。

（四）特殊类型的骨肉瘤

1 骨旁骨肉瘤

骨旁骨肉瘤（parosteal osteosarcoma）又称皮质旁骨肉瘤（juxtacortical osteosarcoma），起自骨膜或骨皮质附近的成骨性结缔组织，多数分化较好，异型性较轻，预后较好。本病好发年龄为25～40岁，男女差别不大；一般发生于干骺端，多见于股骨远端的后部。肿瘤由肿瘤骨质、梭形细胞和软骨等构成，瘤骨形成较多且致密。

影像学表现：X线平片表现为基底部附着于骨表面的骨性肿块，与骨皮质间可有一透亮间隙，一般无骨膜反应。肿瘤较大者常有包绕骨干生长的倾向，此时透亮间隙不易显示。CT可清楚显示骨旁的骨性包块，一般无软组织肿块。肿瘤相邻骨皮质增厚，有时可见瘤骨侵入髓腔甚至基底部骨质被侵蚀破坏。MRI图像上骨性包块呈低信号，未钙化的肿瘤组织T_2WI呈高信号，T_1WI可清楚显示肿瘤对髓腔的侵犯。

2 骨膜骨肉瘤

骨膜骨肉瘤（periosteal osteosarcoma）是指起源于骨外膜的特殊类型骨肉瘤。本病少见，占骨肿瘤的0.22%，好发于15～20岁年龄组，男性发病多于女性。肿瘤以胫骨上1/3段最常见，其次为股骨、桡骨和尺骨。

影像学表现：X线表现为紧贴骨皮质的软组织肿块影，长轴与骨干一致，瘤内可有瘤骨形成，呈放射针状或不规则形。相邻骨皮质局部粗糙、凹陷或增厚，晚期可侵犯骨髓腔。

3 高级别表面骨肉瘤

高级别表面骨肉瘤（high-grade surface osteosarcoma）是一种发生于骨表面的高度恶性成骨性肿瘤，有高度细胞异型性和花边状骨样基质。它的发病率不到所有骨肉瘤的1%，发病年龄在10~20岁，男性发病略多。病变好发于长骨表面，股骨干多见。肿瘤常较大，紧贴骨皮质，与皮质间无游离间隙，一般不环绕骨骼生长。部分瘤内有瘤骨形成，肿瘤包块可突入软组织，边界常清楚。局部骨皮质常有破坏，可侵犯髓腔。肿瘤周围有骨膜反应。

影像学表现：绝大多数骨肉瘤可依X线平片确立诊断。典型骨肉瘤X线表现为长骨干骺端髓腔内边界不清的骨质破坏区，穿破骨皮质生长并伴软组织肿块形成，内见瘤骨、Codman三角和（或）日光照射样骨膜反应，有时可发生病理性骨折。应当强调的是，对于大多数骨肉瘤的患者，凭X线平片基本可作出诊断，但CT或MRI是必不可少的补充。MRI能清楚了解肿瘤侵犯的范围，提供肿瘤周围血管、神经、肌肉受累的信息，有利于治疗方案的确立。CT除了与MRI一样有利于发现平片上不易显示部位的病变外，由于其对细小的骨化和钙化敏感，当平片上不能肯定有无瘤骨或瘤软骨钙化时，CT对确定骨肉瘤的诊断有重要意义。

骨肉瘤需与以下疾患相鉴别：

1 与成骨性病变鉴别

（1）成骨性骨转移瘤：发病年龄较大，好发于躯干骨和四肢长骨骨端；表现为骨松质内的多发性骨硬化灶，境界清楚，骨破坏少见，骨皮质一般不受累。

（2）化脓性骨髓炎：骨肉瘤与化脓性骨髓炎的征象有很多相似之处，如两者均有弥漫性骨质破坏、较明显的新生骨和广泛的骨膜反应。两者的鉴别是必要的，有时也是困难的。以下几点有助于鉴别：①骨髓炎的骨破坏、新生骨和骨膜反应从早期到晚期的变化是有规律的，早期的骨破坏模糊，新生骨密度低，骨膜反应轻微，晚期的骨破坏清楚，新生骨密度高，骨膜反应光滑完整；骨肉瘤则相反，新生的骨质又可被破坏，骨膜反应不是趋向修复而是继续破坏。②骨髓炎的骨质增生和骨质破坏常同时出现，骨破坏的周围有骨增生，而增生的骨中有破坏；骨肉瘤的骨增生和破坏不一定具有这种联系。③骨髓炎早期有较广泛的软组织肿胀，当骨破坏出现后肿胀反而消退；而骨肉瘤在穿破骨皮质后往往形成明显的软组织肿块。④动态观察，骨肉瘤呈稳定进展；骨髓炎在急性期进展迅速，而在慢性期发展缓慢，经治疗后可处于相对稳定状态。

2 与溶骨性病变鉴别

（1）骨巨细胞瘤：多见于已与骨干愈合后的骨骺部，发病年龄多在20~40岁；起病缓慢，症状较轻。X线表现为偏心性膨胀性骨破坏，骨破坏区内无新生骨。若进展较快，骨壳可不完整，但发病年龄、部位和破坏区内无新生骨等仍有重要参考价值。

（2）骨纤维肉瘤：发病年龄较大（25~45岁），好发于骨干，呈溶骨性破坏；少见骨质增生，骨膜反应一般较少，破坏区内无肿瘤骨形成。

（3）溶骨性骨转移：发病年龄较大，好发于躯干骨和四肢长骨骨端，常为多发性，较少出现骨膜反应和软组织肿块。

四、纤维源性肿瘤

骨的纤维源性肿瘤（fibrogenic tumors）在2020年《世界卫生组织（WHO）软组织和骨肿瘤分类》（第5版）中只包含了属于中间型的韧带样纤维瘤（desmoplastic fibroma）和恶性型的骨纤维肉瘤（fibrosarcoma）两种。由于前者少见，本节只介绍骨纤维肉瘤。骨纤维肉瘤起源于骨纤维结缔组织，较少见，多为原发性，少数为继发性。

（一）临床与病理

本病约占骨原发肿瘤的3.83%，发病年龄多见于20～40岁，发病男性多于女性；好发于四肢长骨干骺端或骨干，以股骨下端、胫骨上端最多，颅骨、脊椎、骨盆等亦可发病。本病主要表现有局部疼痛和肿胀，可有病理性骨折。肿瘤主要由成纤维细胞及其所产生的胶原纤维构成，可发生出血、坏死及囊变。肿瘤可分为中央型和周围型（骨膜型）。中央型多见，起自骨内膜，可穿破骨皮质形成软组织肿块；周围型起自骨外膜，环绕骨干向外生长，与母骨紧密相连，亦可直接侵及骨皮质及髓腔。部分可继发于畸形性骨炎、骨纤维异常增殖症、慢性感染等。

（二）影像学表现

1 X线和CT

（1）中央型：多见，表现为溶骨性或轻度膨胀性骨破坏区，边缘模糊，呈筛孔样改变，周围伴有明显软组织肿块。瘤内少有钙化及骨化征象。一般无骨膜反应，可发生病理性骨折。生长慢者，破坏区可呈囊状，甚至呈膨胀性骨破坏。

（2）周围型：少见，表现为骨旁软组织肿块和邻近部位的骨皮质毛糙、压迫性缺损或虫蚀样破坏，亦可穿破皮质侵入骨髓腔。肿瘤巨大时，可出现不规则低密度坏死区。增强扫描时肿块呈不均匀强化。

2 MRI

肿瘤在T_1WI上多为低信号，T_2WI上因分化程度不同，可呈高信号、低信号或混杂信号。

（三）诊断与鉴别诊断

本病需与下述疾病相鉴别：①骨膜骨肉瘤，软组织肿块内多有斑片状或针状瘤骨影，表现为起自骨皮质表面的放射状骨针，其近基底部浓密，周围部稀淡。②骨膜软骨肉瘤，软组织肿块内多有典型的环状或半环状软骨钙化。③骨恶性淋巴瘤，病变多位于长骨干骺端，可同时累及骨干；呈进展迅速的骨质破坏和明显的软组织肿块，但患者的全身状态良好。

五、富含破骨性巨细胞的肿瘤

（一）动脉瘤样骨囊肿

动脉瘤样骨囊肿（aneurysmal bone cyst）在2020年《世界卫生组织（WHO）软组织和骨肿瘤分类》（第5版）中将其归为富含破骨性巨细胞的肿瘤，分原发性和继发性两种。

❶ 临床与病理

本病各年龄均可发病，以10～20岁就诊最多，占80%；临床症状一般较轻，主要为局部肿胀疼痛，呈隐袭性发病；侵犯脊椎可引起相应部位疼痛，压迫神经则引起相应症状。

病灶主要由大小不等的血腔组成，其中充满可流动的暗红色血液，血腔内衬薄的成纤维细胞和多核破骨细胞型巨细胞，在囊壁之间为柔软而易碎的肉芽肿样组织，呈灰白、白色或棕色。病灶固体成分占全部病灶一半以下，也偶有均由固体成分组成（称为动脉瘤样骨囊肿实性变异）。继发性动脉瘤样骨囊肿是在骨内原有病变的基础上发生的，骨内原有的病变可以是良性的，也可以是恶性的。

❷ 影像学表现

（1）X线：本病好发于长骨干骺端，60%～75%见于股骨上端、椎体及附件。跟骨、耻骨、锁骨和掌骨等皆可发病。平片上，病灶呈膨胀性囊状透亮区，与正常骨界面清楚并可有硬化边；病灶可位于骨干的中央，也可偏心性生长。膨胀显著者可有菲薄骨壳。囊内有或粗或细的骨小梁状分隔或骨嵴，使病变成皂泡状外观。病灶可横向扩展，也可沿骨的长轴生长。发生在脊椎者，也有长骨病灶的特点，当发生压缩性骨折后则失去特点，如同时发现附件膨胀性病变则有助于诊断。

（2）CT：病变多呈囊状膨胀性骨破坏，骨壳菲薄，破坏区内一般可见多个含液囊腔，有的可见液液平面。囊腔间隔为软组织密度，并可见钙化或（和）骨化。增强扫描时囊间隔强化而显示更清晰。

（3）MRI：囊肿一般呈多囊状改变，部分病例囊内有多个液－液平面，在扫描前保持不动10 min较容易显示。在T_2WI上液平面上层一般为高信号，可能为血清液或高铁血红蛋白；下层为低信号，可能是细胞及碎裂细胞产物。但这种液－液平面也偶见于骨巨细胞瘤、骨囊肿和软骨母细胞瘤等。

❸ 诊断与鉴别诊断

本病应和骨巨细胞瘤鉴别，骨巨细胞瘤多见于干骺愈合后的骨端，与正常骨交界处多无骨质增生硬化，病灶内无钙化或骨化。此外，本病还应与骨囊肿和血管扩张型骨肉瘤相鉴别。

（二）非骨化性纤维瘤

非骨化性纤维瘤（non-ossifying fibroma）为骨结缔组织源性的良性肿瘤，无成骨活动。骨骼发育成熟时，有可能自行消失。

❶ 临床与病理

本病青少年好发，8～20岁居多，男性稍多于女性；多位于四肢长骨距骺板3～4 cm的干骺部，尤以胫骨、股骨和腓骨多见，随年龄增长逐渐移向骨干。本病发病缓慢，症状轻微或偶然发现，局部可有酸痛、肿胀。

肿瘤主要成分为分化良好的梭形成纤维细胞，编织成旋涡状，病灶内无成骨。本病与纤维性骨皮质缺损有相同的组织学表现和发病部位。一般将小而无症状并仅限于骨皮质的病变称为纤维性骨皮质缺损（fibrous cortical defect）；病灶大、有症状、病变膨胀并有骨髓腔侵犯者，称为非骨化性纤维瘤。

❷ 影像学表现

（1）X线和CT：本病在X线表现上可分为皮质型和髓腔型。皮质型多位于一侧皮质内或皮质下，呈单房或多房的透光区，长轴多平行于骨干；长径约4～7 cm，最长可达20 cm；边缘有硬化，以髓腔侧明显；皮质膨胀变薄或中断，无骨膜反应及软组织肿块。髓腔型多位于长骨干骺部或骨端，在骨内呈中心性扩张的单或多囊状透光区，侵犯骨横径的大部或全部；密度均匀，有硬化边。CT上，病灶内密度低于肌肉组织，增强扫描时无强化。CT能更清楚显示病灶在骨内的位置、周围骨结构及邻近软组织改变。

（2）MRI：表现为长T_1、短T_2信号，硬化边呈更低信号。

❸ 诊断与鉴别诊断

需与本病鉴别诊断的疾病包括：①骨纤维异常增殖症，其病变主要为纤维结缔组织增生和新生不成熟的原始骨组织取代了正常的骨组织，骨小梁表面缺乏成骨细胞覆盖。长管状骨和肋骨密度均匀的磨玻璃样改变是本病的特征性改变。②骨样骨瘤，多发生于骨皮质内，瘤巢较小，长径一般小于2 cm，瘤巢周围有明显的反应性骨质增生和骨膜反应，局部常有疼痛。③纤维性骨皮质缺损，多见于6～15岁儿童，有家族发病倾向；病变常多发、对称，呈囊状或片状皮质缺损区，无膨胀性骨壳。④骨巨细胞瘤，多位于骨端，有横向膨胀的倾向，多呈分房状、膨胀性骨质破坏，相邻骨质一般无硬化；20～40岁多见。

（三）骨巨细胞瘤

骨巨细胞瘤（giant cell tumor of bone）是一种局部侵袭性肿瘤，是我国最常见的骨肿瘤之一，占所有骨肿瘤的14.13%，居第三位。

❶ 临床与病理

本病男女发病率相近，好发年龄为20～40岁（约占65%）。在骨骺愈合前本病非常少见，可以说骨骺愈合是本病的一个年龄界限。肿瘤好发于四肢长骨骨端和骨突部，即愈合后的骨骺部，尤其是股骨远端、胫骨近端和桡骨远端，三处发病占全部的60%～70%。本病的主要症状是患部疼痛和压痛；骨质膨胀变薄时，压之可有捏乒乓球感，或有牛皮纸音；肿瘤穿破骨皮质形成软组织肿块后，皮肤可呈暗红色，表面静脉充盈曲张。

肿瘤主要由单核基质细胞和多核巨细胞构成，前者决定肿瘤性质的细胞。此前，病理学上根据其单核细胞和多核巨细胞的数量比例和组织学特点，将其分为三级：

Ⅰ级：良性型，多核巨细胞数量多于单核细胞。

Ⅱ级：过渡型，两种细胞数量均衡。

Ⅲ级：恶性型，单核细胞数量多于多核巨细胞，多核巨细胞数量少、体积小、细胞核数少，而单核细胞核大，有间变现象，排列紊乱。

尽管有此组织学分级法，但它不能完全代表肿瘤的生物学特性，有的镜下分化成熟的肿瘤，在临床上却表现出恶性生物学行为。

❷ 影像学表现

（1）X线和CT：平片上，肿瘤好发于干骺愈合后的骨端，多呈膨胀性、多房性、偏心性骨质破坏；骨壳较薄，其轮廓一般完整，其内可见纤细骨嵴，构成分房状。有的肿瘤膨胀可很明显甚至将关节对侧的另一骨端包绕起来，这是该瘤的特征之一。肿瘤常直达骨性关节面下，以致骨性关节面就是肿瘤的部分骨性包壳，此亦为其特征之一。肿瘤有横向膨胀的倾向，其最大径线常与骨干垂直。骨破坏区与正常骨的交界清楚但并不锐利，无硬化边。骨破坏区内无钙化和骨化影。一般无骨膜反应，或仅在骨壳与正常皮质交界处可见少量骨膜反应，称为花萼样骨膜反应。CT可清楚显示骨性包壳，甚至平片上显示不清的在CT上也可显示。骨壳内面凹凸不平，肿瘤内并无真正的骨性间隔，说明平片上的分房征象实际上是骨壳内面骨嵴的投影。肿瘤内密度不均，可见低密度的坏死区，有时可见液-液平面。肿瘤与骨松质的交界多清楚，但无骨质增生硬化。对解剖结构较复杂的部位，CT能很好地显示上述特点；对侵袭性较强的肿瘤，CT也能显示其相应的特征，对本病诊断有很大的帮助。

良、恶性骨巨细胞瘤在X线上并无明确差异，以下几点提示恶性：①有较明显的侵袭性表现，如肿瘤与正常骨交界处模糊，有虫蚀状、筛孔样骨破坏，骨性包壳和骨嵴残缺不全；②骨膜反应较显著，可有Codman三角；③软组织肿块较大，超出骨性包壳的轮廓；④患者年龄较大，疼痛持续加重，肿瘤突然生长迅速并有恶病质。

（2）MRI：MRI的优势在于显示肿瘤周围的软组织情况，与周围神经、血管的关系，关节软骨下骨质的穿破，关节腔受累，骨髓的侵犯和有无复发等。多数肿瘤在MRI图像上边界清楚，周围无低信号环。瘤体的MRI信号无特异性，在T_1WI呈均匀的低或中等信号，高信号区则提示亚急性、慢性出血；在T_2WI信号不均匀，呈混杂信号。MRI常显示液-液平面，比CT更清楚。增强扫描病灶可有不同程度的强化。

❸ 诊断与鉴别诊断

本病需与下述疾病相鉴别：①骨囊肿，多在干骺愈合前发生，位于干骺端而不在骨端；骨囊肿膨胀不如骨巨细胞瘤明显且是沿骨干长轴发展。②软骨母细胞瘤，肿瘤多发生于干骺愈合前的骨骺，骨壳较厚且破坏区内可见钙化影。③动脉瘤样骨囊肿，发生于长骨者多位于干骺端，常有硬化边；发生于扁骨或不规则骨者与巨细胞瘤鉴别比较困难，前者为含液囊腔，液-液平面较多见，且CT可显示囊壁有钙化或骨化影。

六、骨的其他间叶性肿瘤

（一）单纯性骨囊肿

单纯性骨囊肿（simple bone cyst）常简称为骨囊肿，为原因不明的骨内良性、膨胀性、充满棕黄色液体的囊腔，现归类为间叶性肿瘤。

❶ 临床与病理

本病发病年龄在4～42岁，最常见于20岁以下患者；好发于长管状骨，尤其是肱骨和股骨上段，两处约占70%以上。本病一般无明显症状，或仅有隐痛，或在运动劳累后酸痛；80%有局部外伤史，65%是在骨折后经X线检查发现的。

本病病因不明，大多认为与外伤有关。囊肿壁呈壳样变薄，内壁衬以疏松结缔组织，并有半渗透性，致囊内压力不会过高；囊内含黄色或褐色液体，其间可有纤维性间隔。

❷ 影像学表现

（1）X线：平片上，骨囊肿最好发于长管状骨干骺端的骨松质或骨干髓腔内，不跨越骺板。病变常开始于靠近骺板的部位，随骨的生长而渐移向骨干，骺线闭合后，即停止生长。病灶远离骺板者，常为静止期。囊肿一般为单发，很少多发。病灶大多为卵圆形，其长径与骨长轴一致，均居于骨的中心，很少偏心性生长。囊肿向外膨胀性生长，皮质可变薄，外缘光整，并有硬化边；膨胀的程度一般不超过干骺端的宽度。一般囊内无明显骨嵴，少数呈多房样。

病灶常出现病理性骨折，表现为骨皮质断裂，骨折碎片可插入囊腔内，即所谓骨片陷落征（fallen fragment sign）。

（2）CT：病灶内为均匀的液体密度影；其骨壳完整，但也可因发生骨折而失去连续性。

（3）MRI：囊内容物在T_1WI上为低信号，T_2WI为高信号；如果其内有出血或含胶样物质则在T_1WI和T_2WI上均为高信号。

❸ 诊断与鉴别诊断

本病应和骨巨细胞瘤、单骨单病灶骨纤维异常增殖症和动脉瘤样骨囊肿相鉴别。骨巨细胞瘤好发于骨骺闭合后的骨端，偏心性生长，多呈囊状或皂泡状结构；单骨单病灶灶骨纤维异常增殖症病变范围大，髓腔内可呈多弧状改变，其特征性表现为病灶呈磨玻璃样改变；动脉瘤样骨囊肿多呈偏心性生长，膨胀明显，常呈多房状，有时囊内可见点状钙化或骨化。

（二）骨纤维异常增殖症

骨纤维异常增殖症（fibrous dysplasia of bone）也称为骨的纤维结构不良，名称上应注意与"骨性纤维结构不良"（osteofibrous dysplasia）相区分。本病是以纤维组织大量增殖，代替了正常骨组织为特征的骨病变，可单骨、多骨、单肢或单侧多发；若同时并发皮肤色素沉着、性早熟，则称为Albright综合征。

❶ 临床与病理

本病发病隐匿、进展缓慢，病程自数年至数十年不等；就诊年龄为3～60岁，其中11～30岁的占70%；男女之比约为3：2。本病在成年后进展更缓慢或基本稳定，如生长加快、疼痛剧烈，应注意恶变性。本病早期常无任何症状，发病越早，症状越明显，可引起肢体的延长或缩短，持重骨可弯曲，出现跛行或疼痛；侵犯颅面骨表现为头颅或颜面不对称及突眼等，称为骨性狮面。

本病为体细胞鸟嘌呤核苷酸结合蛋白–1（GNAS1）基因突变引起骨骼内纤维组织异常增生所致，基因位于20q13.2。病变主要为纤维结缔组织增生和新生不成熟的原始骨组织即编织骨取代了正常的骨组织，骨小梁表面缺乏成骨细胞覆盖，称为骨小梁裸露征象。

② 影像学表现

（1）X线：本病可发生于躯干和四肢骨，以躯干骨多见，其次为下肢骨，上肢骨最少。其中尤以肋骨、股骨、胫骨等多见。颅面骨中，以面骨多见，其次为颅底骨和颅盖骨。脊柱中，以胸椎好发，腰椎和颈椎次之。长骨病变多始于干骺或骨干并逐渐向远端扩展。在干骺愈合前常为骺板所限，较少累及骨骺。

四肢躯干骨的病变可侵及骨髓腔，也可发生于骨皮质内。X线平片表现可分为以下四种改变，常数种并存，亦可单独存在：①囊状膨胀性改变，表现为囊状膨胀性透亮区，可为单囊，亦可多囊，边缘清晰，常有硬化边，皮质变薄，外缘光滑，内缘毛糙呈波浪状。囊内常有散在条索状骨纹和斑点状致密影。②磨玻璃样改变，多见于长管状骨和肋骨，主要是指囊状膨胀性改变中的密度均匀增高如磨玻璃状；病理上为编织骨，是本病特征性改变。③丝瓜瓤状改变，常见于肋骨、股骨和肱骨。患骨膨胀增粗，皮质变薄甚至可以消失；骨小梁粗大扭曲，表现为沿纵轴方向走行的粗大骨纹，颇似丝瓜瓤。④地图样改变，表现为单发或多发的溶骨性破坏，边缘锐利，有时酷似溶骨性转移。颅骨病变主要表现为内外板和板障的骨质膨大、增厚或（和）囊状改变，最常见的为颅面骨不对称增大，呈极高密度影。

（2）CT：同X线表现，能更精确显示骨病变的范围及细节特点。

（3）MRI：无特征性表现。T_1WI上多为低信号，T_2WI因含骨小梁、细胞成分、胶原、囊性变及出血等成分的不同，可以是高信号，也可以是低信号或混杂信号。

本病约2%～4%可恶变为骨肉瘤、骨纤维肉瘤等。如病灶生长加速，疼痛加重，X线检查发现溶骨性破坏、肿瘤骨形成、明显软组织肿块则应考虑恶变。

③ 诊断与鉴别诊断

本病临床上主要依靠平片诊断，CT和MRI对鉴别诊断有帮助，活检或术后病理为确诊依据。本病需与下列疾病相鉴别。

（1）骨性纤维结构不良（osteofibrous dysplasia）：以胫腓骨骨干多见，好发于20岁以内的青少年。肿瘤具有向骨及纤维组织双向发展的特点，既有纤维组织瘤样增生，又有异常编织骨小梁的形成，骨小梁表面覆有成骨细胞。病变主要发生于胫骨骨干，以中段前侧骨皮质区多见，呈偏心性、膨胀性单房或多房皂泡样骨质破坏。病变内常见斑片状骨质硬化样改变，可有多发骨性分隔，周围有硬化边；沿骨长轴延伸，一般不累及干骺端和骨骺。

（2）非骨化性纤维瘤：肿瘤主要成分为分化良好的梭形成纤维细胞，病灶内无成骨。病变多位于长骨干骺端皮质或松质骨内，呈单房或多房的透光区，密度均匀，密度低于肌肉组织，有硬化边。

（3）Paget病：多发生在中老年，多骨受累，主要改变为成骨与破骨、骨吸收与重建活动紊乱，引起受累骨增粗、增厚、变形及疼痛。该病在影像学表现上既有囊状骨质破坏，又有骨质硬化改变，骨皮质与骨松质界限消失，骨小梁粗大稀疏、密度不均、排列紊乱。血清AKP水平明显升高是实验室检查的主要鉴别点。

（三）骨转移瘤

骨转移瘤（bone metastases）是指骨外其他组织、器官的恶性肿瘤，包括癌、肉瘤和其他恶性病变转移至骨而发病的肿瘤，但不包括原发性多发性骨肿瘤（如多发性浆细胞瘤）。2020年《世界卫生组织（WHO）软组织和骨肿瘤分类》（第5版）将骨转移瘤归类为"骨的其他间叶性肿瘤"。

1 临床与病理

骨转移瘤多见，较原发性骨良、恶性肿瘤为多，仅次于肺和肝转移瘤，居第三位。骨转移瘤多见于中老年人，以男性为多。其临床表现主要是疼痛，多为持续性，夜间加重；有时可出现肿块、病理性骨折和压迫症状。实验室检查，成骨性转移者碱性磷酸酶增高、血清钙、磷正常或偏低；溶骨性转移者血清钙、磷增高；前列腺癌转移者酸性磷酸酶增高。另有体重减轻、贫血、发热和血沉增快等表现。

转移途径主要为血行转移，少数可直接由邻近的原发灶蔓延发病，如鼻咽癌侵犯颅底，口底癌侵犯下颌骨等。转移瘤可引起溶骨性破坏、骨质硬化或破坏与硬化并存的混合性改变。瘤体切面见瘤组织多呈灰白色，常伴有出血、坏死。镜下骨转移瘤的形态结构一般与其原发瘤相同。

身体任何恶性肿瘤都有发生骨转移的可能，但有的很少转移至骨，称厌骨性肿瘤，如皮肤、消化道和子宫的恶性肿瘤等；有的则常发生骨转移，称亲骨性肿瘤，如前列腺癌、肾癌、甲状腺癌、乳腺癌、肺癌和鼻咽癌等。骨肉瘤、尤因肉瘤等也可发生骨转移。全身任何骨骼都可发生转移，但以骨盆、脊柱、颅骨和肋骨等红骨髓集中的中轴骨多见，膝、肘以下骨骼相对少见。

2 影像学表现

（1）X线和CT：骨转移瘤的X线表现可分为溶骨型、成骨型和混合型，以溶骨型常见。一般而言，X线平片和CT只有在骨质发生改变以后才能显示病变，CT显示骨转移瘤远较X线平片敏感，能清楚显示局部软组织肿块的范围、大小以及与邻近脏器的关系。

溶骨型骨质破坏是因肿瘤细胞产生的刺激因子，如生长因子、前列腺素、核质溶解素等，刺激破骨细胞使其数量增多或活性增强而引起溶骨，或由肿瘤细胞直接引起骨质溶解。骨质破坏表现为边缘清楚的骨质缺损区，边缘无硬化，常伴有局限性软组织肿块。破坏发生于长骨时，多位于骨干或干骺端，表现为单发或多发斑片状骨质破坏。随病变进展，破坏区可融合扩大成大片状。一般无骨膜反应，常并发病理性骨折。破坏发生于扁骨者，多表现为大小不等的片状骨质破坏区，有融合倾向，或可见局部软组织肿块影。破坏发生于脊椎者，椎体骨质破坏后，常合并病理性压缩性骨折，椎间隙多保持完整；椎弓根受侵蚀、破坏常见，故具有一定特征性。

成骨型转移瘤较少见，多由生长较缓慢的肿瘤引起。成骨改变多是由肿瘤引起宿主骨的反应性成骨或是肿瘤间质通过化生而成骨。最常见的原发肿瘤为前列腺癌，其他可见于乳腺癌、鼻咽癌、肺癌和膀胱癌等。成骨型转移瘤常常多发，表现为松质骨内斑点状、片状、结节状或面团状高密度影，密度均匀，边界清楚或不清楚而逐渐移行于正常骨结构中；骨皮质完整，骨轮廓多无改变，一般无软组织肿块，少有骨膜反应；发生于椎体时，多无压缩、变扁。

混合型转移瘤则兼有溶骨型和成骨型转移瘤的骨质改变。

（2）MRI：对显示骨髓中的肿瘤组织及其周围水肿非常敏感，能在骨质破坏出现之前检出病灶，比X线平片、CT甚至核素骨显像更容易发现转移灶。大多数骨转移瘤在高信号骨髓组织的衬托下，在T_1WI上呈低信号，显示非常清楚；在T_2WI上呈不同程度的高信号，以脂肪抑制T_2WI或PDWI序列显示更清楚。成骨型转移瘤在T_1WI和T_2WI上多数呈低信号，少部分T_2WI上呈等或高信号，可能与病灶内水含量有关。

❸　诊断与鉴别诊断

骨转移瘤影像学表现无明确特征性，主要发生于中老年人、红骨髓相对集中的中轴骨区域，MRI检出肿瘤比X线平片和CT敏感。骨转移瘤须与多发性骨髓瘤相鉴别，骨转移瘤病灶多大小不一，边缘模糊，常不伴明显的骨质疏松，病灶间的骨质密度正常；发生于脊椎者，椎体多先受累，病变发展常常累及椎弓根。多发性骨髓瘤的病灶大小多较一致，呈穿凿样骨质破坏，常伴有明显的骨质疏松。实验室检查也有助于两者鉴别，多发性骨髓瘤患者血清球蛋白增高，骨髓穿刺涂片浆细胞增多，可找到骨髓瘤细胞，尿中可出现Bence-Jones蛋白。

七、　骨的造血系统肿瘤

骨的造血系统肿瘤在2020年《世界卫生组织（WHO）软组织和骨肿瘤分类》（第5版）中包含了骨的浆细胞瘤、淋巴类肿瘤（含多种类型）、朗格汉斯细胞组织细胞增生症、Erdheim-Chester病和Rosai-Dorfman病等疾病。本书只介绍骨的浆细胞瘤。

骨的浆细胞瘤（plasmacytoma of bone）又称为骨髓瘤（myeloma），为起源于骨髓网织细胞的恶性肿瘤，由于其高度分化的瘤细胞类似浆细胞，故称其为浆细胞瘤。本病单发或多发，多发者占绝大多数；单发者（孤立性浆细胞瘤）少见，其中约1/3可转变为多发性骨髓瘤。晚期可广泛转移，但很少出现肺转移；少数可原发于骨髓外组织，如硬脑膜、垂体、甲状腺、胸腺、皮肤、纵隔等。

（一）临床与病理

本病起于红骨髓，在髓腔内呈弥漫性浸润，也可为局限性。初期为髓腔内蔓延，骨外形正常，后期可破坏骨皮质，侵入软组织。瘤细胞可分为浆细胞型和网状细胞型，有时两型混杂存在；也可按免疫学方法分型，根据是否产生和分泌免疫球蛋白，分为分泌型和非分泌型两类，前者占90%以上，后者不到10%。本病约占骨恶性肿瘤的4.42%，各年龄均可发病，40岁以上多见，男女发病之比约为2∶1；好发于富含红骨髓的部位，如颅骨、脊椎、肋骨、骨盆、胸骨、股骨和肱骨近端等。本病临床表现复杂，骨骼系统表现为全身性骨骼疼痛、软组织肿块及病理性骨折；泌尿系统表现为急、慢性肾功能衰竭（骨髓瘤肾病）；神经系统表现为多发性神经炎；其他表现包括反复感染、贫血和紫癜。实验室检查：红细胞、白细胞及血小板减少，血沉加快，高蛋白血症，高血钙，Bence-Jones蛋白尿（约占50%），骨髓涂片可找到骨髓瘤细胞。

（二）影像学表现

1 X线和CT

本病在X线表现错综复杂，不同类型、不同部位其表现各不相同。主要表现有：①广泛性骨质疏松，以脊椎和肋骨明显。②多发性骨质破坏，生长迅速者，骨质破坏区呈穿凿状、鼠咬状改变，边缘清楚或模糊，无硬化缘和骨膜反应，多见于颅骨、脊椎和骨盆等，以颅骨最多见和典型；生长缓慢者，破坏区呈蜂窝状、皂泡状改变，伴有骨膨胀性改变，多发生于长骨、肋骨、胸骨和肩胛骨。骨质破坏区可相互融合。③骨质硬化，此表现少见，又称为硬化型骨髓瘤，可为单纯硬化或破坏与硬化并存，骨髓瘤治疗后也可出现硬化性改变。④软组织肿块，位于骨破坏区周围，椎旁软组织肿块很少跨越椎间盘水平至邻近椎旁，肋骨破坏后可形成胸膜下结节或皮下软组织肿块。⑤病理性骨折，常见于脊柱和肋骨，有时可因骨折来诊而发现本病；椎体后缘骨质中断或破坏，为肿瘤侵犯硬膜外的可靠征象。⑥X线表现正常，此约占10%，意味着骨质改变尚轻或病灶过小。CT较X线平片能更早期显示骨质细微破坏、骨质疏松和骨外侵犯的程度，特别是脊柱、骨盆病变，以CT显示更清楚。

2 MRI

X线平片及CT不能显示骨破坏出现之前的骨髓内改变，MRI对检出病变、确定范围非常敏感。骨质破坏或骨髓浸润区形态多样，可呈弥漫性、局灶性、不均匀性（颗粒状）浸润等，在T_1WI上呈低信号，多位于中轴骨及四肢骨近端。病变呈多发、散在点状或颗粒状浸润时，在骨髓脂肪高信号的衬托下，T_1WI上呈特征性的"椒盐状"改变，T_2WI上病灶呈高信号；脂肪抑制T_2WI或STIR序列上，由于骨髓脂肪信号被抑制，病灶高信号较T_2WI更明显。

（三）诊断与鉴别诊断

尽管骨髓瘤影像学表现在骨髓病变中较有特征性，但诊断主要依靠临床，确诊需骨髓穿刺活检。MRI显示骨髓内浸润、病变范围及骨外软组织改变，优于X线平片和CT。病变主要分布于中轴骨和四肢骨近端等红骨髓集中区，表现为弥漫性骨质疏松和多发性穿凿样骨质破坏。

本病主要应与下列疾病相鉴别：①骨质疏松，多见于老年人，尤其是女性，年龄愈大愈明显。X线平片及CT示骨皮质完整，无骨小梁缺损区，无短期内进行性加重趋势；脊柱表现明显而广泛，颅骨一般无异常改变。血、尿实验室检查结果也与骨髓瘤不同。②骨转移瘤，转移瘤灶大小不一，边缘模糊，多不伴有骨质疏松，病灶间骨质密度正常；出现阳性椎弓根征（椎体破坏而椎弓根保留）、肋骨和锁骨破坏伴有膨胀现象，骨髓瘤多于转移瘤。转移瘤表现为更粗大的颗粒状或块状均匀异常信号，椎弓根受累多见，椎体可出现塌陷。③甲状旁腺功能亢进，好发于青壮年，骨质疏松常伴有骨膜下骨吸收和牙槽硬板骨吸收，颅骨有颗粒状细小透光区。实验室检查有高血钙和低血磷，尿中无Bence-Jones蛋白，肾脏可有多发结石。

八、尤因肉瘤

尤因肉瘤（Ewing sarcoma）又称尤因瘤（Ewing tumor），1921年由Ewing首先报道。本病在组织学上不具分化特点，其组织起源存有争议，目前有学说认为其可能为神经外胚瘤。本病主要发生于骨内，偶可发生于骨外软组织，称为骨外尤因肉瘤（extraskeletal Ewing sarcoma）。2020年《世界卫生组织（WHO）软组织和骨肿瘤分类》（第5版）将其新归类为"骨和软组织未分化小圆细胞类肿瘤"。

（一）临床与病理

本病发生于骨骼时，肿瘤起源于髓腔，瘤组织富含小圆形细胞和血管，质地柔软，无包膜，常被纤维组织分隔成不规则结节状。瘤内可出血、坏死及囊变。肿瘤易破坏骨皮质向周围浸润扩散，形成骨膜反应及软组织肿块。

本病约占骨恶性肿瘤的5%，发生部位与年龄、红骨髓的分布有关。本病好发年龄为5～15岁，5岁以前和30岁以后极少发生；20岁以前好发于长骨骨干和干骺端，以股骨、胫骨、肱骨和腓骨等多见；20岁以后好发于扁骨，以髂骨、肋骨和肩胛骨等多见；发病男性多于女性或相近。其全身症状与骨感染类似，如发热、白细胞增多；局部症状以疼痛为主，局部肿块有时早于骨骼改变出现。本病早期可发生骨骼、肺和其他脏器转移。肿瘤对放射线极为敏感。本病5年生存率约40%。

（二）影像学表现

1 X线和CT

平片和CT检查，肿瘤无特征性，发生于长骨骨干和干骺端者均可分为中心型和周围型，以骨干中心型多见且典型。骨干中心型病变区呈弥漫性骨质疏松，斑点状、虫蚀样溶骨性骨质破坏，边界不清，其内常包含有斑片状骨质增生硬化；周围骨皮质呈筛孔样或花边样缺损，偶可表现为地图样大片骨质破坏，类似于溶骨型骨肉瘤；骨膜反应可呈葱皮样，可被破坏形成骨膜三角，骨表面可见细小放射状骨针；病变早期即可穿破皮质形成软组织肿块，内可有针状瘤骨，长短不一，较纤细；增强扫描时肿瘤有不同程度强化。骨干周围型的皮质外缘常呈碟形破坏合并周围巨大软组织肿块；肿瘤多呈卵圆形或分叶状向外扩展，软组织肿块较大，与骨破坏不成比例。干骺中心型位于干骺端中央；干骺周围型位于干骺端边缘，多呈溶骨性破坏并有软组织肿块和骨膜反应，极少数可侵及骨骺。发生于扁骨及不规则骨者，骨膜反应常表现为垂直于骨表面的密集、短小一致的细针状。肿瘤常刺激骨内或骨膜的成骨细胞形成反应性骨质增生，有的甚至很明显致肿瘤区呈象牙样骨质硬化，因此根据骨破坏及增生的比例，尤因肉瘤可分为溶骨型、硬化型和混合型。

② MRI

MRI显示髓腔内浸润、骨质破坏及骨外侵犯早于平片和CT，肿瘤呈不均匀长T_1、长T_2信号，皮质信号不规则中断，骨膜反应呈等T_1、中短T_2信号，病变周围软组织肿块呈长T_1、长T_2信号，瘤内还可见多发性细薄的低信号间隔。少数病例可见骨内跳跃式转移。

（三）诊断与鉴别诊断

X线平片所示骨质破坏、骨膜反应及软组织肿块等表现较典型，但不能确定骨髓内早期浸润及骨外软组织侵犯的范围。CT显示上述改变优于X线平片，MRI显示髓腔内早期浸润、骨质破坏及骨外侵犯更具优势。

本病需与下列疾病相鉴别：①急性骨髓炎，早期两者表现相似，但骨髓炎常有弥漫性软组织肿胀，而尤因肉瘤为局限性肿块。前者病史短，以周计，后者病史较长，以月计；前者多有明确急性病史，有死骨，骨破坏与增生此消彼长，在时空上关系密切，后者却无此关系。鉴别困难时，可用诊断性放射治疗来区分。②转移性神经母细胞瘤，多在2岁以前发病，尤其是在出生后半年内发病者更有鉴别意义。该病表现为长骨干骺端多发对称性骨破坏，颅骨多发小圆形或融合成大片状骨破坏。尤因肉瘤在5岁以内发病少见，生后半年内发生者更少见。③骨肉瘤，一般位于干骺端，与尤因肉瘤多位于骨干不同。骨肉瘤的针状瘤骨粗、长、不规则，骨质破坏区和软组织肿块内常见肿瘤骨形成。

第四节　骨骼与肌肉病变超声诊断

一、原发性骨肿瘤

（一）骨肉瘤

① 病理

骨肉瘤（osteosarcoma）由肿瘤性梭形间质细胞、软骨样组织和肿瘤骨组成，3种成分的比例和分布在每个病例中都不尽相同，因而每个标本的致密程度不一。肿瘤可呈粉红色、灰色、灰白色"鱼肉样"改变。肿瘤破坏骨质并刺激骨膜产生骨膜反应增厚，穿破骨皮质侵及软组织形成软组织肿块。肿瘤内血供丰富，易出血、坏死、囊性变。

② 临床表现

骨肉瘤是骨原发性恶性骨肿瘤中发病率最高、恶性程度最高的肿瘤，好发于青少年长骨的干骺端、股骨远端、胫骨和肱骨近端。骨肉瘤的典型症状是疼痛，开始时较轻，以后变得严重而持续。

患者可触及肿块，且迅速增大，病程发展快，关节活动受限。表浅皮下组织可见静脉怒张。

③ 超声检查

（1）骨质破坏导致正常骨皮质消失。病变处骨表面粗糙不平整，回声增强，连续性中断，不同程度的骨缺损，导致骨表面凹凸不平呈蚕食状，并向髓腔内发展。骨破坏的基础上有不同程度肿瘤骨形成，表现为斑块状或斑点状强回声。骨质破坏与肿瘤骨相间存在。

（2）骨膜反应：骨膜被掀起并增厚是骨肉瘤常见且具特征的声像图表现，骨膜增厚，回声增强。在肿瘤骨与正常骨交界处可见骨膜抬高，且向肿瘤包绕，形成三角形结构，与放射影像学描述的Codman三角一致。在沿骨长轴做横切面扫查时，可见与骨皮质表面垂直的放射状强回声排列成栅状，基底部骨皮质中断，与X线描述的日光样骨膜反应相符。

（3）骨破坏周围的软组织肿物多：软组织肿物为包绕强回声肿瘤骨及新生肿瘤骨的软组织肿物，好像"珊瑚"在水中之感，范围较大，边界不清，无包膜。软组织肿块中常有环状、斑片状或斑点状新生肿瘤骨。软组织肿物范围无论肿瘤近、远端均远远大于病变骨，常呈浸润性生长。较大的肿瘤内发生出血和坏死时，可出现无回声区，使肿瘤内部回声更加不均匀。

（4）彩色多普勒超声表现：骨肉瘤肿瘤血管较粗大，互相交通，分布密集，血流极丰富，内部或边缘均可探及动、静脉血流，以动脉血流为主。在骨皮质中断处常常见到小动脉穿行进入髓腔内。肿瘤血管多为浅层优势，即肿瘤浅层或肿瘤边缘处血管多见，而肿瘤深层或中心部血管相对减少或消失。

④ 鉴别诊断

诊断骨肉瘤时应与骨巨细胞瘤、软骨肉瘤及转移性骨肿瘤等相鉴别。骨巨细胞瘤好发于20～40岁青壮年，好发部位为长骨骨端，肿瘤区呈较均匀低回声或中等回声，骨皮质变薄，无骨膜反应。软骨肉瘤多见于40岁以上的成年人，肿瘤内部回声不均匀，多呈不均匀低回声，分化较高者肿瘤内可见大量强回声斑，后方伴声影。转移性骨肿瘤多见于中老年人，多有原发病史，根据发病年龄、部位、肿瘤的回声特点等可与骨肉瘤相鉴别。

⑤ 临床价值

超声可判定肿瘤的大小及其对周围组织的影响，可对病灶进行动态观察，监测术后治疗效果、有无复发、化疗及放疗的疗效等。超声引导下对肿瘤进行穿刺活检，可对病变进行明确诊断。

（二）软骨肉瘤

① 病理

软骨肉瘤（chondrosarcoma）是由肉瘤性成软骨细胞及软骨基质构成的恶性肿瘤，起源于软骨或成软骨结缔组织，也可由内生性软骨瘤或滑膜骨软骨瘤恶化而来。根据肿瘤发生部位，软骨肉瘤分为中央型和周围型两种，发生于骨髓间叶组织和由内生软骨瘤恶变者为中央型，起源于骨膜或由外生软骨瘤恶变者为周围型。

② 临床表现

软骨肉瘤多发于30～60岁成年人，平均年龄为40～45岁，男性多于女性。原发性软骨肉瘤一般发病缓慢，最常见的症状是局部间歇性疼痛，呈逐渐加重的趋势，疼痛加剧提示恶性程度较高；而后出现，逐渐增大的肿块，可有压痛，肿块周围可触及皮温升高，最多见于长管状骨，约占全部患者的1/4。也可见于骨盆、肩胛骨等。

❸ 超声检查

中央型软骨肉瘤发生于骨的干骺端及骨盆；周围型多为软骨瘤恶变，发生于骨及软骨表面。局部骨皮质破坏被肿瘤所代替，肿瘤内部呈不均匀低回声。肿瘤的主要成分是分化程度不同的瘤软骨细胞，其中常有钙化和瘤骨，表现为肿瘤内可见散在或斑点状强回声，高分化者内可见大量不规则强回声，后方伴声影。肿瘤穿破骨皮质，使肿瘤边缘回声不清楚，在软组织内形成不均匀低回声肿块。软骨肉瘤一般无骨膜反应，有病理性骨折或侵犯骨膜时，可出现局限性骨膜增厚。软骨肉瘤合并黏液变性和坏死时，肿瘤内出现大小不等的液性暗区。彩色多普勒显示肿瘤内可见散在血流信号。本病确诊需依靠手术和活组织检查。

（三）纤维肉瘤

❶ 病理

原发性骨纤维肉瘤（primary fibrosarcoma of the bone）源于骨内的结缔组织或骨膜的原始成纤维组织，是原发性恶性骨肿瘤中较少的一种，多发生于四肢长骨干骺端。肿瘤组织周围可有假包膜，质软，均匀湿润，呈鱼肉状。较大肿瘤切面可见水肿、坏死、出血、囊腔形成。纤维肉瘤多数为原发性，也可继发于骨纤维结构不良、畸形性骨炎、放射损伤或慢性感染。中央型者病变开始于髓腔，先引起溶骨性破坏，而后穿过骨皮质，形成软组织肿块，但不发生钙化和骨化。周围型者病变开始于骨膜，与骨皮质紧密相连，多向外生长，也可侵蚀附着的骨皮质或侵犯髓腔。

❷ 超声检查

早期骨髓腔内出现较均匀的低回声，边界清楚，肿瘤后方回声不衰减，局部骨皮质破坏、变薄。当肿瘤穿过骨皮质，形成软组织肿块，呈均匀低回声，不发生钙化和骨化，一般无反应性骨膜增厚。骨膜型纤维肉瘤主要出现附着于骨旁的软组织肿块，呈均匀性低回声，边缘回声清晰。肿瘤侵犯邻近骨质，可见局限性骨破坏，回声中断，骨皮质不规则变薄。彩色多普勒超声于肿瘤内可见较丰富血流信号。

二、转移性骨肿瘤　

（一）病理

转移性骨肿瘤（metastatic tumor of bone）大部分为癌，极少数为肉瘤，几乎所有的恶性肿瘤均可发生骨转移，较容易发生骨转移的恶性肿瘤有肺癌、前列腺癌、乳腺癌、肾癌，亦可发生于甲状腺癌、胰腺癌、胃肠道肿瘤等。骨转移瘤多数为灰白色或暗红色，可发生出血或坏死。溶骨型者质脆弱，成骨型者质硬。

（二）临床表现

转移性骨肿瘤多见于中老年人，多发生于躯干骨，如脊柱、骨盆骨、肋骨和胸骨，也可发生于股骨、胫骨、肱骨等。患者有原发器官肿瘤病史，较容易诊断，若无原发器官肿瘤病史，超声可帮助寻找原发病灶。最常见的临床症状为疼痛，可触及包块，出现压迫症状及全身症状。

（三）超声检查

转移性骨肿瘤多数表现为局限性溶骨性骨破坏，肿瘤内部多表现为均匀或不均匀低回声，根据原发性肿瘤的不同，部分病灶内可表现为伴有高低回声的混合回声或无回声。来源于肾癌、甲状腺癌、神经母细胞瘤、结肠癌、肺癌者，肿瘤内部多为较均匀低回声；来源于前列腺癌、乳腺癌、子宫癌、胃癌者，肿瘤内部多为不均匀较强回声。晚期肿瘤穿破骨皮质后，骨皮质连续性中断，在软组织内出现局限性肿块，多无完整包膜。除骨肉瘤及神经母细胞瘤外，转移性骨肿瘤一般无骨膜反应。病理性骨折时，可见骨端移位。彩色多普勒超声可见病灶内数量等量的血流信号。

（四）临床价值

对于确诊有原发器官肿瘤患者发生骨转移，诊断较容易；对于无原发肿瘤病史及体征，首发症状即为转移病灶的患者，诊断转移性骨肿瘤较困难。但超声可对病灶进行动态观察，确定转移病灶的部位、大小形态及与周围神经血管的关系。超声引导下穿刺活检，可确定其原发肿瘤。

三、骨肿瘤样病变

（一）骨软骨瘤

1 病理

骨软骨瘤（osteochondroma）是临床最常见的良性骨肿瘤之一，肿瘤组织由纤维性软骨膜、透明软骨帽及成熟的骨松质性肿块组成。

2 临床表现

骨软骨瘤可单发，也可多发，以前者常见，是附着于干骺端的骨性突起，因基底形状不同可分为带蒂和广基两种类型，均与骨干相连。骨软骨瘤可发生于任何软骨内化骨的骨骼上，多见于长骨的干骺端，最多见于股骨远端及胫骨近端，也可发生于肱骨桡骨，扁骨主要发生于肩胛骨及髂骨。骨软骨瘤本身无症状，但可因压迫周围组织或继发性改变而导致不适。

3 超声检查

骨软骨瘤表现为自干骺端向外突出的骨性突起。肿瘤的基底部为正常骨组织，可以有长蒂或基底较宽。骨皮质与正常骨皮质相连续，后方伴声影。骨软骨瘤表面的骨软骨帽声像图表现为低回声，覆盖于肿瘤表面，边界清楚。骨软骨瘤表面与软组织摩擦形成滑囊。当滑囊积液扩张时，声像图上在软骨帽的周围出现无回声暗区，使软骨帽的表面界限更清楚。彩色多普勒显示肿瘤本身无血流信号。骨软骨瘤的X线图像很典型，结合X线平片可以确诊。

（二）骨巨细胞瘤

❶ 病理

巨细胞瘤（giant cell tumor of bone）起源于骨髓结缔组织的间充质细胞，是由单核基质细胞和多核巨细胞构成的一种肿瘤。肿瘤组织质地松脆，血供丰富，常有出血、坏死和囊性变。

❷ 临床表现

绝大多数骨巨细胞瘤患者发病年龄在20～40岁，好发于四肢长骨的骨端。最常见症状为疼痛，可持续数个月，活动后疼痛加重，休息后缓解；其次为局部肿胀和关节活动受限。

❸ 超声检查

巨细胞瘤好发于股骨远端、胫骨近端和桡骨远端。肿瘤在骨端呈局限性骨性膨隆，多为偏心性生长。肿瘤区呈较均匀低回声或中等回声；肿瘤坏死、出血时，内部回声不均匀，可见液性暗区。骨皮质破坏，变薄或连续性中断。肿瘤与正常骨质之间界限清楚，接近肿瘤的一侧骨皮质明显变薄。肿瘤内透声性良好，其对侧边缘回声不减弱或增强。肿瘤穿破骨皮质后形成软组织肿块，边界清楚，内部回声均匀，包膜完整。除了继发病理性骨折，一般巨细胞瘤不产生反应性骨膜增厚。彩色多普勒显示肿瘤内可见较丰富血流信号。

（三）软骨瘤

❶ 病理

软骨瘤（chondroma）由透明软骨组织构成，发生于髓腔者称为内生软骨瘤，发生于骨皮质或骨膜下者称为外生软骨瘤。

❷ 临床表现

软骨瘤为良性肿瘤，发病率仅次于骨软骨瘤；手足短骨最为常见，偶见于四肢长骨、骨盆、脊柱、锁骨、肩胛骨、肋骨等。肿瘤生长缓慢，病程长达数年、数十年。患者症状不明显，或是在局部形成肿块，质地较硬，常无压痛或有轻度至中度的间歇性疼痛。

❸ 超声检查

内生软骨瘤在骨内呈膨胀性生长，声像图表现为骨皮质变薄，肿瘤区边缘不规则但边界清楚，内部为较均匀的低回声，常伴有钙化，表现为肿瘤内部出现散在的强回声斑。当肿瘤黏液变性或出血时，可出现无回声暗区。发生病理性骨折时，可见骨皮质回声中断和位移。

内生软骨瘤的X线平片很典型，基本X线征象为膨胀性骨破坏，边界清楚；多数软骨瘤内可见沙砾样、斑点状钙化；骨质膨胀破坏，周边骨壳变薄。内生软骨瘤一般结合X线片可以确诊。

（四）孤立性骨囊肿

1 病理

孤立性骨囊肿（solitary bone cyst）在病理上没有真正的肿瘤组织，常被认为是骨髓出血液化而形成的囊肿；骨膨胀破坏，皮质变薄，易发生病理性骨折；囊腔内壁覆以薄层纤维组织，内含黄色透明液体。

2 临床表现

孤立性骨囊肿是一种很常见的良性骨瘤样病变，常见于青少年，好发于儿童四肢长骨干骺端骨松质，特别常见于肱骨干。孤立性骨囊肿在其发展过程中很少产生自觉症状，都因外伤引起骨折后发现。少数患者局部有隐痛、酸痛及轻压痛。

3 超声检查

孤立性骨囊肿显示为局限性骨质破坏，骨皮质变薄，在骨内可探及一圆形或椭圆形无回声区。肿瘤壁光滑完整，透声性好，后壁回声无衰减，无骨膜反应性增厚及软组织肿块。发生病理性骨折时，可见骨折端移位、重叠。彩色多普勒肿瘤内未见血流信号。

（五）动脉瘤样骨囊肿

1 病理

动脉瘤样骨囊肿（aneurysmal bone cyst）由扩张的海绵状血管囊腔所构成，外观有较薄骨样组织，其内呈海绵状结构，充满不凝固的血液、血浆和血液分层。镜下见血窦内充满红细胞，窦壁间隙由纤维结缔组织构成，厚薄不一。

2 临床表现

动脉瘤样骨囊肿是一种良性肿瘤样病变，多见于30岁以下青少年，全身各骨骼均可发病，多发生于长骨，以股骨和胫骨为多。本病病史较长，临床上表现为局部疼痛和肿块，逐渐长大，局部有波动感。

3 超声检查

病骨：表现为囊状膨胀性破坏，骨皮质变薄，正常骨组织被破坏，呈蜂窝状无回声，可见液液分层现象。肿瘤与正常骨组织间界限较清楚，但不规则，其内透声性良好，后方回声不衰减。一般无骨膜反应和软组织肿块。发生病理性骨折时，可见断端重叠、移位，局部骨膜可有反应性增厚。彩色多普勒显示肿瘤周边可见条状血流信号，囊内未见明显血流信号，脉冲多普勒显示动脉瘤样骨囊肿周边可见动脉血流频谱。

（六）骨纤维异常增殖症

1 病理

骨纤维异常增殖症（fibrous dysplasia of bone）又称为骨的纤维结构不良，系正常骨组织逐渐为增生的纤维组织所代替的一种骨病。标本纵切面显示局部骨干膨胀，皮质变薄，正常的骨组织由白色纤维组织所代替，其中可见囊性变和出血。本病在组织学上的表现并非一致，有些区域含纤维和胶原较多；有些区域含骨性组织较多而有硬化的特征；有些纤维基质中则含有玻璃样软骨岛或囊肿。

② 临床表现

本病多见于青少年和中年，好发于四肢骨干骺端或骨干，其中又以负重的下肢占多数。由于本病病变进展缓慢又无疼痛，直到青年时期，病变使骨骼发生了畸形或合并病理性骨折时才被发现；病变晚期常导致肢体畸形和跛行。骨纤维异常增殖症可恶变为骨肉瘤或纤维肉瘤，恶变率为2%～3%；如手术治疗不彻底，恶变率更高。

③ 超声检查

病变骨有不同程度的粗大变形，正常骨结构消失，回声模糊不清。病变所含的病理组织不同，可有不同的超声表现。病灶内有较多的骨小梁组织者，则病变区回声较强，在不规则回声增强区内出现散在的虫蚀样较低回声。病灶以纤维组织增生为主，骨小梁成分少，又有囊性变者，声像图表现为边缘较清楚，形态不规则，较均匀的低回声区，后方回声不衰减。一般无骨膜反应，可出现病理性骨折，表现为局部骨皮质回声缺损中断、重叠移位等改变。

（七）组织细胞增殖症

① 病理

组织细胞增殖症是网织细胞增生性疾病，为嗜酸性肉芽肿、慢性特发性黄色瘤病及非类脂组织细胞增多症三组疾病的总称。

② 临床表现

组织细胞增殖症好发于儿童和青年，好发部位以颅骨肋骨、骨盆及脊柱多见，其次为股骨和胫骨。病灶多位于骨髓腔，向皮质扩散或破坏骨皮质，可侵犯软组织。本病常有全身症状，如肝脾大、尿崩症及突眼等。

③ 超声检查

嗜酸性肉芽肿多为单骨发生病变，表现为病变区骨质破坏，呈实质性低回声区，边缘较清楚，内部回声不均匀，病灶内残留骨质或死骨呈散在强回声，部分可向骨外生长，无骨膜反应。慢性特发性黄色瘤病常为多骨发生病变，声像图表现为骨质破坏缺损，呈较均匀低回声，边缘较清楚，边界不规整。

四、骨关节其他疾病

（一）半月板囊肿

① 病理

半月板囊肿（meniscal cyst）属于腱鞘囊肿，发生于半月板内及半月板周边，男性多见，囊肿多位于外侧半月板中1/3。有学者认为是退行性变，与外伤有关；也有学者认为是先天性所致，为滑膜样内皮所包绕的囊肿。半月板水平撕裂，滑液在损伤处聚集，可能形成囊肿；损伤后的炎症反应刺激滑膜增生，也可能形成囊肿。

2　超声检查

典型半月板囊肿表现为圆形或椭圆形无回声，单房或多房，囊肿壁回声稍强，内部回声均匀，有时可见细点状或碎屑状中强回声，后方回声增强，并与半月板关系密切。半月板囊肿分为三型：半月板内囊肿、半月板旁囊肿和滑膜囊肿。半月板内囊肿位于膝关节囊中半月板内，典型声像图表现为半月板楔形低回声内有边界清晰的无回声，后方回声增强。半月板旁囊肿多处于膝关节囊与深筋膜之间，多与半月板有蒂相连。大的囊肿可在胫侧副韧带之后穿过关节囊，在膝关节屈曲位时，向腘窝伸展。

（二）膝关节半月板损伤

1　病理

半月板损伤以撕裂为主，组织学上表现为纤维软骨分离断裂，沿胶原纤维的方向形成水平状的离断层。半月板损伤主要是因为：股四头肌萎缩易使半月板损伤；当膝关节处于内旋或外旋状态时，膝关节同时屈曲，半月板活动减少，被固定于胫骨上，同时受到股骨和胫骨的挤压与研磨，使半月板易损伤；剧烈运动时或某些体位（如蹲位、盘腿坐位等）使半月板易损伤。

2　临床表现

半月板损伤的主要体征是弹响、交锁及关节间隙压痛，有时合并膝关节周围肌肉萎缩，McMurray试验阳性。

3　超声检查

正常半月板为膝关节内倒置的三角形低回声。三角形尖端指向关节间隙，底部朝向皮肤。另外，膝关节积液使半月板、关节内游离体及滑膜也可清晰显示。

在声像图上，当半月板内出现线样低回声到达其游离缘或关节面时，可诊断为半月板撕裂。正确判断半月板撕裂的部位、形态，对于半月板手术方案的制订有重要的意义。半月板撕裂大致可以分为以下几种类型。

（1）纵向撕裂（longitudinal tear）：撕裂方向与半月板长轴平行，最常见的是半月板后角的损伤，以纵行破裂为主，表现为膝关节轴位上，半月板回声不均，若裂隙较小时可见散在的低回声区或呈线状。若断裂间隙较宽时，则两强回声的断端之间可见带状低回声，或三角形尖端消失，其内见长条状低回声。三维超声重建可以明确诊断纵向撕裂的范围和形态及其与周围结构的关系。

（2）水平撕裂（horizontal tear）：表现为半月板内异常低回声与胫骨长轴平行，达一侧关节面或至其游离缘，声像图表现与纵向撕裂类似。半月板囊肿常常继发水平撕裂。

（3）斜行撕裂（oblique tear）：矢状位半月板撕裂的低回声可达关节面的上缘或下缘。

斜行撕裂易于在冠状位显示。斜行撕裂与纵向撕裂在二维声像图上不易区分，但三维超声可以明确区别二者。

（4）垂直撕裂（vertical tear）：表现为矢状位半月板内出现与其长轴垂直的线状低回声，以外侧半月板的内1/3多见。

（5）伴随病变：半月板撕裂常常伴有膝关节积液或积血、腘窝囊肿、半月板囊肿、滑膜损伤、侧副韧带或交叉韧带损伤、关节内游离体、关节软骨损伤等。

（6）手术后改变：手术后的半月板声像图改变因术式不同而有所差异。半月板手术方式包括半月板缝合、次全切除和全切除。一般而言，单纯边缘性撕裂可通过缝合的方式治疗，因其靠近关节囊，可有血供，声像图上可见肉芽组织回声，彩色多普勒可见较丰富血流信号，一段时间后可见瘢痕组织形成。术后患者症状消失，但较长时间内半月板仍可见低回声，如果在随访中发现有新变化，不应排除再次撕裂的可能。半月板全切除术后，半月板回声消失，代之以强回声钙化的关节软骨，关节腔呈真空现象，也可见软骨囊变、硬化等表现。

（三）盘状半月板

❶ 病理

盘状半月板（discoid meniscus）又称盘状软骨，以外侧半月板多见；国内发生率比国外高，好发于双侧。盘状半月板的发病机制尚不明确。不少学者认为，半月板在胚胎早期均为盘状，在发育过程中，软骨受股骨髁的挤压而逐渐吸收成半月状。另有学者认为，盘状半月板是肥厚增生的结果。Smillie将盘状半月板分为原始型、幼儿型和中间型三型。

（1）原始型：完全呈盘状，中央最厚，其中央部分几乎与边缘部分厚度一样。胫骨髁与股骨髁的相对关节面不直接接触，完全被增厚的软骨盘分开。

（2）幼儿型：近似正常婴儿的半月板，仅半月板中间部分增厚，前、后角并不增宽。

（3）中间型：呈肾形，中央部薄，游离缘有切迹，前后角较正常增厚。

❷ 临床表现

由于盘状半月板与胫骨–股骨关节不匹配，故容易导致半月板的损伤和退行性改变。盘状半月板撕裂以水平撕裂和复合撕裂为主。外侧盘状半月板常合并小腿腓侧畸形。过度活动的盘状半月板在McMurray试验时半月板可膨出关节间隙。患者在膝关节伸展时可闻及高调弹响，系由胫股关节挤压盘状半月板而引起。

❸ 超声检查

盘状半月板较正常半月板厚、大、宽，半月板弥漫性增厚，但以中央部、半月板前角增厚为明显。正常半月板呈倒置的三角形低回声结构消失，代之以梯形或长条状低回声。盘状半月板中央最薄处，厚度超过3 mm；外侧游离缘明显较健侧增厚。由于半月板增厚，股骨与胫骨关节面不相接触。盘状半月板内部回声不均，似呈分层状，若合并撕裂则内可见散在的点状低回声区或呈线状。若断裂间隙较宽时，可见两强回声的断端。半月板发生退行性改变时，可出现退行性变囊肿。

（四）胫骨结节骨软骨炎

1 病理

胫骨结节骨软骨炎（osteochondrosis of the tibial tuberosity）又称胫骨结节骨骺炎、胫骨软骨炎、胫骨无菌性坏死、胫骨牵引性骨骺炎。因本病最先由Osgood和Schatter报道，故又名Osgood-Schlatter病。本病好发于11~15岁好运动的男性，单侧多见，双侧亦不少见，有自愈倾向。胫骨上端骨骺呈舌形向前下方延伸为胫骨结节骨骺，髌韧带止于此，使它经常承受牵引张力。18岁以前的青少年，骨骺未愈合，该结节与胫骨主干以软骨相联系，软骨下方的新生骨比较脆弱。胫骨结节的血供主要来自髌韧带。股四头肌肌肉收缩使髌韧带附着处张力增高并肿胀，从而引起胫骨结节骨软骨炎。外伤或剧烈运动可导致胫骨结节疲劳性损伤，甚至撕脱骨折，血供中断，进而引起骨骺缺血性坏死。髌韧带的牵拉使胫骨结节处的成骨细胞活动活跃，使髌韧带及附近的软组织骨化，并形成新生的小骨，新生骨在组织学上与骨化性肌炎的骨化组织类似。胫骨近端骨骺可早期融合，导致高位髌骨和膝反屈等并发症。

2 临床表现

临床主要以胫骨结节处疼痛、局部肿胀，活动后加重为主要表现。

3 超声检查

早期受累侧髌韧带明显增厚，回声减低，纤维走行不规则；周围软组织水肿、增厚，回声不均，血流信号增多。随着病程进展，增厚的髌韧带内可见游离的圆形或椭圆形强回声钙化灶，胫骨结节较健侧增大，形态不规则，粗糙不平，有时可见骨赘形成。病变后期，髌韧带内的钙化灶呈强回声，表面凹凸不平，在成熟过程中声影逐渐明显；钙化灶逐渐与胫骨结节相融合，可形成较大的强回声突起；探头加压，胫骨结节处可有压痛，变换膝关节位置后，可见钙化来源于髌韧带下方，与胫骨结节关系密切。

彩色多普勒和能量多普勒可显示其内有低速血流信号。

第五节　典型病例影像分析

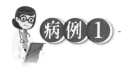

骨关节创伤性病变

一、创伤性骨折

男性，19岁，以"左踝扭伤后疼痛1天"为主诉就诊。患者踢足球时，左脚踩到足球发生扭伤，左踝肿胀疼痛。查体：左踝肿胀，压痛，不能主动活动。患者进行了X线平片和CT检查，见图6-1。

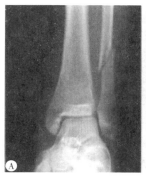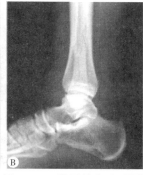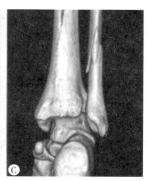

图6-1 X线平片和CT图像
A.X线正位片；B.X线侧位片；C.CT三维重建后处理

（一）影像征象分析

1.征象1

X线平片示内踝骨连续性中断，出现横行骨折线；腓骨下段骨连续性中断，出现斜行骨折线，为高位腓骨下段骨折，断端轻度对位不良，对线良好。

2.征象2

CT三维重建后处理示胫腓下关节分离较X线平片更明显。

（二）印象诊断

创伤性左侧踝关节骨折。

二、创伤性关节脱位

男性，28岁，以"摔倒后左肘畸形1天"为主诉就诊。患者不慎摔倒，以左手撑地，左肘疼痛、不能活动。查体：左肘部畸形，肘前部饱满，肘后部空虚，尺骨鹰嘴后突；左肘只有微小的被动活动度。患者进行了X线平片检查，见图6-2。

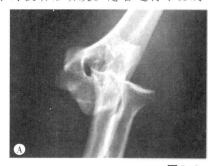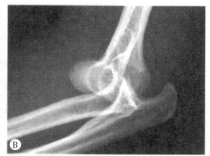

图6-2 X线平片
A.正位片；B.侧位片

（一）影像征象分析

1.征象1

X线正位平片示肘关节组成骨的对合关系完全丧失，尺骨和桡骨近端明显外侧移位。

2.征象2

X线侧位平片示尺骨和桡骨近端明显后方移位，导致肘关节组成骨的对合关系完全丧失；脂肪垫移位形成的"八字征"，提示关节积液。

（二）印象诊断

创伤性左肘关节后脱位。

三、应力性骨折

女性，31岁，以"左膝关节疼痛10天"为主诉就诊。患者突感膝关节疼痛。查体：膝关节轻度肿胀，关节屈伸活动基本正常，屈伸时轻度疼痛，膝关节内侧间隙压痛明显。患者进行了X线平片和MRI检查，见图6-3。

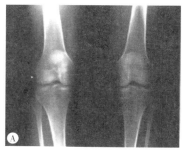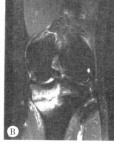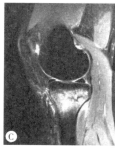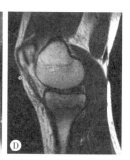

图6-3　X线平片和MRI图像

A.X线正位平片；B.MRI冠状位质子密度加权成像；C.MRI矢状位质子密度加权成像；D.MRI矢状位T₁WI

（一）影像征象分析

1.征象1

X线平片示左胫骨上端内侧水平高密度线。

2.征象2

MRI示左胫骨上端内侧骨髓水肿，T₁WI呈低信号，脂肪抑制PDWI呈高信号。胫骨上端骨髓水肿内可见明显低信号的骨折线，平行于胫骨平台。骨髓水肿旁伴软组织水肿。

（二）印象诊断

左胫骨上端应力性骨折（疲劳性骨折）。

四、病理性骨折

女性，5岁，以"自行玩耍时摔倒致右小腿疼痛肿胀1天"入院。患儿在家自行玩耍，摔倒后哭闹，述说右小腿疼痛，不能站立。查体：右小腿下段外侧肿胀、压痛明显。患者进行了X线平片和MRI检查，见图6-4。

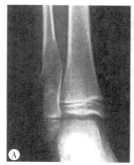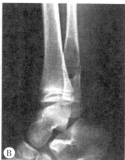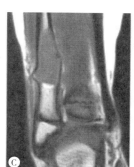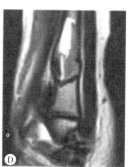

图6-4　X线平片和MRI图像

A.X线正位片；B.X线侧位片；C.MRI冠状位T₁WI；D.MRI矢状位T₂WI

（一）影像征象分析

1.征象1

右腓骨下段局限性膨胀性骨质破坏，边缘清晰伴薄的硬化边。MRI T_1WI 呈等低信号，T_2WI 呈高信号并高-低信号的液-液平面，提示囊性病灶内急性出血。

2.征象2

右腓骨下段骨质破坏区出现骨皮质中断和皱褶，并隐约可见骨折线，无明显移位和成角。

3.征象3

右小腿下段软组织水肿。

（二）印象诊断

右腓骨下段病理性骨折，符合骨囊肿合并病理性骨折。

五、单纯椎体压缩性骨折

男性，40岁，以"行走过程中被自行车撞倒，腰疼1天"为主诉就诊。查体：腰部压痛，无明显活动障碍，无明显下肢感觉运动障碍。患者进行了X线平片检查，见图6-5。

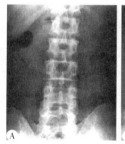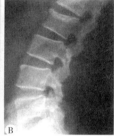

图6-5 X线平片
A.正位片；B.侧位片

（一）影像征象分析

1.征象1

侧位片示 L_2 椎体前缘高度缩短，前上缘骨皮质断裂，椎体上终板塌陷，椎体后部高度无变化，L_2 椎体楔形变。L_2 附件未见异常。

2.征象2

L_2 椎体前缘压缩未超过其高度的1/3，后方棘突间距无增宽，提示属稳定骨折。

（二）印象诊断

单纯椎体压缩性骨折。

六、胸腰椎爆裂性骨折

男性，26岁，以"高处坠落伤1天，腰部疼痛，会阴部疼痛过敏，小便困难"为主诉入院。患者进行了CT和MRI检查，见图6-6。

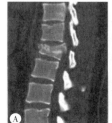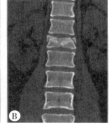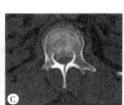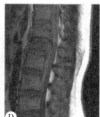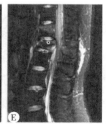

图6-6 CT和MRI图像
A.CT矢状位重建；B.CT冠状位重建；C.CT轴位；D.MRI矢状位 T_1WI；E.MRI矢状位脂肪抑制 T_2WI

（一）影像征象分析

1.征象1

L1椎体明显压缩变扁，椎体上、下终板粉碎性骨折，同时累及椎体前、后部，并见椎体骨碎片向后突入椎管内。

2.征象2

MRI示脊髓圆锥明显受压，受压段上方脊髓T_2WI明显高信号，提示脊髓水肿。L1～3椎体后缘可见硬膜外积血，T_1WI呈高信号，T_2WI呈低信号和高信号混杂。

3.征象3

T12椎体单纯椎体压缩性骨折，MRI显示病变显著优于CT。

（二）印象诊断

L1椎体爆裂性骨折，脊髓损伤，腰椎管硬膜外积血。

七、颈椎屈曲型泪滴骨折

男性，39岁，以"高处坠落物砸伤颈部，疼痛并活动受限2天"为主诉入院。查体：颈部压痛、叩击痛明显，颈部肌肉紧张，双下肢不全性瘫痪。患者进行了CT和MRI检查，见图6-7。

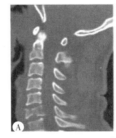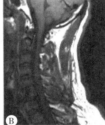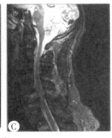

图6-7　CT和MRI图像
A.CT矢状位重建；B.MRI矢状位T_1WI；C.MRI矢状位脂肪抑制T_2WI

（一）影像征象分析

1.征象1

MSCT矢状位重建示C6椎体前缘出现四边形骨折块，C6椎体后缘轻度后移，C5～6棘突间距轻度增宽。

2.征象2

MRI示C6椎体骨折伴明显骨髓水肿。

3.征象3

C5～6节段的黄韧带、小关节囊、棘间韧带和棘上韧带水肿，提示撕裂。

4.征象4

C6椎体节段脊髓内片状T_2WI高信号，提示脊髓挫伤。

（二）印象诊断

C6屈曲型泪滴骨折。

八、下颈椎双侧小关节脱位

女性，43岁，以"车祸、颈部疼痛固定、双下肢瘫痪1天"为主述入院。查体：双下肢感觉消失，肌张力增高，腱反射亢进，病理征阳性。患者进行了CT和MRI检查，见图6-8。

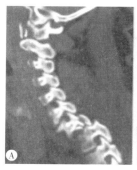 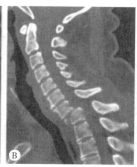 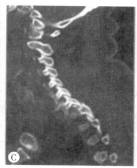 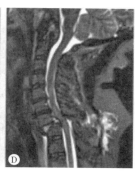

图6-8　CT和MRI图像

A.CT矢状位重建（经过右侧小关节）；B.CT矢状位（正中矢状位）重建；C.CT矢状位（经过左侧小关节）重建；D.MRI矢状位脂肪抑制T_2WI

（一）影像征象分析

1.征象1

CT正中矢状位示C7椎体明显前移位，超出T1椎体上缘的50%，T1椎体前上缘小的三角形骨折块，C7～T1棘突间距加大。

2.征象2

经过两侧小关节的CT矢状位示双侧C7～T1小关节脱位，伴关节突骨折。

3.征象3

MRI正中矢状位脂肪抑制T_2WI示C7～T1椎间盘形态不整且信号增高，前纵韧带增厚，后纵韧带掀起，后方棘间韧带和棘上韧带断裂水肿。脊髓轻度受压，脊髓内可见水肿高信号和急性出血性低信号，提示脊髓挫伤。

（二）印象诊断

下颈椎双侧小关节脱位，合并软组织支撑结构损伤和脊髓损伤。

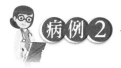

骨关节感染性疾病

一、急性化脓性骨髓炎

男性，4岁，以"右小腿上部肿胀、疼痛伴发热2周"为主诉就诊。患者13天前无明显诱因出现右小腿上部肿胀和疼痛，同时伴发热。实验室检查：白细胞计数10.2×10^9/L，C反应蛋白7.86 mg/L，红细胞沉降率68 mm/h。患者进行了X线平片和MRI检查，见图6-9。

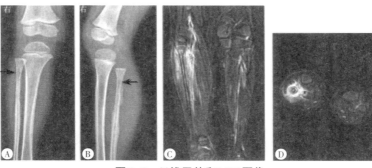

图6-9　X线平片和MRI图像

A.X线正位片；B.X线侧位片；C.MRI冠状位脂肪抑制T_2WI；D.MRI轴位脂肪抑制T_2WI（箭头处示骨质破坏）

（一）影像征象分析

1.征象1

X线平片显示右腓骨近侧干骺端骨质破坏，边界不清，合并较明显的花边状骨膜反应，骨质增生硬化不明显。

2.征象2

MRI显示右腓骨近侧干骺端骨髓T_2WI呈高信号，骨周软组织弥漫性T_2WI呈高信号。轴位显示骨膜反应，部分骨膜新生骨被T_2WI高信号取代，提示骨膜新生骨再破坏。

（二）印象诊断

右腓骨急性化脓性骨髓炎。

（三）鉴别诊断

1.成骨肉瘤

本病好发年龄及部位与急性化脓性骨髓炎相似，但局部无明显的急性炎症体征，也无炎性实验室相关改变。影像学上以骨质破坏、骨膜反应和软组织肿物为主，以病灶内高密度肿瘤骨最具特征。

2.尤因肉瘤

本病好发年龄和临床症状与急性化脓性骨髓炎相似，病变部位以骨干为常见，为"虫蚀状"和"筛孔状"骨质破坏，病灶周围软组织肿块明显，软组织层次尚清楚。

二、化脓性关节炎

女性，66岁，以"关节痛1月余，发热10天"为主诉入院。患者4个月前药物性皮疹，行激素、免疫球蛋白治疗；1个月前双膝跪地伤后出现关节疼痛，伴活动障碍，无肿胀，无皮温增高，无发热，无午后低热、盗汗，给予非甾体消炎药治疗后，效果欠佳；10天前症状加重，出现关节肿胀伴发热，最高38.79℃，给予厄他培南抗感染治疗8天，体温正常，但关节肿痛无明显好转。入院时查体：C反应蛋白140 mg/L，白细胞计数7.79×10^9/L。患

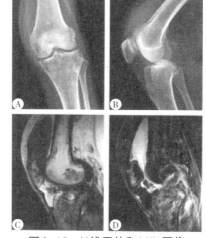

图6-10　X线平片和MRI图像

A.X线正位片；B.X线侧位片；C.MRI矢状位T_1WI；D.MRI矢状位脂肪抑制质致密度加权成像

者进行了X线平片和MRI检查，见图6-10。

（一）影像征象分析

1.征象1

X线平片示左膝关节肿胀，内侧股胫间室间隙狭窄，胫骨内侧髁见多发"虫蚀状"骨质破坏。

2.征象2

MRI示大量关节积液。

3.征象3

左胫骨上端广泛异常信号，T_1WI呈低信号，脂肪抑制PDWI呈明显高信号。左胫骨上端软组织广泛水肿。

4.征象4

左股骨、左髌骨和左胫骨可见"地图征"。

（二）印象诊断

左膝化脓性关节炎；左膝骨梗死合并胫骨骨髓炎。

（三）关节穿刺

抽出暗黄、混浊液体，白细胞满视野（高倍镜视野），确诊化脓性关节炎。

三、脊柱结核

男性，70岁，以"右侧腰背部胀痛伴发热半年"为主诉入院。患者半年前无明显诱因出现发热，最高38 ℃，呈间歇性，伴全身乏力，食欲减退。实验室检查：C反应蛋白46 mg/L，红细胞沉降率73 mm/h，白细胞计数8.58×10^9/L。患者进行了X线平片、CT和MRI检查，见图6-11。

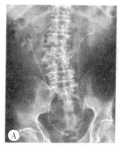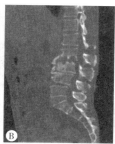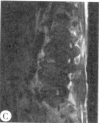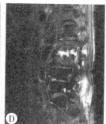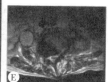

图6-11　X线平片、CT和MRI图像

A.X线正位片；B.CT矢状位重组；C.MRI矢状位T_1WI；D.MRI矢状位脂肪抑制T_2WI；E.MRI轴位T_2WI

（一）影像征象分析

1.征象1

X线平片示腰椎侧弯，L2椎体下缘不规则骨质破坏，右侧腰大肌轮廓肿大呈弧形突出，左侧腰大肌肿大但轮廓不清。

2.征象2

CT示L2椎体下缘、L3椎体上缘不规则骨质破坏，可见小的"砂粒"状死骨。MRI示L2与L3间椎间盘破坏，T_2WI明显高信号。

3.征象3

MRI轴位示双侧腰大肌脓肿，T_2WI呈高信号。

（二）印象诊断

脊柱结核。

（三）鉴别诊断

脊柱结核和其他常见脊柱疾病的鉴别要点见表6-3。

表6-3　脊柱结核和化脓性脊椎炎、脊柱转移瘤、脊柱单纯压缩性骨折的鉴别

鉴别点	脊柱结核	化脓性脊椎炎	脊柱转移瘤	脊柱单纯压缩性骨折
好发年龄	青少年或成人	儿童或成人	—	—
病原菌	结核分枝杆菌	金黄色葡萄球菌	中老年	中老年
起病方式	缓慢	迅速	缓慢	急性外伤
椎体变扁	常见	常见	可出现	常见
椎间隙狭窄	有	有	无	无
椎旁脓肿	有	有，但一般较小	无，可有肿物	无，可肿胀

四、关节结核

男性，22岁，以"右踝部肿痛1年余，加重3个月"为主诉入院。患者1年前无明显诱因出现右踝疼痛，伴间歇性发热和全身乏力，未就诊；近3个月出现右踝关节明显肿胀，伴活动受限，无关节晨僵、发热，无其他关节疼痛。实验室检查：C反应蛋白21 mg/L，红细胞沉降率46 mm/h，余无特殊。患者进行了X线平片和CT检查，见图6-12。

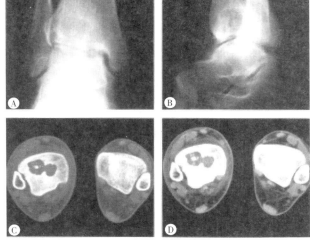

图6-12　X线平片和CT图像
A.X线正位片；B.X线侧位片；C.CT轴位骨窗；D.CT轴位软组织窗

（一）影像征象分析

1.征象1

右胫骨远端单发骨质破坏，类圆形，边界不清，伴少许硬化边。右踝关节间隙狭窄，距骨内上缘可见骨质破坏。

2.征象2

右胫骨远端骨质破坏内部出现"砂粒"状死骨。

3.征象3

右踝关节肿胀，骨质疏松。

（二）印象诊断

右踝（骨型）关节结核。

（三）鉴别诊断

关节结核和化脓性关节炎的鉴别要点见表6-4。

表6-4 关节结核和化脓性关节炎的鉴别

鉴别点	关节结核	化脓性关节炎
好发年龄	儿童和青少年	婴幼儿和儿童
好发部位	膝、髋等承重大关节	膝、髋等承重大关节
起病方式	缓慢	迅速
临床表现	低热、乏力，局部肿、痛	高热，寒战，关节周围红、肿、热、痛
骨质破坏	进展慢，首先出现在关节边缘等非负重区	进展快，关节面负重区明显
关节强直	多纤维性强直	多骨性强直

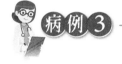

病例 3

骨肿瘤

一、骨瘤

女性，36岁，以"头部肿物10余年"为主诉来诊。患者于10年前无意中扪及左侧头部局部隆起，无疼痛，未在意；近来自觉肿物较前增大。查体：左顶部扪及一隆起肿物质硬，无压痛，不活动，边界清楚，皮温正常，余未见异常。患者进行了头颅CT检查，见图6-13。

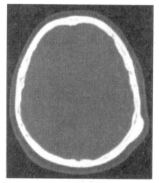

图6-13 左侧顶骨骨瘤CT图像

（一）影像征象分析

左侧顶骨颅骨外板可见一向外隆起丘状象牙质样高密度影，形态光滑，边缘清楚。周围软组织为受推压改变，未见肿块影。

（二）印象诊断

左侧顶骨骨瘤。

（三）鉴别诊断

骨瘤以颅骨外板和鼻窦（图6-14）多见，经X线及CT可确诊，一般不需MRI检查。骨瘤需与以下病变鉴别：

1.骨岛

正常松质骨内的局灶性致密骨块，是软骨内成骨过程中次级骨小梁未被改建吸收的残留部分，表现为骨内的致密骨结构影，常见有骨小梁与周围正常小梁相连。

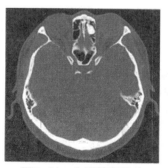

图6-14 左侧筛窦骨瘤

2.骨软骨瘤

肿瘤多起自干骺端或相当于干骺端的部位背离关节面方向向外生长，瘤体由外围的骨皮质和中央的松质骨构成，两者均与母体骨相对应结构相连续。

二、骨软骨瘤

男性，17岁，以"右股骨远端外侧疼痛、肿胀2月余，加重2天"为主诉入院。患者于2个月前无明显诱因出现右股骨远端外侧疼痛、肿胀，肿物表面皮温正常；自发病以来无发热、头痛，神志清楚，精神良好，饮食、睡眠良好，大小便未见明显异常；近2日疼痛加重；既往有胸膜炎病史。骨科查体：右股骨远端内侧肿胀，边界清楚，肿

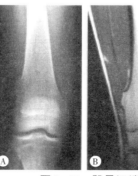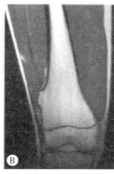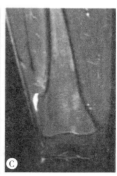

图6-15　股骨远端骨软骨瘤X线和MRI图像
A.右侧股骨X线平片；B.右侧股骨自旋回波T_1WI；
C.脂肪抑制快速自旋回波T_2WI

物表面皮肤颜色正常，皮温正常，肿物表面皮肤无血管曲张。实验室检查未见明显异常。患者先后进行了X线、CT和MRI检查，X线和MRI见图6-15。

（一）影像征象分析

1.征象1

右侧股骨远端外侧见一宽基底疣状突起，瘤体皮质及松质与母体骨相连接，背离关节面生长，边界清楚。

2.征象2

在骨性突起顶端见"帽状"T_1WI低信号、T_2WI高信号，厚度约5.8 mm，边界清楚，为骨软骨瘤的软骨帽。

3.其他

病灶无骨质破坏，无骨膜反应，周围软组织无异常。

（二）印象诊断

右侧股骨下端外侧骨软骨瘤。

（三）鉴别诊断

骨软骨瘤通过X线平片多可确诊。它需与骨旁骨瘤、表面骨肉瘤、皮质旁软骨瘤和皮质旁软骨肉瘤等相鉴别，以上其他病变均不具有瘤体和基底部的骨皮质和骨松质结构，肿瘤基底部与母体骨没有骨皮质和骨小梁的延续，而具有相应肿瘤的其他特征，较易鉴别。

三、骨巨细胞瘤

女性，37岁，以"左膝间断性疼痛6年，加重14天"为主诉入院。患者于6年前因摔倒出现左膝关节疼痛，后间歇性发作；自述3年前感左下肢无力，肢体较对侧变细，未就诊治疗；14天前再次感左膝关节疼痛，较前加重，为持续性钝痛，无活动障碍，无夜间

痛，无发热；既往有子宫肌瘤病史3年，乳腺增生病史1年，否认药物过敏史。骨科查体：
左股骨下端可扪及一4 cm×2 cm肿块，表面皮肤无红肿，浅表静脉无怒张，无压痛，质
硬，不活动，与皮肤粘连，左膝关节屈伸活动好；左踝关节屈伸活动好，双足皮温正常，
可触及足背动脉搏动；双下肢肌张力和腱反射无异常。实验室检查未见明显异常。患者先
后进行了X线及CT检查，见图6-16。

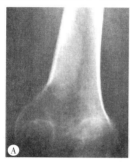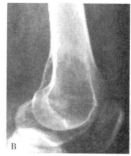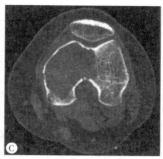

图6-16 股骨远端骨巨细胞瘤X线和CT图像
A.股骨远端正位片；B.股骨远端侧位片；C.股骨远端CT

（一）影像征象分析

1.征象1
病变位于左侧股骨远端骨。

2.征象2
偏心性、膨胀性骨质破坏区，边界清楚，但不锐利。

3.征象3
病变周围无硬化边，无骨膜反应，无瘤骨，无钙化。

4.征象4
病变达皮质边缘，皮质变薄，部分皮质边缘不连续。

5.征象5
周围软组织轻度肿胀。

（二）印象诊断

左侧股骨远端骨巨细胞瘤。

（三）鉴别诊断

骨巨细胞瘤以相对较高的发病年龄，好发生于骨端和膨胀性偏心性、多房性骨质破坏
为其特征。骨巨细胞瘤多数为良性（1级），但亦有部分为生长活跃性（2级）和恶性（3级）。
在影像学诊断时，应注意有无恶性征象及恶性程度，以供临床参考。良性骨巨细胞瘤应与
骨囊肿、软骨母细胞瘤、动脉瘤样骨囊肿等相鉴别，恶性骨巨细胞瘤应与骨肉瘤相鉴别。
①骨囊肿：多在干骺愈合前发生，位于干骺端，有向骨干生长趋势，膨胀程度不如骨巨细
胞瘤明显且沿骨干长轴发展；②软骨母细胞瘤：多发生于干骺愈合前的骨骺，骨壳较厚且
破坏区内可见钙化影；③动脉瘤样骨囊肿：多位于干骺端，常有硬化边，液－液平面较多
见，囊壁有钙化或骨化影；④骨肉瘤：位于干骺端，瘤骨骨膜反应、Codman三角及软组
织肿块为其较有特征性的表现。

四、骨肉瘤

男性，17岁，以"右股骨远端疼痛1个月，加重1周"为主诉入院。患者1个月前无明显诱因出现右股骨远端疼痛，行走及跪立时，疼痛加重，休息等不负重时，疼痛减轻；近1个月来，右膝疼痛未见明显缓解，疼痛反复；最近1周，疼痛加重。患者自发病以来，神志清楚，精神良好，饮食睡眠良好，大小便未见明显异常；平素身体健康，否认外伤史，否认家族遗传病史。骨科查体：脊柱生理弯曲存在，活动良好，无压痛；右股骨远端内侧肿胀，压痛明显，表面皮温不高，无静脉曲张，右膝活动良好，足背动脉搏动良好；余肢体未见明显异常。实验室检查：白细胞计数5.14×10^9/L，血红蛋白11 g/L，碱性磷酸酶267 U/L。患者先后进行了X线、CT及MRI检查，见图6-17。

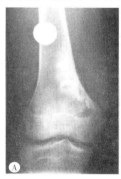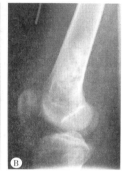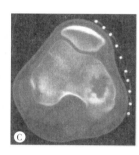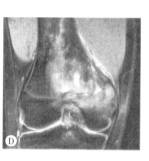

图6-17 右侧股骨远端骨肉瘤X线、CT和MRI图像

A.右侧股骨远端正位片；B.右侧股骨远端侧位片；C.右侧股骨远端CT；D.右侧股骨远端冠状位脂肪抑制快速自旋回波T_2WI

（一）影像征象分析

1.征象1

病变位于右侧股骨远端干骺端。

2.征象2

片状不规则骨质破坏并钙质样高密度影（瘤骨），边界不清，MRI显示病变更明显、范围更大。

3.征象3

X线平片及MRI见平行于骨皮质的骨膜反应。

4.征象4

病变累及骺板和骨骺。

（二）印象诊断

右侧股骨远端干骺端内侧占位性病变，考虑为恶性骨肿瘤，以骨肉瘤可能大。

（三）鉴别诊断

骨肉瘤应与化脓性骨髓炎及骨巨细胞瘤相鉴别。①化脓性骨髓炎：两者征象有很多相似之处，如均有弥漫性骨质破坏明显新生骨及广泛骨膜反应，但两者的临床表现不同。骨髓炎起病急，急性炎性症状明显，骨质破坏与反应性成骨同步出现，可见死骨，弥漫性软组织水肿，可与骨肉瘤相鉴别。②骨巨细胞瘤：多见于骨端，发病年龄多在20～40岁。典型表现为偏心性、膨胀性、多房性骨破坏，骨破坏区内无新生骨，无骨膜反应和瘤骨；而骨肉瘤多发生于青少年，多见于长骨干骺端瘤骨、骨膜反应及软组织肿块可与骨巨细胞瘤相鉴别。表现典型的骨肉瘤 X 线平片即可确诊，但其无法判断骨髓内受侵犯的程度，更不能检出骨髓内的跳跃性子灶，对准确判定软组织受侵犯的范围亦有较大的限度。因此，怀疑骨肉瘤时，应在 X 线平片的基础上进一步行 MRI 检查，为临床治疗提供更为直接与准确的信息（图6-18）。

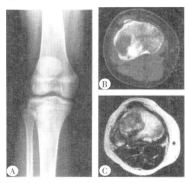
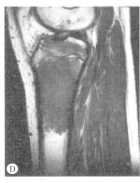
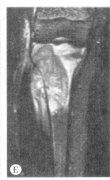

图6-18　胫骨近端骨肉瘤X线、CT和MRI图像
A.胫骨近端正位片；B.胫骨近端CT；C.胫骨近端轴位快速自旋回波T_2WI；D.胫骨近端矢状位自旋回波T_1WI；E.胫骨近端冠状位脂肪抑制快速自旋回波T_2WI

五、骨转移瘤

女性，65岁，以"双下肢运动、感觉缺失，大小便失禁5天"为主诉入院。患者于5天前无明显原因出现双下肢运动、感觉缺失，大小便失禁，无明显咳嗽、咳痰、痰血、黄疸及发热盗汗史，未经特殊治疗。发病以来，患者饮食、睡眠较差，大小便失禁，无明显其他不适；既往无手术史，无药物过敏史。骨科查体：脊柱及四肢无畸形，腹壁反射减弱，剑突平面以下皮肤感觉减退，腹股沟平面以下皮肤感觉缺失，双下肢肌力0级，肛门及外生殖器未见异常；双下肢巴宾斯基征阳性，病理征阳性，肛门括约肌松弛，无收缩力。实验室检查：总蛋白59.2 g/L，白蛋白30.3 g/L，碱性磷酸酶473 U/L，谷氨酰转肽酶209 U/L，谷氨酸9.08 mmol/L，癌胚抗原799.96 ng/mL，糖类抗原125456.68 U/mL。患者进行了 MRI 及 CT 检查，见图6-19。

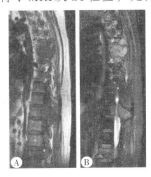
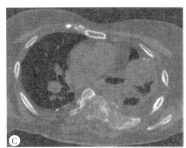
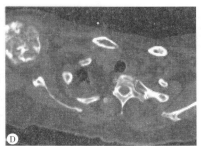

图6-19　肺癌多发骨转移MRI和CT图像
A.胸椎矢状位自旋回波T_1WI；B.脂肪抑制快速自旋回波T_2WI；C、D.胸部CT平扫

（一）影像征象分析

1.征象1

MRI示胸椎多发骨质破坏，同时累及椎体及附件。

2.征象2

破坏区周围软组织肿块形成，T4～5、T10水平肿块均突入椎管内，脊髓受压。

3.征象3

胸部CT示多发椎体附件、左侧肋骨及右侧肱骨溶骨性骨质破坏。

4.征象4

左肺上叶见团块及实变影。

（二）印象诊断

左侧肺癌并多发骨转移瘤。

（三）鉴别诊断

转移性骨肿瘤以其高龄发病、发生率高、中轴骨多发，常累及椎弓根、骨质破坏、软组织肿块及骨膜增生为特点，可与原发性骨肿瘤相鉴别。另外，转移性骨肿瘤还须与多发性骨髓瘤相鉴别。骨转移瘤病灶大小不一，椎体多先受累，常累及椎弓根，并有软组织肿块形成，不伴明显的骨质疏松；而多发性骨髓瘤的病灶大小多较一致，呈穿凿样骨质破坏，不形成软组织肿块，常伴有骨质疏松。MRI检出肿瘤比X线平片和CT敏感。X线未显示异常征象时，应行MRI检查或核素骨显像。

第七章

检验技术

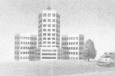

临床血液一般检验是血液学检验最基础、最常用的一类检验项目，主要包括全血细胞计数、外周血细胞形态学检查、红细胞沉降率测定、血液流变学检查等。血液一般检验取材容易、检测便捷，是临床最常用的初筛项目之一。

第一节　血液一般检验标本的采集与处理

一、静脉血的采集

（一）原理

利用负压的原理，使用真空采血管或注射器将针头刺入浅静脉后，通过真空负压控制定量采集静脉血或通过手工控制吸取一定量的静脉血。

（二）试剂与器具

压脉带、垫枕和手套；70%乙醇、消毒棉球或棉签；一次性无菌针头、持针器和真空采血管或者使用注射器和试管；胶带。

（三）操作

①　对照申请单核对患者身份

②　采血部位的选择

受检者取坐位或仰卧位，前臂置于桌面枕垫上或水平伸直。采血人员检查患者的肘前静脉，为使静脉血管充分暴露，可让患者握紧拳头，系上压脉带；可用示指触摸寻找合适的静脉，触摸时能感觉到静脉所在区域较周围其他组织的弹性大，一般肘臂弯曲部位或稍往下区域是比较理想的穿刺部位。如在一只手臂上找不到合适的静脉，则用同样的方法检查另一只手臂；如需从腕部、手背或脚部等处的静脉采血，最好由有经验的采血人员进行。

③　静脉穿刺的准备

选择好合适的穿刺部位后，放松压脉带；依照《医疗机构消毒技术规范》（WS/T 367–2012）的要求，使用70%~80%（体积分数）的乙醇溶液擦拭消毒2遍，让其作用3 min，消毒范围强调以穿刺部位为中心，由内向外缓慢旋转，逐步涂擦，共2次，消毒皮肤面积应不小于5 cm×5 cm。

④　静脉穿刺

（1）将受检者的手臂置于稍低位置，在穿刺点上方约6 cm处系紧压脉带，嘱受检者紧握拳头，使静脉充盈显露。采血人员一手拿着采血装置，另一只手的手指固定穿刺部位下方的皮肤，以使静脉位置相对固定。

（2）手握持针器或注射器，保持穿刺针的方向和静脉走向一致，穿刺针与皮肤间的夹角约为20°，针尖斜面朝上。

（3）将穿刺针快速、平稳地刺入皮肤和静脉。使用真空采血器时一只手固定住持针器和穿刺针，另一只手将真空采血管从持针器另一端推入；使用注射器穿刺成功后右手固定针筒，左手解开压脉带后，再缓缓抽动注射器针栓至采集到所需血量。

（4）血液开始流出即可解开压脉带，或者在开始采最后一管标本后立即解开压脉带，同时嘱受检者松开拳头。

（5）消毒干棉球压住穿刺点，拔出针头，嘱受检者继续按压棉球并保持手臂上举数分钟，如受检者无法做到，则由采血人员按压穿刺点直至不出血。

（6）在静脉穿刺处贴上不会引起过敏的胶条以助止血，如穿刺点的按压力度和时间不够，可能会导致皮下出血，形成瘀斑。

（7）来回颠倒采血管数次将标本和抗凝剂混匀，但不可剧烈摇晃。

（8）将采血针弃于利器盒内。

（9）按实验室要求在每支采血管上贴好标签。

（10）如是门诊患者，嘱其静坐片刻，确认无头晕、恶心等不良反应后再允许患者离开。

（四）注意事项

采血人员注意：

（1）采血部位通常选择肘前静脉，如此处静脉不明显，可采用手背、手腕、腘窝和外踝部静脉；幼儿可采用颈外静脉。

（2）使用真空采血器前应仔细阅读厂家说明书；使用前勿松动一次性真空采血试管盖塞，以防采血量不准。

（3）使用注射器采血时，切忌将针栓回推，以免注射器中气泡进入血管形成气栓，造成严重后果。

（4）采血过程中应尽可能保持穿刺针位置不变，以免血流不畅。

（5）压脉带捆扎时间不应超过1 min，否则会使血液成分的浓度发生改变。

（6）如果一次需要采集多管血液标本时，应按以下顺序采血：血培养管——需氧、血培养管——厌氧，凝血项管，无抗凝剂管（含或不含促凝剂和分离胶），有抗凝剂管。

（7）如遇受检者发生晕针，应立即拔出针头，让其平卧；必要时可用拇指压掐或针刺人中、合谷等穴位，嗅吸芳香胺酊等药物。

二、末梢血的采集

（一）试剂与器具

（1）一次性使用的无菌采血针。

（2）70%乙醇棉球。

（3）一次性手套和消毒干棉球。

（4）不同检测所需特殊器具（如用于制作血涂片的玻片、微量移液管、血细胞计数稀释液、微量血细胞比容测量管）。

（二）操作

（1）采血部位

成人以无名指或中指的指尖内侧为宜；特殊患者（如烧伤），必要时可从足跟部两侧或大拇指采血；婴儿理想的采血部位是足底面两侧的中部或后部，针刺的深度不应超过2 mm，靠近足底面后部的针刺深度不应超过1 mm。

（2）可轻轻按摩采血部位，使其自然充血，用70%乙醇棉球消毒局部皮肤，待干。

（3）操作者用左手拇指和示指紧捏穿刺部位两侧，右手持无菌采血针，自指尖内侧迅速有力地穿刺，即刻拔出采血针并弃于利器盒内。

（4）用消毒干棉球擦去第一滴血，按需要依次采血。采血顺序：血涂片、EDTA抗凝管、其他抗凝管、血清及微量采集管。

（5）可轻柔按压周围组织以获得足量的标本。

（6）采血完毕，用消毒干棉球压住伤口，止血片刻。

（三）注意事项

（1）所选的采血部位要避开冻疮、炎症、水肿和瘢痕等患处；除特殊情况外，不宜从耳垂采血。

（2）不宜从婴儿的手指以及脚后方跟腱处采血，以防止可能造成骨组织和神经组织的损伤。

（3）采血部位宜保持温暖，有利于血液顺畅流出。

（4）消毒皮肤后应待乙醇挥发，皮肤干燥后方可采血，否则流出的血液不呈圆滴状，也可能会导致溶血。

（5）穿刺深度一般不超过2 mm；针刺后，稍加按压以血液能流出为宜。

三、抗凝剂的选用

血液一般检验常用的抗凝剂有以下三种：

（一）枸橼酸钠（柠檬酸钠）

枸橼酸钠能与血液中的钙离子结合形成螯合物，从而阻止血液凝固。市售枸橼酸钠多含2个分子的结晶水，分子量（MW）为294.12，常用浓度为109 mmol/L（32 g/L）。枸橼酸钠与血液的比例多采用$1:9$（$V:V$）。它常用于凝血试验和红细胞沉降率测定（魏氏法血沉测定时抗凝剂为0.4 mL加血1.6 mL）。

（二）乙二胺四乙酸二钠或乙二胺四乙酸二钾

乙二胺四乙酸二钠：$EDTA-Na_2 \cdot H_2O$，MW 336.21。

乙二胺四乙酸二钾：EDTA-K$_2$·2H$_2$O，MW 404.47。

它们的抗凝机制与枸橼酸钠相同。全血细胞分析用EDTA-K$_2$·2H$_2$O，1.5~2.2 mg可阻止1 mL血液凝固。由于EDTA-Na$_2$溶解度明显低于EDTA-K$_2$，故EDTA-K$_2$特别适用于全血细胞分析，尤其适用于血小板计数。由于其影响血小板聚集及凝血因子检测，故不适合做凝血试验和血小板功能检查。

（三）肝素

肝素是一种含有硫酸基团的黏多糖，分子量为15 000。它与抗凝血酶结合，可促进其对凝血因子XII、XI、IX、X和凝血酶活性的抑制，抑制血小板聚集从而达到抗凝。通常用肝素钠盐或锂盐粉剂（125 U＝1 mg）配成1 g/L肝素水溶液，即含肝素1 mg/mL。取0.5 mL肝素水溶液于小瓶中，在37~50 ℃烘干后，能抗凝5 mL血液。肝素适用于血气分析、电解质、钙等测定，不适用于凝血象和血液学一般检查（可使白细胞聚集并使血涂片产生蓝色背景）。

四、血涂片制备

（一）器材
清洁、干燥、无尘、无油脂的载玻片（25 mm×75 mm，厚度为0.8~1.2 mm）。

（二）操作
血涂片制备方法很多，目前临床实验室普遍采用的是手工推片法，即用楔形技术制备血涂片的方法，在玻片近一端1/3处，加1滴（约0.05 mL）充分混匀的血液，握住另一张边缘光滑的推片，以30°~45°角使血滴沿推片迅速散开，快速、平稳地推动推片至载玻片的另一端。

（三）注意事项
1.血涂片应呈舌状，头、体、尾三部分清晰可分。

2.将推好的血涂片在空中晃动，使其尽快干燥。天气寒冷或潮湿时，应于37 ℃恒温箱中保温促干，以免细胞变形缩小。

3.涂片的厚薄、长度与血滴的大小、推片与载玻片之间的角度，推片时的速度及血细胞比容有关。一般认为血滴大、角度大、速度快则血膜越厚；反之则血膜越薄。血细胞比容高于正常时，血液黏度较高，保持较小的角度，可得满意结果；相反，血细胞比容低于正常时，血液较稀，则应用较大角度、推片速度较快。

4.血涂片应在1 h内染色或在1 h内用无水甲醇（含水量＜3%）固定后染色。

5.新购置的载玻片常带有游离碱质，必须用约1 mol/L HCl浸泡24 h后，再用清水彻底冲洗，擦干后备用。用过的载玻片可放入含适量肥皂或其他洗涤剂的清水中煮沸20 min，洗净，再用清水反复冲洗，用蒸馏水最后浸洗后擦干备用。使用时，切勿用手触及玻片表面。

6.血液涂片既可直接用非抗凝的静脉血或毛细血管血，也可用EDTA抗凝血制备。由于EDTA能阻止血小板聚集，故在显微镜下观察血小板形态时非常合适。但EDTA抗凝血有时能引起红细胞皱缩和白细胞聚集，因此最好使用非抗凝血制备血涂片。

7.使用EDTA-K₂抗凝血液样本时，应充分混匀后再涂片。抗凝血样本应在采集后4h内制备血涂片，时间过长可引起中性粒细胞和单核细胞的形态学改变。注意制片前，样本不能冷藏。

五、 血涂片染色

（一）瑞氏染色法

① 原理

瑞氏染色法（wright stain）使细胞着色既有化学亲和作用，又有物理吸附作用。各种细胞由于其所含化学成分不同，对染料的亲和力也不一样，因此，染色后各种细胞呈现出各自的染色特点。

② 试剂

（1）瑞氏染液：①瑞氏染料0.1 g；②甲醇（AR）60.0 mL。瑞氏染料由酸性染料伊红和碱性染料亚甲蓝组成。将瑞氏染料放入清洁干燥的研钵里，先加少量甲醇，充分研磨使染料溶解，将已溶解的染料倒入棕色试剂瓶中，未溶解的再加少量甲醇研磨，直至染料完全溶解，甲醇全部用完为止，即为瑞氏染液。染液配好后放置于室温，一周后即可使用。新配染液效果较差，放置时间越长，染色效果越好。染液久置应密封，以免甲醇挥发或氧化成甲酸。染液中也可加中性甘油2~3 mL，除可防止甲醇过早挥发外，也可使细胞着色清晰。

（2）pH 6.8磷酸盐缓冲液：①磷酸二氢钾（KH_2PO_4）0.3 g；②磷酸氢二钠（Na_2HPO_4）0.2 g。加少量蒸馏水溶解，再加蒸馏水至1000 mL。

③ 操作

以血涂片染色为例：

（1）采血后推制厚薄适宜的血涂片；

（2）用蜡笔在血膜两头画线，然后将血涂片平放在染色架上；

（3）加瑞氏染液数滴，以覆盖整个血膜为宜，染色约1 min。

（4）滴加约等量的缓冲液与染液混合，室温下染色5~10 min；

（5）用流水冲去染液，待干燥后镜检。

④ 注意事项

（1）pH对细胞染色有影响。由于细胞各种成分均由蛋白质构成，蛋白质均为两性电解质，所带电荷随溶液pH而定。对某一蛋白质而言，如环境pH<pI（pI为该蛋白质的等电点），则该蛋白质带正电荷，即在酸性环境中正电荷增多，易与酸性伊红结合，染色偏红；相反，则易与亚甲蓝结合，染色偏蓝。因为细胞着色对氢离子浓度十分敏感。

（2）未干透的血膜不能染色，否则染色时血膜易脱落。

（3）染色时间的长短与染液浓度、染色时温度及血细胞多少有关。染色时间与染液浓度、染色时温度成反比；染色时间与血细胞数量成正比。

（4）冲洗时不能先倒掉染液，应用流水冲去，以防染料沉淀在血膜上。

（5）如血膜上有染料颗粒沉积，可用甲醇溶解，但需立即用水冲掉甲醇，以免脱色。

（6）染色过淡，可以复染。复染时应先加缓冲液，创造良好的染色环境，而后加染液，或加染液与缓冲液的混合液，不可先加染液。

（7）染色过深可用水冲洗或浸泡水中一定时间，也可用甲醇脱色。

（8）染色偏酸或偏碱时，均应更换缓冲液再重染。

（9）瑞氏染液的质量好坏除用血涂片实际染色效果评价外，还可采用吸光度比值（ratio of absorption，RA）评价。瑞氏染液的成熟指数以 RA（A650 nm/A525 nm）＝1.3±0.1 为宜。

（二）瑞氏-吉姆萨复合染色法

1 原理

吉姆萨染色原理与瑞氏染色原理相同，但它提高了噻嗪染料的质量，加强了天青的作用，对细胞核着色效果较好，但它和中性颗粒着色时较瑞氏染色法差。因此，瑞氏-吉姆萨（Wright Giemsa）复合染色法可取长补短，使血细胞的颗粒及胞核均能获得满意的染色效果。

2 试剂（瑞氏-吉姆萨复合染色液）

（1）Ⅰ液：取瑞氏染粉1 g、吉姆萨染粉0.3 g，置洁净研钵中，加少量甲醇（分析纯），研磨片刻，吸出上层染液；再加少量甲醇继续研磨，再吸出上层染液。如此连续几次，共用甲醇500 mL。将配制好的溶液收集于棕色玻璃瓶中，早、晚各振摇3 min/d，共5 d，以后存放一周即能使用。

（2）Ⅱ液：pH 6.4～6.8磷酸盐缓冲液。①磷酸二氢钾（无水）6.64 g；②磷酸氢二钠（无水）2.56 g；③加少量蒸馏水溶解，用磷酸盐调整pH，加水至1000 mL。

3 操作

瑞氏-吉姆萨染色方法基本上与瑞氏染色法相同。

（三）30 s快速单一染色法

1 试剂

（1）贮存液（Ⅰ液）：①瑞氏染粉2.0 g；②吉姆萨染粉0.6 g；③天青Ⅱ 0.6 g；④甘油10.0 mL；⑤聚乙烯吡咯烷酮（PVP）20.0 g；⑥甲醇1000 mL。

（2）磷酸盐缓冲液（pH 6.2～6.8）（Ⅱ液）：①磷酸二氢钾6.64 g；②磷酸氢二钠0.26 g；③苯酚4.0 mL；④蒸馏水加至1000 mL。

（3）应用液：Ⅰ液、Ⅱ液按3∶1比例混合放置14 d后备用。

② 操作

将染液铺满血膜或将血片浸入缸内，30 s后用自来水冲洗。

（四）快速染色法

① 试剂

（1）Ⅰ液：①磷酸二氢钾6.64 g；②磷酸氢二钠2.56 g；③水溶性伊红Y 4.0 g（或伊红B 2.5 g）；④蒸馏水1000 mL；⑤苯酚40 mL。(煮沸，待冷后备用)

（2）Ⅱ液：①亚甲蓝4 g；②蒸馏水1000 mL；③高锰酸钾2.4 g。(煮沸，待冷后备用)

② 操作

把干燥血涂片浸入快速染色液的Ⅰ液中30 s，水洗，再浸入Ⅱ液30 s，水洗待干。

第二节　尿液检验

一、尿液标本的采集与处理

（一）尿液标本的种类和收集

实验室应制定并实施正确收集和处理尿液标本的指导手册，并使负责收集尿液标本的人员方便获得这些资料或向患者告知收集说明。有关尿液标本的种类和收集方法请参见卫生行业标准WS/T 348–2011《尿液标本的收集及处理指南》和CLSI指南GP16-A3《Urinalysis》的要求。尿液标本收集注意事项如下：

① 标本留取时间

（1）收集常规尿液分析的尿标本：应留取新鲜尿，以清晨第一次尿为宜，较浓缩，条件恒定，易检出异常，便于对比。

（2）收集急诊患者尿液分析的尿标本：可随时留取（随机尿）。

（3）收集特殊检验尿液分析的尿标本。①收集计时尿标本：应告知患者留尿起始和终止时间；留取前应将尿液排空，然后收集该时段内（含终止时间点）排出的所有尿液。②收集使用防腐剂的尿标本：应建议患者先将尿液收集于未加防腐剂的干净容器内，然后小心地将尿液倒入实验室提供的含防腐剂容器中。③收集多项检测尿标本：应针对不同检测项目分别留取尿标本（可分次留取，也可一次留取分装至不同容器中）。④收集特定时段内尿标本：尿液应保存于2～8 ℃条件下。⑤收集时段尿尿标本：如总尿量超过单个容器的容量时，须用两个容器，检测前必须充分混匀两个容器内的尿液，最常用的方法是在两个尿容器之间来回相互倾倒尿标本；第二个容器收集的尿量一般较少，故注意加入防腐剂的量需相应减少。⑥收集卧床导尿患者的尿标本：将尿袋置于冰袋上；如患者可走动，应定期排空尿袋，将尿液存放在2～8 ℃条件下。

② 标本收集容器

收集容器应清洁、无渗漏、无颗粒；制备容器的材料与尿液成分不发生反应；容器和盖均无干扰物质附着，如清洁剂等；容器的容积一般应不小于50 mL，收集24 h尿标本的容器的容积应为3 L左右；容器口为圆形，直径应不小于4 cm；容器底部应较宽，适于稳定放置；容器盖应安全、密闭性好而又易于开启；推荐使用一次性容器；收集微生物检查标本容器应干燥无菌。

③ 标本容器标识

尿标本容器的标签材料应具有置于冰箱后仍能粘牢的特性；应在容器上粘贴标签，不可只粘贴于容器盖上。标签提供的信息应至少包含：患者姓名；唯一性标志；收集尿液的日期和时间；如尿标本加入了防腐剂应注明名称，并加上防腐剂如溢出可对人体造成伤害的警示内容（还需口头告知患者）。

④ 标本留取书面指导

（1）洗手清洁：患者留取标本前要洗手，并实施其他必要的清洁措施。

（2）信息核实：交给患者的尿液收集容器应贴有标签，并要求核对患者姓名。

（3）最少留尿量：留取所需检验项目的最小尿标本量（还需口头告知患者）。

（4）避免污染和干扰源：如避免污染经血、白带、精液、粪便，烟灰、糖纸等；避免光照影响尿胆原等化学物质分解或氧化。

（5）容器加盖：防止尿液外溢。

（6）记录标本留取时间。

（二）尿液的防腐与保存

通常，尿标本采集后应在2 h内完成检验，避免使用防腐剂；如尿标本不能及时完成检测，则宜置于2～8 ℃条件下保存，但不能超过6 h（微生物学检查标本在24 h内仍可进行培养）。根据检测项目特点，尿标本可采用相应的防腐剂防腐，而无须置冰箱保存。选择适当的防腐剂，有多种防腐剂适用于该分析时，应选择危害性最小的防腐剂。常用尿液防腐方法见表7-1。

表7-1　常用尿液防腐方法

类型	说明	用途
甲醛	每100 mL尿加入400 g/L甲醛0.5 mL	用于管型、细胞检查；甲醛具还原性，不适于尿糖等化学成分检查
硼酸	尿中加入约10 g/L硼酸	在24 h内可抑制细菌生长，可有尿酸盐沉淀。用于蛋白质、尿酸、5-羟吲哚乙酸、羟脯氨酸、皮质醇、雌激素、类固醇等检查；不适于pH检查
甲苯	每100 mL尿加入0.5 mL甲苯	用于尿糖、尿蛋白检查

续表

类型	说明	用途
盐酸	尿中加入 10 mL/L 浓盐酸	用于钙、磷酸盐，草酸盐，尿17–酮类固醇，17–羟类固醇，肾上腺素，儿茶酚胺等检查；因盐酸可破坏有形成分，沉淀溶质及杀菌，故不能用于常规筛检
碳酸钠	24 h 尿中加入约 4 g 碳酸钠	用于卟啉、尿胆原检查；不能用于常规筛检
麝香草酚	每 100 mL 尿加入 0.1 g 麝香草酚	用于有形成分检查

（三）检验后尿液标本的处理

❶ 尿标本

应按生物危害物处理，遵照各级医院规定的医疗废弃物处理方法进行处理。

❷ 一次性使用尿杯

使用后置入医疗废弃物袋中，统一处理。

❸ 尿容器及试管等器材

使用后可先浸入消毒液（如0.5%过氧乙酸、5%甲酚皂液等）浸泡消毒12～24 h后再处理。

二　尿液理学检验

（一）尿量

使用量筒或其他带刻度的容器直接测定尿量。

个体尿量随气候、出汗量、饮水量等不同而异。一般健康成人约为1.01～1.5 L/24 h，即1 mL/（h·kg）；小儿如按体重（kg）计算尿量，则较成人多3～4倍。

❶ 尿量增多

（1）生理性：饮水过多，饮浓茶、咖啡、乙醇类或精神紧张等。

（2）病理性：常见于糖尿病、尿崩症、慢性肾炎和神经性多尿等。

❷ 尿量减少

（1）生理性：饮水少和出汗多等。

（2）病理性：常见于休克、脱水、严重烧伤、急慢性肾炎、心功能不全、肝硬化腹水、流行性出血热少尿期、尿毒症和急慢性肾衰竭等。

（二）尿液颜色

根据观察到的尿液颜色进行报告。

❶ 正常尿颜色

因尿含尿色素可呈淡黄色。尿液浓缩时，颜色可呈深黄色，并受某些食物及药物的影响。

❷ 病理性尿颜色

凡观察到尿液呈无色、深黄色、浓茶色、红色、紫红色、棕黑色、绿蓝色、乳白色等，均应报告。浓茶样深红色尿可见于胆红素尿；红色尿见于血尿、血红蛋白尿；紫红色尿见于卟啉尿；棕黑色尿见于高铁血红蛋白尿、黑色素尿；绿蓝色尿见于胆绿素尿和尿蓝母；乳白色尿可能为乳糜尿、脓尿。

（三）尿液透明度

根据尿的外观理学性状，将尿液透明度分为"清晰透明、微浑、浑浊、明显浑浊"四个等级。浑浊尿的鉴别步骤为：

1 加热

浑浊消失，为尿酸盐结晶。

2 加入醋酸数滴

浑浊消失且产生气泡，为碳酸盐结晶；浑浊消失但无气泡，为磷酸盐结晶。

3 加入2%盐酸数滴

浑浊消失，为草酸盐结晶。

4 加入10%氢氧化钠数滴

浑浊消失，为尿酸结晶；呈现胶状，为脓尿。

5 加乙醚和乙醇

在1份尿液中，加入乙醚1份和乙醇2份，振荡，浑浊消失，为脂肪尿。

6 观察

尿液经上述处理方法后仍呈浑浊，多为菌尿。

三、尿液化学检验

（一）尿液干化学分析

1 尿液干化学分析仪

尿液干化学分析仪由机械系统、光学系统和电路系统三部分组成。原理：它采用反射光度法原理对配套尿干化学试带进行检测，发生化学反应产生颜色变化的试带，被波长不同的发光二极管照射后，产生反射光，反射光由光电管接收，光信号转化成为电信号，电信号传送至模拟数字转换器，转换成数值，经微处理控制器处理，自动显示结果。

使用尿液干化学分析仪应注意如下问题：

①检验人员有合格的能力：检验人员必须经规范培训合格才能上岗，上岗前必须仔细阅读仪器说明书，了解仪器的测定原理，熟悉操作方法、校正方法、仪器日常维修和保养要求等。②仪器校正带校准：部分仪器开机后虽会自动校正，但应每日用仪器自带的校正带进行测定，观察测定结果与校正带标示结果是否一致，只有完全一致才能证明仪器处于正常运转状态，同时记录测定结果。③保持仪器洁净：如尿液污染，应立即进行清除。

④执行日常保养：按厂商规定，定期对仪器光学部分和机械部分进行保养。⑤使用配套专用试带：不同型号仪器应使用各自相应的尿试带。⑥操作温度：检测时，仪器、尿干化学试带和标本的最佳温度为20～25 ℃。

2 尿液干化学试带

（1）试带法常用检验项目

1）原理：尿液干化学试带是以滤纸为载体，将各种试剂成分浸渍后干燥，作为试剂层，固定在塑料底层上，并在表面覆盖一层起保护作用的尼龙膜，通常能检测8～11项尿化学试验。试带法检验尿酸碱度（pH）、蛋白质、葡萄糖、酮体，隐血、胆红素、尿胆原、亚硝酸盐、比密、白细胞酯酶和维生素C测定的原理、参考区间和分析灵敏度见表7-2。

表7-2　尿试带法检验项目的原理、参考区间和分析灵敏度

项目	原理	参考区间	分析灵敏度
酸碱度（pH）	双指示剂系统	4.5～8.0	5.0～9.0
蛋白质（mg/L）	指示剂蛋白质误差	阴性	60～150
葡萄糖（mg/L）	葡萄糖氧化酶过氧化物酶偶联	阴性	400～1250
酮体（mg/L）	酶反应、亚硝基铁氰化钠反应	阴性	50～100
隐血：①Hb（mg/L）；②RBC（个/μL）	血红素的类过氧化物酶活性	阴性	①0.2～0.6；②5～20
胆红素（mg/L）	偶氮耦合反应	阴性	4～8
尿胆原（mg/L）	偶氮反应或改良Ehrlich反应	阴性或弱阳性	2～10
亚硝酸盐（mg/L）	偶氮耦合反应	阴性	0.5～0.6
比密	尿中离子溶质引起多聚电解质释放质子	随机尿标本1.003～1.030；晨尿＞1.020；新生儿1.002～1.004	1.000～1.030
白细胞酯酶（白细胞：个/μL）	偶氮耦合反应	阴性	5～25个
维生素C（mg/L）	维生素C具还原性	阴性	200

注：不同厂家尿干化学试带的检测原理、分析灵敏度不尽相同。

2）操作：按仪器说明书操作半自动或全自动尿液干化学分析仪。

3）注意事项：

①干扰因素：试带法检测结果的干扰因素见表7-3。②标本要求：测定尿pH、葡萄糖、酮体、隐血、胆红素、亚硝酸盐时，标本必须新鲜。③试带保存：尿葡萄糖、胆红素试带易失效，应避光保存于室温干燥处。④尿蛋白质：通常，试带法检测结果为阴性时，应再用加热醋酸法或磺基水杨酸法复查，以免漏诊阳性结果。⑤尿隐血：由于红细胞易于沉淀，所以测试前标本必须混匀。为防止强氧化剂或某些产过氧化物酶细菌的干扰，可将尿液煮沸2 min，再用试带进行检测。

表7-3　影响尿试带结果的因素

项目	假阴性结果	假阳性结果	说明
pH	甲醛溶液	—	尿试带蛋白区溢出时pH值降低
蛋白质	不能检出球蛋白、免疫球蛋白轻链；色素尿	碱性尿（pH 9），季铵类清洁剂、氯己定（洗必泰）、聚乙烯吡咯烷酮（血液代用品）	—
葡萄糖	维生素C、尿路感染	氧化型清洁剂、次氯乙酸	出现酮体时试验灵敏度降低；比密增高时试验灵敏度降低；新试剂使维生素C的假阴性减少
酮体	不能检出β-羟丁酸；试带保存不当	色素尿（痕量）；尿中有大量左旋多巴代谢物；2-巯基乙醇磺酸	不与β-羟丁酸和丙酮反应；与苯丙酮酸或酞类化合物呈红色或橘红色反应，和酮体呈色不同
隐血	甲醛；大剂量维生素C、亚硝酸盐；高比密尿；标本陈旧	氧化型清洁剂、次氯乙酸；尿路感染时微生物产生过氧化物酶	部分品牌试带因使用含碘酯盐试剂垫，排除了维生素C干扰
胆红素	尿中维生素C和亚硝酸盐浓度增高；曝光	非那吡啶、依托度酸、大剂量氯丙嗪、呋塞米	出现维生素C时试验灵敏度降低；亚硝酸盐增多时试验灵敏度降低；硫酸吲哚酚对阴性和阳性结果都有干扰
尿胆原	甲醛（2g/L）；曝光	对氨基水杨酸、磺胺药、对氨基苯磺酸、非那吡啶（用非Ehrlich试剂）；色素尿	尿胆原缺乏不能用本试验检出
亚硝酸盐	感染细菌无亚硝酸盐还原酶、膀胱通过时间短、限制硝酸盐还原为亚硝酸盐；革兰阳性菌；饮食中无蔬菜	药物使尿呈红色或在酸性介质中尿呈红色；色素尿	因维生素C（≥250 mg/L）直接和重氮盐反应形成无色产物，阻止偶联反应
比密	葡萄糖、尿素、碱性尿	酮酸、明显糖尿；放射线造影剂	注意有些新指示剂已不受非离子颗粒和造影剂影响；极碱性尿读数可降低；明显蛋白尿（>1 g/L）时结果增高
白细胞酯酶	尿中四环素浓度高、维生素C、汞盐、胰蛋白酶抑制剂、草酸盐；1%硼酸；含黏液标本、含淋巴细胞标本	氧化型清洁剂、甲醛、叠氮钠；色素尿；阴道分泌物污染	葡萄糖（>30 g/L）、比密和草酸浓度增高时灵敏度降低；受呋喃妥因、庆大霉素、头孢氨苄和高浓度白蛋白（>5 g/L）的干扰

注：本表所收集资料来自几种商品试带的情况，个别试带因所用试剂不同出现假阴性和假阳性的情

况也不同。应注意阅读产品说明书。

4）参考区间：试带法尿pH、蛋白质、葡萄糖、酮体、隐血、胆红素、尿胆原、亚硝酸盐、比密和白细胞酯酶测定的参考区间见表7-2。

5）临床意义：①尿酸碱度，肉食者多为酸性，食用蔬菜水果可致碱性。久置腐败尿或泌尿道感染、脓血尿均可呈碱性。磷酸盐、碳酸盐结晶多见于碱性尿；尿酸盐、草酸盐、胱氨酸结晶多见于酸性尿。酸中毒及服用氯化铵等酸性药物时尿可呈酸性。②尿蛋白质，分为短暂性蛋白尿，如功能性（发热、运动、充血性心力衰竭和癫痫发作等）和体位性（仅见于直立性体位），或持续性蛋白尿，如肾前性（免疫球蛋白重链和轻链分泌、肌红蛋白尿和血红蛋白尿等）、肾性（IgA肾病、肾毒性药物所致小分子蛋白尿和进展性肾病等）和肾后性（如尿路感染、前列腺或膀胱疾病和阴道分泌物污染等）。③尿葡萄糖，阳性见于糖尿病、肾性糖尿病、甲状腺功能亢进等。内服或注射大量葡萄糖及精神激动等也可致阳性反应。④尿酮体，阳性见于妊娠剧吐、长期饥饿、营养不良、剧烈运动后。严重未治疗的糖尿病酸中毒患者，酮体可呈强阳性反应。⑤尿隐血，来自两种情况：a.尿红细胞，无论试验前红细胞是否破坏，只要红细胞达到一定浓度，试带检测时均可出现隐血阳性；主要见于肾小球肾炎、尿路结石、泌尿系统肿瘤、感染等。b.尿血红蛋白，即含游离血红蛋白的血红蛋白尿。正常人尿液中无游离血红蛋白；当体内大量溶血，尤其是血管内溶血，血液中游离血红蛋白可大量增加；当超过 $1.00 \sim 1.35$ g/L时，即出现血红蛋白尿。此种情况常见于血型不合输血、阵发性睡眠性血红蛋白尿、寒冷性血红蛋白尿症、急性溶血性疾病等；还可见于各种病毒感染、链球菌败血症、疟疾、大面积烧伤、体外循环、肾透析、手术后所致的红细胞大量破坏等。⑥尿胆红素，阳性见于肝实质性及阻塞性黄疸。溶血性黄疸时，一般尿胆红素阴性。⑦尿胆原，阴性见于完全阻塞性黄疸，阳性增强见于溶血性疾病及肝实质性病变如肝炎。⑧尿亚硝酸，阳性见于尿路细菌感染，如大肠埃希菌属、克雷伯菌属、变形杆菌属和假单胞菌属感染。注意，亚硝酸盐结果阳性与致病菌数量没有直接关系。⑨尿比密，增高见于少尿、急性肾炎、高热、心功能不全、脱水等；尿比密增高同时伴尿量增多，常见于糖尿病。尿比密减低见于慢性肾小球肾炎、肾功能不全、尿崩症等。连续测定尿比密比一次测定更有价值，慢性肾功能不全呈现持续性低比密尿。如临床怀疑肾小管疾病时建议采用冰点渗透压法测定尿渗量以明确诊断。⑩尿白细胞酯酶，阳性提示尿路炎症，如肾脏或下尿道炎症，表明尿液中白细胞数量超过20个/μL；阳性也可见于前列腺炎。⑪尿维生素C，主要用于排除维生素C对于化学分析结果的干扰，阳性提示试带尿液隐血、胆红素、亚硝酸盐和葡萄糖检测结果可能为假阴性。

6）注意事项：①注意尿干化学分析试带测定结果与手工法化学试验测定结果的差异。如尿蛋白质试带测定的是白蛋白，对球蛋白不敏感；用葡萄糖氧化酶测定尿葡萄糖的灵敏度比班氏法高，但高浓度仅测到"3+"为止；尿胆红素试带法结果比Hamson法灵敏度低；尿白细胞酯酶检测白细胞只能测出有无粒细胞，而不与淋巴细胞发生反应等。②尿干化学分析试带结果的确认检验，通常采用相同或更高灵敏度或特异度的相同或不同方法来检测同一物质。但是，采用相同干化学分析试带重复检测不能作为确证试验。③试带法检测结果宜采用显微镜检查法来加以确认。国际上普遍认为，宜采用显微镜检查法来加以确认试带法检测结果。试带法白细胞酯酶和亚硝酸盐阳性时，宜采用病原生物学检查来排除尿路感染可能，采用显微镜检查法来确认菌尿或白细胞尿。当显微镜检查提示存在异常上皮细胞时，宜做细胞病理学检查来确认结果；疑为膀胱移行上皮细胞癌时，宜采用图像流式细胞分析法和DNA分析法来确证。

（2）常用确证试验：目前，国内常用的试带法确证试验介绍如下，包括磺基水杨酸法测定尿蛋白质、Hamson法测定尿胆红素和显微镜法检查尿红细胞和白细胞。

1）磺基水杨酸法尿蛋白质测定

原理：磺基水杨酸为生物碱试剂，在酸性环境下，其阴离子可与带正电荷的蛋白质结合成不溶性蛋白盐而沉淀。

试剂：①100 g/L磺基水杨酸乙醇溶液——取磺基水杨酸20 g，加水至100 mL，取此液与等量95%乙醇或甲醇液混合。②200 g/L磺基水杨酸溶液——取磺基水杨酸20 g，加水至100 mL。

操作：①加尿标本，取小试管加尿液3～5 mL。②加试剂，加100 g/L磺基水杨酸乙醇溶液3～4滴或200 g/L磺基水杨酸溶液1～2滴，形成界面。③观察结果，如尿显浑浊，表示存在尿蛋白，浑浊深浅与尿蛋白量成正比。④结果判断。a.阴性：尿液不显浑浊，外观仍清晰透明。b.可疑（±）：轻微浑浊，隐约可见，含蛋白量约为0.05～0.2 g/L。c.阳性（+）：明显白色浑浊，但无颗粒出现，含蛋白量约为0.3 g/L；（2+）：稀薄乳样浑浊，出现颗粒，含蛋白量约为1 g/L；（3+）：乳浊，有絮片状沉淀，含蛋白量约为3 g/L；（4+）：絮状浑浊，有大凝块下沉，含蛋白量不少于5 g/L。

注意事项：①磺基水杨酸法灵敏度，尿0.05～0.1 g/L。②浑浊尿处理，应先离心或过滤。③强碱性尿处理，应加5%醋酸溶液数滴酸化后再作试验，否则可出现假阴性。④假阳性结果，可见于有机碘造影剂、超大剂量使用青霉素；尿含高浓度尿酸或尿酸盐（出现阳性反应与尿蛋白阳性结果不同，前者加试剂1～2 min后出现白色点状物，向周围呈毛刺状突起，并慢慢形成雾状）。

2）Hamson法尿胆红素测定

原理：用硫酸钡吸附尿液中胆红素后，滴加酸性三氯化铁试剂，使胆红素氧化成胆绿素而呈绿色反应。

试剂：①酸性三氯化铁试剂（Fouchet试剂），称取三氯乙酸25 g，加蒸馏水少许溶解，再加入三氯化铁0.9 g，溶解后加蒸馏水至100 mL。②100 g/L氯化钡溶液。③氯化钡试纸，将优质滤纸裁成10 mm×80 mm大小纸条，浸入饱和氯化钡溶液内（氯化钡30 g，加蒸馏水100 mL）数分钟后，放置室温或37℃温箱内待干，贮于有塞瓶中备用。

操作：①试管法，取尿液5 mL，加入100 g/L氯化钡溶液约2.5 mL，混匀，此时出现白色的硫酸钡沉淀。离心后弃去上清液，向沉淀物加入酸性三氯化铁试剂数滴。若显现绿色或蓝绿色者为阳性结果。②氯化钡试纸法，将氯化钡试纸条的一端浸入尿中，没入部分至少50 mm长，5～10 s后，取出试条，平铺于吸水纸上。在浸没尿液的部位上滴加酸性三氯化铁试剂2~3滴，呈绿、蓝色为阳性，色泽深浅与胆红素含量成正比。

注意事项：①本法灵敏度为0.9 μmol/L或0.5 mg/L胆红素。②胆红素在阳光照射下易分解，留尿后应及时检查。③假阳性，见于尿含水杨酸盐、阿司匹林（与Fouchet试剂反应）。④假阴性，加入Fouchet试剂过多，反应呈黄色而不显绿色。

（二）尿本-周蛋白定性试验

1 试验方法

（1）过筛法

1）热沉淀反应法

①原理：本-周蛋白又称凝溶蛋白，是一种免疫球蛋白的轻链或其聚合体。此种蛋白在一定pH条件下加热至40~60 ℃时沉淀，温度升高至100 ℃时，沉淀消失，再冷却时又可重现沉淀。

②试剂：200 g/L磺基水杨酸溶液；2 mol/L醋酸盐缓冲溶液（pH 4.9±0.1）。后者配制：取醋酸钠（$CH_3COONa \cdot 3H_2O$）17.5 g，加冰醋酸4.1mL，再加蒸馏水至100 mL，调pH至4.9。

③操作：先用磺基水杨酸法作尿蛋白定性试验，如试验阴性，则可认为尿标本中本周蛋白阴性；如试验阳性，则继续以下试验。取清晰透明的尿液4 mL于试管中，再加入醋酸盐缓冲溶液1 mL，混匀后，放置56 ℃水浴中15 min。如有浑浊或出现沉淀，再将试管放入沸水中，煮沸3 min，观察试管中浑浊或沉淀的变化，如浑浊变清、浑浊减弱或沉淀减少，均提示本-周蛋白阳性。若煮沸后，浑浊增加或沉淀增多，表明此尿液中还有其他蛋白质。此时，应将试管从沸水中取出，立即过滤，如滤液开始透明，温度下降后浑浊，再煮沸时又透明，提示本-周蛋白为阳性。

2）对甲苯磺酸法

①原理：本-周蛋白在酸性条件下，与对甲苯磺酸形成沉淀。一般蛋白质的等电点多在5.0以下，而本周蛋白等电点略高于一般蛋白质，故本法测定本-周蛋白有相对特异性。

②试剂：对甲苯磺酸溶液：对甲苯磺酸12 g，加冰醋酸至100 mL，溶解后即可使用。

③操作：取尿标本，取透明尿液2 mL于试管中。加试剂，加对甲苯磺酸溶液1 mL，混匀，室温静置15~30 min。观察结果，5 min内出现沉淀或浑浊，提示本-周蛋白为阳性。

④注意事项：尿液应新鲜，避免白蛋白、球蛋白分解变性而干扰试验。尿液应清晰，浑浊尿应离心沉淀，取用上清尿液做试验。设置对照管，本-周蛋白过多时，在90 ℃以上不易完全溶解，故需与对照管比较（也可将尿液稀释后再测）。煮沸过滤，应在保持高温状态下迅速除去尿白、球蛋白；避免同时滤去本-周蛋白。对甲苯磺酸法比热沉淀反应法灵敏度高，但前者有假阳性。

（2）确证试验免疫电泳分析法

如本-周蛋白含量少时，应将尿液透析浓缩约50倍，在醋酸纤维素薄膜上点样进行电泳，本-周蛋白可在α~γ球蛋白区出现一条浓集的区带。为进一步确诊，可将尿液与抗K轻链及抗人轻链血清进行免疫学测定，以区分轻链类型。

2 临床意义

本-周蛋白尿可能是以下疾病的表现：

（1）浆细胞恶性增殖：可能产生过多轻链或重链合成被抑制，致使过多轻链通过尿液排出。

（2）多发性骨髓瘤：约50%患者。

（3）巨球蛋白血症：约15%患者。

（4）其他疾病：肾淀粉样变，慢性肾盂肾炎及恶性淋巴瘤等。

（三）尿肌红蛋白定性试验

1 原理

肌红蛋白（Mb）和血红蛋白（Hb）一样，分子中含有血红素基团，具有过氧化物酶样活性，能催化H_2O_2作为电子受体使色原（常用的有邻联甲苯胺、氨基比林）氧化呈色，色泽深浅与肌红蛋白或血红蛋白含量成正比。Mb能溶于80%饱和度的硫酸铵溶液中，而Hb则不能，两者由此可予以区别。

2 试剂

（1）10 g/L邻联甲苯胺（O-tolidine）：冰醋酸溶液取邻联甲苯胺1 g，溶于冰醋酸和无水乙醇各50 mL的混合液中，置棕色瓶中，冷藏保存，可用8～12周。若溶液变暗色，应重新配制。

（2）过氧化氢溶液：冰醋酸1份，加3%过氧化氢溶液2份。

（3）硫酸铵粉末：用化学纯制品。

3 操作

（1）测试尿标本是否存在血红素：依次在试管中加入新鲜尿液4滴，邻联甲苯胺（或四甲基联苯胺）溶液2滴，混合后，加入过氧化氢溶液3滴，如出现蓝色或蓝绿色，表示尿中存在Hb和（或）Mb。

（2）尿硫酸铵沉淀反应：尿液离心或过滤使其变透明；吸取上清液5 mL，加入硫酸铵粉末2.8 g，使之溶解混合（饱和度达80%），静置5 min，用滤纸过滤；取滤液按上述操作步骤（1）重复测试是否存在血红素，如呈蓝色，则表示尿Mb阳性，如不显蓝色，则表示血红素已被硫酸铵沉淀，为尿Hb阳性。

（3）注意事项：①邻联甲苯胺，亦称邻甲联苯胺，英文O-tolidine[3，3'-dimethyl-（1，1'-biphenyl）4，4'-diamme，$C_{14}H_{16}N_2$，MW 212.3]；邻甲苯胺，英文O-toluidine（2-aminotoluene，C_7H_9N，MW 107.2），可用于血糖测定。两者应予区别。②尿标本，必须新鲜，并避免剧烈搅拌。③本法为过筛试验，如少部分健康人出现假阳性，应进一步选用超滤检查法、电泳法、分光光度检查法和免疫化学鉴定法等加以鉴别。

4 临床意义

肌红蛋白尿症可见于下列疾病：

（1）遗传性肌红蛋白尿：磷酸化酶缺乏、未知的代谢缺陷，可伴有肌营养不良、皮肌炎或多发性肌炎等。

（2）散发性肌红蛋白尿：当在某些病理过程中发生肌肉组织变性、炎症、广泛性损伤及代谢紊乱时，大量肌红蛋白自受损伤的肌肉组织中渗出，从肾小球滤出而成肌红蛋白尿。

（四）尿乳糜定性试验

尿液混有脂肪即为脂肪尿。乳糜微粒中的脂肪与蛋白质混合使尿液呈乳化状态浑浊即为乳糜尿。

① 原理

脂肪可溶解于乙醚中，而脂肪小滴可通过染色识别。

② 试剂

（1）乙醚（AR）。

（2）苏丹Ⅲ醋酸乙醇染色液：5%乙醇10 mL，冰醋酸90 mL，苏丹Ⅲ粉末一药匙，先将乙醇与冰醋酸混合，再倾入苏丹Ⅲ粉末，使之充分溶解。

（3）猩红染色液：先配70%乙醇和丙酮1∶1溶液，然后将猩红染色液加入至饱和为止。

③ 操作

（1）取尿液加乙醚：取尿5～10 mL，加乙醚2～3 mL，混合振摇后，使脂肪溶于乙醚；静置数分钟后，2000 r/min离心5 min。

（2）涂片加液：吸取乙醚与尿液的界面层涂片，加苏丹Ⅲ醋酸乙醇染色液或猩红染色液1滴。

（3）镜检观察：是否查见红色脂肪小滴。

（4）结果判断：①浑浊尿液加乙醚后而澄清，则为脂肪或乳糜尿。②镜检涂片中脂肪滴呈红色。

④ 注意事项

（1）尿液中加少量饱和氢氧化钠，再加乙醚，有助于澄清。

（2）将分离的乙醚层隔水蒸干，若留有油状沉淀，也可加苏丹Ⅲ，镜检证实有无脂肪小滴。

⑤ 临床意义

（1）正常人结果为阴性。

（2）若因丝虫或其他原因阻塞淋巴管，使尿路淋巴管破裂而形成乳糜尿，则丝虫病患者的乳糜尿的沉渣中常见红细胞，并可找到微丝蚴。

（五）尿苯丙酮酸定性试验

① 原理

尿中的苯丙酮酸在酸性条件下与三氯化铁作用，生成Fe^+和苯丙酮酸烯醇基的蓝绿色螯合物；磷酸盐对本试验有干扰，应先将其改变成磷酸铵镁沉淀后除去。

② 试剂

（1）100 g/L三氯化铁溶液：称取三氯化铁10 g，加入蒸馏水至100 mL。

（2）磷酸盐沉淀剂：氧化镁 2.2 g、氯化铵 1.4 g、280 g/L 氢氧化铵液 2.0 mL，加水至 100 mL。

③ 操作

（1）加液过滤：尿液 4 mL 加磷酸盐沉淀剂 1 mL，混匀，静置 3 min，如出现沉淀，可用滤纸过滤或离心除去。

（2）加试剂：滤液中加入浓盐酸 2～3 滴和 100 g/L 三氯化铁溶液 2～3 滴，每加 1 滴立即观察颜色变化。

（3）结果判断：如尿滤液显蓝绿色并持续 2～4 min，即为阳性；如绿色很快消失，提示可能有尿黑酸，可报告苯丙酮酸阴性。本法灵敏度约为 100 mg/L；尿液作系列稀释后再测定，可粗略定量。

④ 注意事项

（1）尿标本：一定要新鲜，尿中若含酚类药物（如水杨酸制剂）及氯丙嗪，也可与氯化铁结合显色，试验前应停用此类药物。胆红素也可造成假阳性。

（2）用 2，4-二硝基苯肼溶液（与赖氏法测定转氨酶试剂同）试验：试剂与尿液等量混合，如显黄色浑浊为苯丙酮酸阳性。本法灵敏度为 200 mg/L。

（3）儿童年龄：小儿出生后 6 周内不易查出，故宜出生 6 周后检查。

⑤ 临床意义

（1）正常人结果为阴性。

（2）大多数苯丙酮尿症患者的尿液可出现阳性；约有 1/4～1/2 病例可能会漏检。

（六）尿妊娠试验

尿妊娠试验又名尿绒毛膜促性腺激素试验。人绒毛膜促性腺激素（hCG）是由胎盘绒毛膜滋养层细胞所合成，具有促进性腺发育的糖蛋白激素，分子量约在 37 000 D 左右，由 237 个氨基酸残基和糖组成，有两个非共价键结合糖蛋白亚单位，称之为 α 和 β 亚单位。α 亚单位的氨基酸排列顺序和黄体生成素（LH）、促卵泡成熟激素（FSH）、促甲状腺激素（TSH）的 α 亚单位大体相同，故相互之间可发生交叉反应。而 β 亚单位则不同，结构特异，不存在于其他糖蛋白激素中。根据这一特点可制取 β-hCG 单克隆抗体，从而将上述激素之间的交叉反应降到最低值，这不仅提高了试验的特异性及灵敏度，也能更精确地反映 hCG 在尿液中的浓度。金标抗体测定与酶标抗体测定，在原理上基本相似，只是金标抗体反应后直接呈现（金的）红色，适用于床旁或即时检验。以下主要讲述金标抗体检测法。

① 原理

金标抗体检测法：两个抗人 β-hCG 单克隆抗体，一个抗体吸附于硝酸纤维素薄膜（NC 膜）上，另一个抗体结合于金溶胶颗粒表面（即金标抗体）。尿液中 hCG 先与 NC 膜上的抗体结合，然后再与金标单抗溶液反应，最终形成"抗体-hCG 金标抗体"夹心式复合物，显红色金斑点。

② 操作

（1）见早孕检测试剂盒说明书。

（2）结果判断：①阳性反应，质控点（线）和测定点（线）均呈红色。②阴性反应，仅质控点（线）呈红色。③无效反应，质控点（线）和测定点（线）均不显色。

③ 注意事项

（1）质控点（线）与测定点（线）均不呈红色，表示试剂失效。

（2）金标早早孕检测试剂盒有薄膜渗滤法（呈现两个红色斑点）和试带法（呈现两条红杠）。因操作简便，它可作家庭监测受孕应用。

（3）本法灵敏度0.8~2.0 ng/L。

（4）在滴加金标抗体溶液前，应上下颠倒试剂瓶混匀溶液。

④ 临床意义

（1）早期妊娠诊断：受孕2~6 d即呈现阳性。

（2）妊娠与相关疾病和肿瘤：诊断及鉴别诊断。

（3）过期流产或不完全流产：本试验呈阳性，提示子宫内仍有活胎盘组织。

（4）人工流产后：本实验仍呈阳性，提示宫内尚有残存胚胎组织。

（5）宫外孕：hCG低于正常妊娠，仅有60%阳性。

（七）尿液比密和渗量测定

① 尿液比密测定

（1）原理：尿液比密测定方法很多，常用方法有试带法、折射计法和比密计法。目前，比密计法因操作烦琐和影响因素多，已不再是测定尿液比密的准确方法。但比密计法基层医院仍有使用，故介绍如下：物质的重量与同体积的纯水，在一定温度下（4 ℃、15.5 ℃）相比，得到的密度为该物质的比密（俗称比重）。尿比密计是一种液体比密计，可测出规定温度下尿液的比密。

（2）操作：①充分混匀尿液后，沿管壁缓慢倒入小量筒或小量杯中，如有气泡可用滴管或吸水纸吸去。②比密计放入杯中，使其悬浮于中央，勿触及杯壁或杯底。③等比密计停稳后，读取与尿液凹面相切的刻度，即为被测尿液的比密。

（3）注意事项：①比密计校正，新比密计应用纯水在规定温度下观察比密是否准确。蒸馏水在15.5 ℃下应为1.000，8.5 g/L氯化钠溶液在15.5 ℃应为1.006，50 g/L氯化钠溶液在15.5 ℃下应为1.035。②温度影响，温度高时，液体的比密低，反之则比密高，故一般比密计上都注明测定温度。如不在指定的温度下测定时，则每高于指定温度3 ℃时，比密应加0.001，每低3 ℃，则减去0.001。③尿内容物的影响，尿内含糖、蛋白质时，可增高尿液比密；盐类析出，比密下降，应待盐类溶解后测比密；尿素分解，比密下降；尿液含造影剂，可使比密大于1.050。

（4）参考区间：正常成人随机尿标本在1.003~1.030，晨尿大于1.020，新生儿在1.002~1.004。

（5）临床意义

①比密增高：尿量少且比密增高，见于急性肾炎、高热、心功能不全和脱水等；尿量多且比密增高，见于糖尿病。②比密降低：见于慢性肾小球肾炎、肾功能不全和尿崩症等。

2 尿液渗量测定

（1）原理：尿液渗量测定是反映尿中具有渗透活性粒子（分子或离子等）数量的一种指标，与粒子大小及电荷无关。因分子量大的蛋白影响小，故它是评价肾脏浓缩功能较理想的指标。溶液中有效粒子状态，可用该溶液沸点上升（从液态到气态）或冰点下降（液态到固态）的温度变化（ΔT）来表示。1个渗透克分子（Osm）浓度可使1 kg水的冰点下降1.858 ℃，因此，渗摩尔量：$Osm/(kg \cdot H_2O)$＝测得冰点下降摄氏度数/1.858。

冰点渗透压计，包括标本冷却室、热敏电阻，是根据溶液的结冰曲线原理制成的。溶液的浓度、温度过低、样品的容量和热传导状态等均会影响结冰曲线的形态，继而影响冰点测定结果。

（2）操作：①标本收集，使用清洁干燥的容器，不加防腐剂，用较高速度离心除去全部不溶性颗粒。但尿中盐类沉淀应使之溶解，不可除去。如不能立即测定，应置冰箱内保存，临用前将标本预温，使盐类沉淀完全溶解。②操作准备，使用时，应先接通标本冷却室的循环水，继而注入不冻液，调试并保持不冻液温度为7～8 ℃后再开始标本的测定。在测试过程中，要保持搅动探针的适当振幅（1～1.5 cm）。③校正渗透压，用氯化钠（GR级）12.687 $g/(kg \cdot H_2O)$ 校正400 $mOsm/(kg \cdot H_2O)$ 读数。④测定尿渗量，记录读数。

（3）参考区间：尿液渗量一般为（600～1000）$mOsm/(kg \cdot H_2O)$，24 h内最大范围为（40～1400）$mOsm/(kg \cdot H_2O)$，血浆渗量约为（275～305）$mOsm/(kg \cdot H_2O)$，尿与血浆渗量之比为3∶1～4.7∶1。

（4）临床意义：①正常人禁水12 h，尿渗量＞800 $mOsm/(kg \cdot H_2O)$，尿渗量∶血浆渗量＞3。②尿渗量∶血浆渗量＜3，表示肾脏浓缩功能不全。急性肾小管功能障碍时，尿与血浆渗量之比小于1.2，且尿 Na^+ ＞20 mmol/L。③渗量检测应结合血液电解质考虑，如糖尿病、尿毒症时，血液渗量升高，但尿 Na^+ 下降。

（八）尿液化学检验的质量管理

1 室内质控

（1）使用阴性和阳性质控品：尿液干化学试带应至少使用阴性和阳性质控品进行室内质控，每个工作日至少检测1次，偏差不超过1个等级，且阴性不可为阳性，阳性不可为阴性。应制定程序对失控进行分析并采取相应的措施，应检查失控对之前患者样品检测结果的影响。

（2）自制室内质控品的配制：见表7-4、表7-5。因人工尿的化学成分总是不如自然尿，有时带来误差较大，故如条件许可，应制备以正常人尿为本底，加入各有关成分的尿质控物。室内质控品配制好后适量分装（50 mL），冷冻防腐，每日取出一瓶，使其达室温后再使用。

表7-4　尿液化学检验室内质控人工尿液的配制

成分	低浓度质控人工尿液		高浓度质控人工尿液	
	1 L中含量	浓度	1 L中含量	浓度
氯化钠（MW 58.5）	5.0 g	85.5 mmol/L	10.0 g	170.9 mmol/L
尿素（MW 60.06）	5.0 g	83.3 mmol/L	10.0 g	166.5 mmol/L
肌酐（MW 113.1）	0.5 g	2.21 mmol/L	1.0 g	4.42 mmol/L
葡萄糖（MW 180.2）	3.0 g	16.6 mmol/L	15.0 g	83.2 mmol/L
300 g/L牛白蛋白	5.0 mL	1.5 g/L	35 mL	10.5 g/L
正常全血（Hb：130～150 g/L）	—	—	3～5 μL	0.4～0.7 mg/L
丙酮（MW 58.08）	—	—	2 mL	27.54 mL/L
氯仿（MW 119.38）	5 mL	5 mL/L	5 mL	5 mL/L
蒸馏水	加至1 L	—	加至1 L	—

表7-5　人工尿液质控期望值

项目	低浓度质控人工尿液	高浓度质控人工尿液
pH	6	6
蛋白质定性	2+	4+
葡萄糖定性		3+
酮体定性	—	—
比密	1.006	1.020
渗量［mOsm/(kg·H_2O)］	305	660
隐血试验	—	2+～3+

❷ 使用尿液干化学试带应注意的问题

（1）仔细阅读尿试带说明书：不同厂家生产用于尿液化学检查的试带，同一厂家生产的不同批号的试带不具有等同性。使用试带前，要仔细阅读产品说明书，严格按其说明进行操作；了解各项目的测定原理及操作有关事项。

（2）严格控制试带与尿液的反应时间：需严格遵循厂家说明书的规定操作。

（3）其他：必须准确掌握尿试带每种成分检测的灵敏度和特异性。

（4）尿试带反应结果读取：因人工读取尿试带结果有个体差异，故应选择合适光源，并让试带靠近比色卡。

（5）充分熟悉假性反应：操作者应熟知（包括厂家说明书提供的）引起尿试带出现的假阴性、假阳性反应的因素。

（6）试带保存原则：应根据厂家推荐的条件（如温度、暗处等）保存于厂商提供的容器中，在有效期内使用；试带应避免在直射光下照射或暴露于潮湿环境中；贮存试带容器应密封。

（7）尿试带取用原则：一次只取所需要量的试带并应立即将瓶盖盖好；多余试带不得

放回原容器中，更不应该合并各瓶的试带；操作中注意切勿触摸试带上的反应检测模块。

③ 复检要求

在临床医生未要求做镜检，非泌尿道疾病、肾病、糖尿病，应用免疫抑制剂和妊娠者，且尿标本外观、浊度正常情况下，如尿试带结果同时满足四项条件［①白细胞酯酶结果为阴性，②亚硝酸盐结果为阴性，③尿蛋白结果为阴性，④隐血（血红蛋白或红细胞）］，结果为阴性，则可不进行尿液沉渣显微镜检查。否则，必须进行镜检复核。

四、尿液有形成分检验

（一）尿液有形成分分析仪

目前，在国内外已推出了能对部分尿液有形成分进行自动筛检分析的仪器，称尿液有形成分分析仪，这些系统多数采用电阻抗、光散射（包括对有形成分进行各种染色，如荧光染色后的流式细胞术检测）或数字影像分析术的原理，识别或分类红细胞、白细胞、上皮细胞、小圆上皮细胞、管型、细菌、精子、黏液丝、结晶等有形成分。尿液有形成分分析仪已逐步成为尿液显微镜检查的首选筛检方法。

① 原理

（1）筛检方法一：采用流式细胞术和电阻抗法原理。先用荧光染料对尿中各类有形成分进行染色，然后经激光照射每一有形成分发出的荧光强度、散射光强度及电阻抗大小进行综合分析，得出红细胞、白细胞、上皮细胞，管型和细菌定量数据，以及各种有形成分的散射图和RBC、WBC直方图，尿中红、白细胞信息和病理性管型、小圆上皮细胞、结晶、酵母样细胞等信息。

（2）筛检方法二：采用影像分析技术和自动粒子识别系统原理。先用CCD数字摄像机自动捕获数百幅图像，然后进行数字化图像分析，用自动粒子识别软件进行比较，最后定量报告尿中多种有形成分的数量，包括红细胞、白细胞、白细胞聚集、透明管型、未分类管型、鳞状上皮细胞、非鳞状上皮细胞、细菌、酵母菌、结晶、黏液和精子等。

② 试剂

按仪器分析所需试剂的说明书准备试剂。

③ 操作

各种仪器操作步骤不尽相同，操作前应先仔细阅读仪器操作说明书。简单步骤如下：

（1）准备标本：充分混匀收集的全部新鲜尿液，倒入洁净的试管中（标本量约10 mL）。

（2）启动仪器：打开仪器电源，待仪器自动核查通过后，进入样本分析界面。

（3）进行质控：如质控通过，则可继续下一步操作；如失控，则分析并解决原因后，才能继续进行患者标本检测。

（4）检测标本：在仪器上输入样本号，按开始键手工进样，或由自动进样架自动进样。

（5）复核结果：根据实验室设定的仪器分析结果复检规则（包括显微镜复核），确认仪器分析结果。

（6）发送报告：在确认仪器和复检结果的基础上，可发送检验结果报告。

4 参考区间

可供参考的全自动尿液有形成分分析仪分析结果的参考区间见表7-6。各实验室应根据仪器，试剂厂商所提供的参考区间和参考人群，通过必要的验证或评估来确定符合自身特点的参考区间。

表7-6 全自动尿液有形成分分析仪参考区间

项目	Regeniter A等	Lamchigdhase P等
红细胞（个/μL）	0.5 ~ 13.9	0 ~ 9.0
白细胞（个/μL）	0.6 ~ 15.7	0 ~ 11.0
上皮细胞（个/μL）	0.1 ~ 8.9	0 ~ 11.0
管型（个/μL）	0 ~ 1.86	—
细菌（个/μL）	6.3 ~ 173.4	—

5 注意事项

（1）尿标本：自动化仪器检测常采用不离心新鲜尿液标本。

（2）尿容器：应确保尿容器的洁净，避免存在任何污染物。

（3）干扰结果的自身因素：尿中存在大量黏液、结晶、真菌、精子、影红细胞等会使管型、红细胞、细菌等项目计数结果假性增高或减低。

（二）尿液有形成分显微镜检查

1 尿沉渣显微镜检查

（1）试验方法

1）尿沉渣未染色检查法：

①器材。a.离心试管：可用塑料或玻璃制成；须足够长，防止离心时尿液标本溢出；须干净、透明，便于尿液外观检查；须带体积刻度（精确到0.1 mL）；容积须大于12 mL而小于15 mL；试管底部应为锥形，便于浓缩沉渣；无化学物质污染；试管须有盖，可防止试管内液体溅出及气溶胶形成；建议使用一次性离心试管。b.移液管：必须洁净；使用一次性移液管。尿沉渣板：须标准化，具有可定量沉渣液的计数池，并一次性使用。如采用在普通玻片上滴加尿沉渣液后加盖玻片的检查方法，则不能提供标准化、可重复的结果。c.显微镜：应使用内置光源的双筒显微镜；载物台能机械移动玻片；物镜能放大10倍、40倍，目镜能放大10倍；同一实验室使用多台显微镜，其物镜及目镜的放大倍数应一致。d.离心机：应使用水平式有盖离心机；离心时须上盖，以确保安全；离心时的相对离心力应稳定在400 g。应每12个月对离心机进行一次校正。

②操作。a.尿标本用量：应准确取尿10 mL。如标本量不足10 mL，应在结果报告单中注明。b.离心留尿量：在相对离心力400 g条件下离心5 min。离心后，一次性倾倒或吸取

上清尿液，留取离心管底部液体0.2 mL。c.尿沉渣制备：充分混匀尿沉渣液，取适量滴入尿沉渣板；或取20 μL尿沉渣液，滴入载玻片，加盖玻片（18 mm×18 mm）后镜检。d.结果报告：方法1，以每微升（μL）单位体积各尿沉渣成分数量报告结果。方法2，管型，以低倍（10×10）镜视野全片至少20个视野所见的平均值报告；细胞，以高倍（40×10）镜视野至少10个视野所见的最低—最高数的范围报告；尿结晶等，以每高倍镜视野所见数换算为半定量的"−、±、1+、2+、3+"等级报告（表7-7）。

表7-7 尿结晶、细菌、真菌、寄生虫等报告方式

	报告等级				
	−	±	1+	2+	3+
结晶	0	1~4个/HP	5~9个/HP	>10个/HP	—
原虫、寄生虫卵	0	1个/全片~4个/HP	5~9个/HP	>10个/HP	—
细菌、真菌	0	数个视野散在可见	各视野均可见	量多、团状聚集	无数
盐类	无	罕见	少量	中等量	多量

2）尿沉渣染色检查法：

有时，活体染色有助于细胞和管型的鉴别，但也不足以鉴别或确认尿沉渣中所有成分，如在检查下列有形成分时，可采用一种或多种特殊染色：

①脂肪和卵圆脂肪小体：采用油红O染色和苏丹染色。②细菌；采用革兰染色和巴氏染色。③嗜酸性粒细胞：采用Hansel染色、瑞氏染色、吉姆萨染色、瑞吉染色和巴氏染色。④含铁血黄素颗粒：采用普鲁士蓝染色。通常，特殊染色需要制备特定涂片，如浓缩涂片、印片或细胞离心涂片。巴氏染色常用于肾小管上皮细胞，异常尿路上皮细胞、腺上皮细胞和鳞状上皮细胞的鉴别。Hansel染色用于检测嗜酸性粒细胞尿。

（2）参考区间：因各实验室所用尿标本量、离心力、尿沉渣液量、观察尿沉渣用量、尿沉渣计数板规格等均不尽相同，尿沉渣检查参考区间应由实验室通过必要的验证或评估来确定。

（3）注意事项：实验室应统一尿液有形成分形态的鉴别标准和报告方式。

（4）临床意义：①白细胞，增多表示泌尿系统有化脓性炎症。②红细胞，增多常见于肾小球肾炎、泌尿系结石、结核或恶性肿瘤。③透明管型，可偶见于正常人清晨浓缩尿中；透明管型在轻度或暂时性肾或循环功能改变时可增多。④颗粒管型，可见于肾实质性病变，如肾小球肾炎。⑤红细胞管型，常见于急性肾小球肾炎等。⑥白细胞管型，常见于急性肾盂肾炎等。⑦脂肪管型，可见于慢性肾炎肾病型及类脂性肾病。⑧宽形管型，可见于慢性肾衰竭，提示预后不良。⑨蜡样管型，提示肾脏有长期而严重病变，见于慢性肾小球肾炎晚期和肾淀粉样变。

② 1h尿沉渣计数

目前，12 h尿沉渣计数（Addis计数）因影响结果准确性的因素很多，故在临床上已很少应用。现常采用1 h尿沉渣计数。

（1）操作：①患者先排尿弃去，准确收集 3 h 尿液于清洁干燥容器内送检（如标本留取时间为晨 5:30 ~ 8:30）。②准确测量 3 h 尿量，充分混合。取混匀尿液 10 mL，置刻度离心管中，1500 r/min 离心 5 min，用吸管吸取上层尿液 9 mL，留下 1 mL，充分混匀。吸取混匀尿液 1 滴，注入血细胞计数板内。细胞计数 10 个大方格，管型计数 20 个大方格。

（2）计算：式中 1000 的单位为 μL，要换算成 mL 数；10 为尿液浓缩倍数。

$$1\,h\text{细胞数}=10\,\text{大格细胞总数}\times\frac{1000}{10}\times\frac{3\,h\text{尿总量毫升数}}{3}$$

$$1\,h\text{管型数}=\frac{20\,\text{大方格管型总数}}{2}\times\frac{1000}{10}\times\frac{3\,h\text{尿总量毫升数}}{3}$$

（3）参考区间：①红细胞男性 < 3 万 /h，女性 < 4 万 /h；②白细胞男性 < 7 万 /h，女性 < 14 万 /h；③管型 < 3400 个 /h。

（4）注意事项：①尿液应新鲜检查，pH 应在 6 以下，若为碱性尿，则血细胞和管型易溶解。②被检尿液比密最好在 1.026 以上，如小于 1.016 为低渗尿，细胞易破坏。③如尿中含多量磷酸盐时，应加入少量稀醋酸液，使其溶解；但切勿加酸过多，以免红细胞及管型溶解；含大量尿酸盐时，应加温使其溶解，以便观察。

（5）临床意义：①急性肾炎患者红细胞增加。②肾盂肾炎患者白细胞可明显增加。

❸ 尿液有形成分检查的推荐参考方法

2003 年，国际实验血液学学会（ISLH）提出了尿中有形成分计数的推荐参考方法，用于自动化尿液有形成分分析仪中红细胞、白细胞、透明管型和鳞状上皮细胞参考计数。

（1）试剂

①染色贮存液：2% 阿辛蓝溶液——阿辛蓝 1 mg 溶解于 50 mL 蒸馏水中。1.5% 派洛宁 B 溶液——派洛宁 B 0.75 mg 溶解于 50 mL 蒸馏水中。溶液用磁力搅拌器充分搅拌，混匀 2 ~ 4 h，在 20 ℃ 环境中过夜后过滤；并用分光光度计核查吸光度，阿辛蓝溶液的最大吸光度为 662 nm，派洛宁 B 溶液的最大吸光度为 553 nm。贮存液在 20 ℃ 下能保存 3 个月以上。②染色应用液：使用时，将 2 种贮存液按 1 : 1 比例混合。应用液在 20 ℃ 能保存 2 ~ 4 周。

（2）操作

①器材准备：使用前，先用流水，再用乙醇冲洗并干燥计数盘和盖玻片。将 Fuchs Rosenthal 计数盘放在显微镜载物台上，加盖玻片。Fuchs Rosenthal 计数池结构：分 16 大格；每大格体积为 1 mm（长）× 1 mm（宽）× 0.2 mm（高）= 0.2 μL；每块计数盘有 2 个计数池，总体积 = 2 × 16 × 0.2 μL = 6.4 μL。②尿标本染色：于试管中，将 1 份染色应用液和 9 份尿标本混匀，染色 5 min。③混匀混合液：将试管内染色尿标本颠倒混匀 20 ~ 40 次。④计数盘充液：用移液管吸取尿液，以 45° 角充入计数池中。充池量约 15 ~ 16 μL。充池后，静置 5 min。⑤显微镜计数：先用低倍镜（10 × 10 倍）扫描整个计数盘，保证颗粒分布均匀；然后，用高倍镜（10 × 40 倍）计数颗粒数量。大型颗粒（管型和鳞状上皮细胞）可在低倍镜下观察并计数。计数原则：和血细胞计数相同，颗粒计数符合泊松分布的特征，为达到颗粒计数统计学精度，必须计算足够容积中的颗粒数。通常，管型和鳞状上皮细胞至少计数 50 个，

使计数CV＜14%；白细胞和红细胞至少计数200个，使计数CV＜7%。为避免颗粒重复计数或漏计数，可采用"数左不数右，数上不数下"的规则。⑥结果报告：计数结果以"个/μL"报告。

（3）注意事项

①计数推荐方法：使用相差显微镜和活体染色技术。②尿标本：尿液有形成分检查参考方法采用不离心新鲜尿液标本。③器材：标本容器须使用塑料或硅化玻璃，避免颗粒黏附；容量为5～12 mL。使用塑料或硅化玻璃移液管，避免尿中颗粒黏附，容量误差应小于5%；盖玻片须适用于在相差显微镜下观察，边角应呈圆形，边缘光滑。不能使用薄盖玻片（＜0.4 mm）；盖玻片用25 mm（长）×22 mm（宽），允许误差为±1 mm。盖玻片置于计数盘上如能见衍射光环，则表示平整。④充池要求：速度不能太快；凡充池液太多，计数区域充池不全、有气泡或有碎片等异常，均必须重新充池。⑤计数时间：应于1 h内完成计数；计数时如发现计数池液体干涸，须清洗后重新充池。

（三）尿液有形成分检验的质量管理

❶ 室内质控

尿液有形成分分析仪红细胞、白细胞计数检验项目，可参照GB/T 20468-2006《临床实验室定量测定室内质量控制指南》进行室内质控。应至少使用正常和异常2个浓度水平的质控品，每个工作日至少检测1次，至少使用13 s、22 s失控规则；应制定程序对失控进行分析并采取相应的纠正措施，应检查失控对之前患者样品检测结果的影响。

❷ 复检要求

当自动化尿液分析（包括尿干化学分析和尿液有形成分分析）结果异常时，需要做手工法尿沉渣显微镜检查复核。当自动化尿液分析结果阴性时，结合临床实际可不做显微镜复检。

如使用自动化尿液有形成分分析仪筛检尿液有形成分时，实验室应做到：

（1）制定尿液有形成分分析的显微镜复检标准，以实验室自定义（结合临床医师要求；临床特定疾病，如泌尿道疾病、肾病、糖尿病、应用免疫抑制剂等；理学和化学检查结果异常等情况）和尿液有形成分分析仪固有提示的异常为依据制定复检标准。

（2）规定验证复检的标准和方法，假阴性率应小于5%。以显微镜检查结果作为真阳性和真阴性判断标准，各种仪器筛检结果与之比较，得出阳性符合率、阴性符合率、假阳性率和假阴性率数据。

（3）记录和保存显微镜复检结果。

❸ 镜检能力要求

镜检应能识别的尿液有形成分如下所述，能力考核时应采用至少50幅显微摄影照片（包括正常和异常尿液有形成分）或其他形式图像，要求能正确识别照片或图像中不少于80%的有形成分。

尿液主要有形成分的形态特征如下：

（1）上皮细胞

①鳞状上皮细胞：直径为 30 ~ 50 μm，扁平和圆形、多角形或卷曲呈管状；核圆形、居中，染色质中度致密；胞质大量、无色，伴角化颗粒。②肾小管上皮细胞：直径为 15 ~ 35 μm，多面体形或卵圆形；核圆形和偏位，染色质颗粒状；胞质含颗粒，无色。③移行上皮细胞：直径为 20 ~ 40 μm，多面体形或球形；核圆形或卵圆形，染色质细颗粒状；胞质无色、细颗粒状，可呈尾形。

（2）血细胞

①红细胞：正常红细胞直径为 7 ~ 8 μm，呈圆形、近卵圆形双凹圆盘形，高渗标本呈锯齿形，边缘和表面不规则，低渗标本呈球形"影"细胞；胞质淡橘黄色，可无色，染色后呈红色或紫色。异型红细胞直径为 7 ~ 8 μm，但长度不定，呈圆形或近卵圆形，泡状胞质；胞质淡橘黄色，可无色，染色后呈红色或紫色。②中性粒细胞：直径为 10 ~ 12 μm，呈圆形、卵圆形或阿米巴形；新鲜尿中核呈分叶状，陈旧尿中核模糊、呈卵圆形，染色质粗颗粒状聚集；新鲜尿中胞质颗粒状，陈旧尿中胞质无颗粒。③嗜酸性粒细胞：直径大于中性粒细胞，呈圆形、卵圆形；核呈分叶状，染色质粗颗粒状；胞质含粗颗粒，Wright 染色呈橘红色。④淋巴细胞：直径为 7 ~ 10 μm，呈圆形、卵圆形、核呈圆形、卵圆形或锯齿形，染色质致密；胞质透明。⑤单核细胞和巨噬细胞：直径为 12 ~ 14 μm，胞质含吞噬物质或多核者较大，呈圆形、卵圆形或不规则形；核呈分叶、锯齿折叠状，巨噬细胞可多核，染色质细颗粒状；胞质呈泡沫状、空泡、含吞噬物质。

（3）管型

①透明管型：长形、雪茄形，有时扭曲或卷曲形，圆形末端或一端锥形，边缘光滑；长度不定，宽度常等于肾小管宽度，约为 30 ~ 50 μm；外观透明无色，折光性低，含少量颗粒；成分主要是 Tamm-Horsfall 黏蛋白和白蛋白。②颗粒管型：长圆柱形，罕见折叠或弯曲，圆形末端，边缘光滑；长度不定，宽度常等于肾小管宽度，约为 25 ~ 50 μm；外观可含少量或大量球形颗粒散布在基质上，颗粒大小各异，可细可粗；是透明基质散布的各种大小颗粒。③红细胞管型：圆柱状、雪茄形，圆形末端；长度不定，但常不长，宽度不定，可较宽；基质部分或全部覆盖完整或破碎红细胞。④白细胞管型：形态和大小似红细胞管型，但基质部分或全部覆盖完整或破碎的白细胞和大量颗粒。⑤细胞管型：形态和大小似红细胞管型，但基质部分或全部覆盖完整或破碎的肾小管上皮细胞，并常在管型中见到白细胞。⑥蜡样管型：圆柱状、钝圆或方形末端；边缘有裂隙或锯齿；长度不定，但相对较短而粗硬，宽度不定，可较宽；是致密凝固蛋白质，是细胞凋亡的终末产物，牛油蜡样黄色基质，厚的胶样，高折光性。⑦宽管型：形态似蜡样管型，常较宽，直径是肾小管宽度的几倍，常超过 40 μm。⑧脂肪管型：圆柱状、雪茄形、钝圆末端；长度不定，但常不长，宽度不定，可较宽；基质部分或全部覆盖各种大小的球形颗粒，高折光性，内部结构不易辨认，管型上常见肾小管上皮细胞。

（4）微生物

①细菌：单个微生物常长 1 μm，可变；以 2 种形态为主，呈圆形或杆状；外观无色，

Wright染色呈深蓝色；成堆或成链状，也可单个。②寄生虫：可见蛲虫、阴道毛滴虫、埃及血吸虫卵等。④真菌：酵母菌长约5～7 μm，假菌丝长度可超过50 μm；酵母菌形态呈卵圆形，假菌丝形态较长伴分支状，末端有出芽；其外观无色和厚壁，显示出芽。

（5）结晶

①无定形尿酸盐结晶：细颗粒；pH＜5.8；双折光性；无色或红黄色、粉红色、棕红色和砖灰色。②无定形磷酸盐结晶：微小颗粒；pH＞6.3；无色。③草酸钙结晶：3～12 μm；卵圆形、双锥体形；pH＜5.4；强双折光性；无色，偶见胆汁染色。④胆固醇结晶：大，直角平板形，有一个或多个突起，呈层状；pH中性或酸性；中折光性；无色。⑤胱氨酸结晶：大小不定；六边形，常部分呈层状；pH＜5.5；无折光性；无色。⑥三联磷酸盐结晶：大小不定；呈六边形、星形、直角形；pH 6.2～7.0；中折光性；透明。⑦尿酸结晶：中等大小；长菱形，偶见六角形，也可呈星形、圆筒形、立方形、玫瑰花形；pH＜5.8；强折光性；多色，呈黄色、米黄色或棕黄色等。

（6）其他

①污染物：如纤维、淀粉颗粒、花粉和脂肪滴等。②黏液丝：大小不定；常呈长条形，可卷曲；外观纤细透明，波浪形，SM染色呈粉红色或蓝色。③精子：头长4～6 μm，尾长40～60 μm，可相互分离；头呈圆形或椭圆形，尾呈纤维丝状；胞质无色。

第三节　肝功能检验

肝脏是人体内最大的多功能实质性器官，它几乎参与体内一切物质的代谢，包括糖类、脂类、蛋白质、维生素、激素等物质代谢以及分泌、排泄和生物转化等，同时还参与机体血容量调节、体液平衡和免疫吞噬等过程。正常情况下，肝、胆在食物的消化吸收和物质代谢过程中相互影响共同发挥重要的生理作用，受到体内外各种致病因子侵犯时，其结构和功能将受到不同程度的损害而引起相应的功能异常和代谢紊乱。

肝功能检测项目包括：丙氨酸氨基转移酶、门冬氨酸氨基转移酶、碱性磷酸酶、γ-谷氨酰转肽酶、总胆红素、间接胆红素、总蛋白、白蛋白等。

一　肝功能检测项目

（一）丙氨酸氨基转移酶

肝脏中此酶含量最高，所以当肝脏受到损伤时，大量的酶释放入血液，血中该酶的含量升高。因此，血清丙氨酸氨基转移酶反映肝细胞的损伤，用于诊断肝脏疾病。

❶ 别名

谷氨酸氨基转移酶，即谷丙转氨酶。

2 英文缩写

ALT、GPT、SGPT。

3 参考值

ALT正常参考值为0～40 U/L。

4 影响因素

（1）溶血可导致ALT活力升高，严重黄疸及浑浊血清应稀释后再进行测定。

（2）多种药物如氯丙嗪、异烟肼、利福平、苯巴比妥、可待因、抗肿瘤药物、某些抗生素、吗啡等可使ALT活性升高。

（3）中药五味子可使ALT降低。

（4）正常新生儿ALT活性较成年人高出2倍左右，出生后3个月降至成人水平。

5 临床意义

谷丙转氨酶升高在临床是很常见的现象。肝脏是人体最大的解毒器官，该脏器是不是正常，对人体来说是非常重要的。ALT升高是肝脏功能出现问题的一个重要指标。在常见的因素里，各类肝炎都可以引起ALT升高，这是由于肝细胞受到破坏所造成的。一些药物如抗肿瘤药、抗结核药，都会引起肝脏功能损害。大量喝酒、食用某些食物也会引起肝功能短时间损害。ALT主要存在于肝细胞质内，其细胞内浓度高于血清中的1000～3000倍。只要有1%的肝细胞坏死，就可以使血清酶增高一倍。因此，ALT被世界卫生组织推荐为肝功能损害最敏感的检测指标。但它并不具器官专一性，许多疾病都可以引起它的增高。谷丙转氨酶明显升高见于急性病毒性肝炎，中度升高见于慢性肝炎、肝硬化活动期、肝癌、肝脓肿，心梗、心肌炎、心衰等也可轻度升高，因此，对ALT升高的评价应密切结合临床。部分ALT升高与脂肪肝、饮用酒精有关。

谷丙转氨酶，主要存在于肝脏、心脏和骨骼肌中。肝细胞或某些组织损伤或坏死，都会使血液中的谷丙转氨酶升高，临床上有很多疾病可引起谷丙转氨酶异常，必须加以鉴别：

（1）病毒性肝炎

这是引起谷丙转氨酶增高最常见的疾病，各类急、慢性病毒性肝炎均可导致转氨酶升高。

（2）中毒性肝炎

多种药物和化学制剂都能引起谷丙转氨酶升高，但停药后，转氨酶可恢复正常。大量或长期饮酒者谷丙转氨酶也会升高。

（3）肝硬化与肝癌

肝硬化活动时，谷丙转氨酶都高于正常水平，应该积极治疗。

（4）胆道疾病

如胆囊炎、胆石症急性发作时，常有发热、腹痛、恶心、呕吐、黄疸、血胆红素及转氨酶升高。

（5）心脏疾病

如急性心肌梗死、心肌炎、心力衰竭时，谷丙转氨酶和谷草转氨酶均升高，患者常有胸痛、心悸、气短、水肿，心脏检查有阳性体征及心电图异常。

（6）其他

某些感染性疾病，如肺炎、伤寒、结核病、传染性单核细胞增多症等，都有谷丙转氨酶升高的现象，但这些疾病各有典型的临床表现，并可借助实验室检查，明确诊断。此外，急性软组织损伤、剧烈运动，亦可出现一过性谷丙转氨酶升高。

（二）门冬氨酸氨基转移酶

该酶在心肌细胞中含量较高，肝脏次之。当心肌细胞受到损伤时，大量的酶释放入血，使血清含量增加，因此血清天门冬氨酸氨基转移酶一般用于心脏疾病的诊断。同时，该酶也用于肝脏疾病的诊断。

❶ 别名

谷草转氨酶。

❷ 英文缩写

AST、GOT、SGOT。

❸ 参考值

AST正常参考值为 $0 \sim 40$ U/L。

❹ 影响因素

（1）溶血可导致AST活性升高，应注意避免。

（2）很多药物如利福平、四环素、庆大霉素、红霉素、卡那霉素、氯霉素、环孢素、非那西丁、苯巴比妥、口服避孕药、磺胺类、呋喃类等，尤其是长期使用时，由于对肝细胞有损害，可引起AST增高。

（3）妊娠时，血清AST活性可升高。

（4）正常新生儿AST活性较成年人高出2倍左右，出生后3个月降至成人水平。

❺ 临床意义

（1）AST也是体内最重要的氨基转移酶之一，它主要存在于心肌、肝、骨骼肌、肾、胰腺、脾、肺、红细胞等组织细胞中，同时也存在于正常人血浆、胆汁、脑脊液及唾液中，但在无肾脏损害的尿液中，AST不能检出。

（2）心肌中AST含量最为丰富，因此其对心肌梗死的诊断具有一定意义，当发生急性心肌梗死（AMI）时血清AST活力一般上升至参考值上限 $4 \sim 5$ 倍，如果达参考值上限 $10 \sim 15$ 倍，往往有致死性的梗死发生。但由于AST在急性心肌梗死时升高迟于CK，恢复早于LDH，故其对急性心肌梗死的诊断价值越来越小。

（3）肝细胞也含有较多的AST，因此各种肝病时，AST随着ALT活性升高而上升，AST/ALT比值测定对肝病的诊断有一定意义。急性病毒性肝炎时，AST/ALT比值小于1；慢性肝炎、肝硬化时，比值常大于1；原发性肝癌时比值常大于3。故同时测定ALT、AST活性，并观察其在病程中的变化，对肝病的鉴别诊断和病情监测有重要意义。

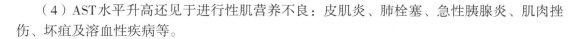

（4）AST水平升高还见于进行性肌营养不良：皮肌炎、肺栓塞、急性胰腺炎、肌肉挫伤、坏疽及溶血性疾病等。

（三）血清碱性磷酸酶

正常人血清中的碱性磷酸酶主要来自肝和骨骼，生长期儿童血清内的大多数碱性磷酸酶来自成骨细胞和生长中的软骨细胞，少量来自肝。碱性磷酸酶测定主要用于诊断肝胆和骨骼系统疾病，是反映肝外胆道梗阻、肝内占位性病变和佝偻病的重要指标。

①　英文缩写

ALP、AKP。

②　参考值

成人正常参考值：27～107 U/L。

③　影响因素

（1）不同年龄及性别者，其血清ALP活性差异较大。

（2）进食高脂餐或高糖饮食后，血清ALP活力升高；高蛋白饮食则血清ALP活力下降。

（3）剧烈运动后，血清ALP略有上升。

（4）妊娠时，胎盘产生ALP，可致血清活力明显升高。妊娠9个月时血清ALP可达正常水平的2～3倍。

（5）血清和肝素抗凝血浆均可使用，其余抗凝剂可抑制ALP活性，应避免使用。

④　临床意义

（1）生理性增高

儿童在生理性的骨骼发育期，碱性磷酸酶活力可比正常人高1～2倍。

（2）病理性增高

①骨骼疾病如佝偻病、软骨病、骨恶性肿瘤、恶性肿瘤骨转移等。

②肝胆疾病如肝外胆道阻塞、肝癌、肝硬化、毛细胆管性肝炎等。

③其他疾病如甲状旁腺机能亢进。

（3）病理性降低

①常见于重症型慢性肾炎，甲状腺功能不全。

②营养不良、呆小症。

③维生素C缺乏症、乳糜泻、恶病质、贫血。

④遗传性低磷酸酶血症。

碱性磷酸酶出现低值的现象虽少见，但由于碱性磷酸酶偏低，主要由病理性方面的因素引起。因此，碱性磷酸酶偏低时需提醒患者切忌轻视此症状的发生。

（四）γ-谷氨酰转移酶

γ-谷氨酰转移酶广泛分布于人体组织中，肾内最多，其次为胰和肝，胚胎期则以肝内最多。γ-谷氨酰转移酶在肝内主要分布于肝细胞质和肝内胆管上皮中，正常人血清中γ-谷氨酰转移酶主要来自肝脏。

❶ 别名

γ-谷氨酰转肽酶、谷氨酸转肽酶。

❷ 英文缩写

γ-GT、GGT。

❸ 参考值

γ-GT正常参考值为不超过40 U/L。

❹ 影响因素

（1）嗜酒或长期接受某些药物如苯巴比妥、苯妥英钠、安替比林者，血清 γ-GT活性常升高。

（2）口服避孕药会使 γ-GT测定结果增高。

❺ 临床意义

（1） γ-GT分布于肾、肝、胰等实质性脏器，肝脏中 γ-GT主要局限于毛细胆管和肝细胞的微粒体中，可用于对占位性肝病、肝实质损伤（慢性肝炎和肝硬化）的诊断及观察酒精肝损害的过程。

（2） γ-GT轻度和中度增高者主要见于病毒性肝炎、肝硬化、胰腺炎等。

（3） γ-GT明显增高者见于原发或继发性肝癌、肝阻塞性黄疸、胆汁性肝硬化、胆管炎、胰头癌、肝外胆道癌等；特别在诊断恶性肿瘤患者有无肝转移和肝癌术后有无复发时，阳性率可高达90%。

（4） γ-GT作为肝癌标志物的特异性不高，急性肝炎、慢性肝炎活动期及阻塞性黄疸、胆道感染、胆石症、急性胰腺炎时都可以升高。

（五）总胆红素

血清中的胆红素大部分由衰老红细胞被破坏后产生出来的血红蛋白衍化而成，在肝内经过葡萄糖醛酸化的叫做直接胆红素，未在肝内经过葡萄糖醛酸化的叫做间接胆红素，二者之和就是总胆红素。临床上，总胆红素主要用于诊断肝脏疾病和胆道梗阻，当血清总胆红素有很大增高时，人的皮肤、眼睛巩膜、尿液和血清呈现黄色，这种症状称黄疸。

❶ 英文缩写

TBiL。

❷ 参考值

TBiL正常参考值为5.1～25.7 µmol/L。

❸ 影响因素

（1）溶血及阳光直射对总胆红素测定有干扰，因此标本要防止溶血，避免阳光直接照射标本，且要及时送检。

（2）脂血及脂溶色素对总胆红素测定有干扰。

（3）影响胆红素测定的药物主要有乙苯肼、右旋糖酐、新霉素、利福平、氨茶碱、维生素C、甲基多巴、吗啡、苯巴比妥、卡那霉素、地西泮、非那西丁、丙米嗪、奎宁等。

4 临床意义

（1）生理性升高

总胆红素生理性升高见于新生儿黄疸。一般来说，婴儿刚出生时会出现生理性黄疸，一般在出生2～3 d出现，4～6 d达到高峰，7～10 d开始消退。如果黄疸从婴儿出生24 h内就有，并且3周都没消退，或是退后又复发，则很有可能是病理性黄疸。

（2）病理性升高

总胆红素小于34 μmol/L的黄疸，视诊不易察觉出，称为隐性黄疸；34～170 μmol/L为轻度黄疸；170～340 μmol/L为中度黄疸；超过340 μmol/L为高度黄疸。完全阻塞性黄疸者总胆红素为340～510 μmol/L；不完全阻塞者为170～265 μmol/L；肝细胞性黄疸者为17～200 μmol/L；溶血性黄疸者不足85 μmol/L。总胆红素病理性升高的肝脏疾患有急性黄疸型肝炎、急性肝坏死、慢性活动性肝炎、肝硬化等；肝外的疾病有溶血性黄疸、血型不合的输血反应、新生儿黄疸、胆石症等。

（3）总胆红素偏低

总胆红素偏低常见于癌症或由慢性肾炎引起的贫血和再生障碍性贫血。厌食的人如果缺锌，也会引起总胆红素偏低。

（六）直接胆红素

直接胆红素又称结合胆红素。未结合胆红素在肝细胞内转化，与葡萄糖醛酸结合形成结合胆红素，结合胆红素用凡登伯定性试验呈直接反应，故将这种胆红素称为直接胆红素。测定直接胆红素主要用于鉴别黄疸的类型。血清结合胆红素的升高，说明经肝细胞处理和处理后胆红素从胆道的排泄发生障碍。

1 别名

结合胆红素。

2 英文缩写

DBiL。

3 参考值

直接胆红素的参考值为0～7.0 μmol/L。

4 影响因素

（1）溶血及阳光直射对直接胆红素的测定有干扰，因此标本要防止溶血，避免阳光直接照射标本，且要及时送检。

（2）脂血及脂溶色素对直接胆红素测定有干扰。

（3）影响胆红素测定的药物主要有乙苯肼、右旋糖酐、新霉素、利福平、氨茶碱、维生素C、甲基多巴、吗啡、苯巴比妥、卡那霉素、地西泮、非那西丁、丙米嗪、奎宁等。

⑤ 临床意义

（1）生理性升高

直接胆红素生理性升高见于服用雌激素、口服避孕药和妊娠、月经等。

（2）生理性降低

用肾上腺皮质激素会导致直接胆红素生理性降低。

（3）病理性升高

①肝胆疾病：直接胆红素增高，属阻塞性黄疸、肝细胞性黄疸。以直接胆红素升高为主常见于原发性胆汁型肝硬化、胆道梗阻等。肝炎与肝硬化患者的直接胆红素都可能升高。胆红素总量增高、直接胆红素增高时，可疑为肝内及肝外阻塞性黄疸、胰头癌、毛细胆管型肝炎及其他胆汁淤滞综合征等。

②其他疾病：黄热病、Weil钩端螺旋体病、子痫、X线深部照射、乳糜泻、肾功能不全等。

（七）间接性胆红素

间接胆红素主要是由红细胞破坏而来，未在肝内经过葡萄糖醛酸化的叫做间接胆红素。一般情况下间接胆红素偏高往往预示着肝脏的病变。

① 别名

未结合胆红素。

② 英文缩写

IBiL。

③ 参考值

间接胆红素正常参考值为0.00～15.00 μmol/L。

④ 影响因素

（1）溶血及阳光直射对间接胆红素测定有干扰，因此标本要防止溶血，避免阳光直接照射标本，且要及时送检。

（2）脂血及脂溶色素对间接胆红素测定有干扰。

（3）影响胆红素测定的药物主要有乙苯肼、右旋糖酐、新霉素、利福平、氨茶碱、维生素C、甲基多巴、吗啡、苯巴比妥、卡那霉素、地西泮、非那西丁、丙米嗪、奎宁等。

⑤ 临床意义

（1）肝脏疾患

一些恶性疾病也会导致血中的间接胆红素偏高，如急性黄疸型肝炎、急性肝坏死、慢性活动性肝炎、肝硬化等。

（2）溶血性贫血

人体内红细胞大量破坏，释放出间接胆红素，当血中间接胆红素过多时，超过了肝脏的转化能力，使间接胆红素在血中滞留，从而引起血中间接胆红素偏高，这种情况也被称为溶血性黄疸，患者通常会有皮肤发黄、巩膜发黄、尿色发黄症状。

（3）血型不合输血

当输入血型不合的血液，会导致溶血，使体内红细胞大量破坏，从而导致血液中的间接胆红素偏高。

（4）肝细胞性黄疸

当肝细胞发生病变时，或因胆红素不能正常地转化成胆汁，或因肝细胞肿胀，使肝内的胆管受压，排泄胆汁受阻，血中的胆红素会升高。

（5）新生儿黄疸

当新生儿出生以后48～72 h出现黄疸（并不按照面部、顶部、躯干、四肢的顺序出现黄疸），精神不好，且2周内没有消退，这主要是因为母子血型或者新生儿先天性胆道畸形等引起的，这种情况也会导致血液中的间接胆红素偏高。

（八）血清总蛋白

血清总蛋白主要反映肝脏合成功能和肾病造成的蛋白丢失的情况。

1　英文缩写

STP。

2　参考值

血清总蛋白的正常参考值为60～80 g/L（6.0～8.0 mg/dL）。

3　影响因素

（1）酚酞、磺溴肽钠在碱性溶液中呈色，会影响双缩脲的测定结果。

（2）静脉注射氨基酸和使用促蛋白合成剂时，STP测定结果偏高。

（3）右旋糖酐可使测定管混浊，影响测定结果。虽然以上干扰可通过标本空白管来消除，但空白管吸光度过高，将影响测定的准确度。

（4）高胆红素血症及溶血标本，应做"标本空白管"。

（5）使用止血带时间过长，导致静脉淤血及直立数小时后测定STP可增高。

（6）含脂类较多的血清，呈色后浑浊不清，可用乙醚3 mL抽提后再进行比色。

（7）样品中STP浓度超过100 g/L，可用生理盐水稀释样品，再重新测定，结果应乘以稀释倍数。

4　临床意义

（1）生理性升高

血清总蛋白生理性升高见于剧烈运动后。

（2）生理性降低

血清总蛋白生理性降低见于妊娠。

（3）病理性升高

①血清中水分减少，使总蛋白浓度相对增高，常见于急性失水引起血液浓缩（如呕吐、腹泻等）；休克时，毛细血管通透性发生变化，血浆浓缩；慢性肾上腺皮质机能减退的患者，由于钠的丢失继发水分丢失，血浆也发生浓缩。

②血清蛋白质合成增加（主要是球蛋白的增加），总蛋白可超过100g/L，多见于多发性骨髓瘤患者。

（4）病理性降低

①血浆中水分增加，血浆被稀释，会导致血清总蛋白病理性降低。这种情况常见于各种原因引起的水钠潴留或输注过多的低渗溶液。

②营养不良或长期消耗性疾病，如严重结核病和恶性肿瘤等也会导致血清总蛋白病理性降低。

③合成障碍：主要是肝脏功能严重损害时，蛋白质的合成减少，以白蛋白的下降最为显著。

④蛋白质丢失：大出血时大量血液丢失；肾病时尿液中长期丢失蛋白质；严重烧伤时，大量血浆渗出等。

⑤ 采血要求及注意事项

空腹12 h取静脉血。

（九）白蛋白

白蛋白是肝脏合成的，因此血清白蛋白浓度可以反映肝脏的功能，同时血清白蛋白水平的改变能导致一系列的病理性继发症。

因此，测定血清白蛋白常用于患者状态的非特异监视。

❶ 别名

清蛋白

❷ 英文缩写

ALB。

❸ 参考值

［溴甲酚绿（BCG）法］血清白蛋白的正常参考值为35～55 g/L（3.5～5.5 mg/dL）。

❹ 影响因素

（1）测定血清白蛋白时，对于脂血、溶血及严重黄疸标本应作标本空白处理，以消除干扰。

（2）BCG不但与白蛋白产生呈色反应，还可与血清中多种蛋白成分发生呈色反应，其中以 α_1 球蛋白、转铁蛋白、触珠蛋白等最为显著，但其反应速度较白蛋白慢，因此测定时，在30 s读取吸光度计算结果，可明显减少非特异性结合反应。

（3）青霉素、水杨酸类药物可与BCG竞争白蛋白的结合，对测定结果有影响。

❺ 临床意义

（1）血清ALB增高

血清ALB增高常见于严重失水，如严重呕吐、腹泻、高热等，血浆浓缩所致。迄今为止，临床尚未发现白蛋白绝对量增高的疾病

（2）病理性降低

①蛋白质丢失，常见于大量出血或严重烧伤和肾脏疾病。

②合成障碍，肝脏功能异常。

（3）营养不良或吸收不良。

6 采血要求及注意事项

空腹12 h取静脉血。

（十）白蛋白和球蛋白比值

正常人血清白蛋白浓度大于球蛋白，二者倒置时提示可能为肝肾疾病、某些自身免疫疾病和M蛋白血症。

1 别名

白球比。

2 英文缩写

A/G。

3 参考值

A/G正常参考值为1.5～2.5。

4 影响因素

影响血清总蛋白和白蛋白测定的各种因素均可影响A/G比值。

5 临床意义

A/G病理性降低常见于以下疾病：

（1）肝脏疾病

肝硬变和急性肝坏死时A/G明显降低；传染性肝炎、慢性肝炎和肝损伤时A/G轻度或中度降低。

（2）肾脏疾病

肾病综合征A/G明显降低，急性和慢性肾炎A/G轻度或中度降低。

（3）自身免疫病

如类风湿性关节炎、系统性红斑狼疮、硬皮病、干燥综合征等可能导致A/G降低。

（4）M蛋白血症

多发性骨髓瘤中A/G有明显降低现象。

6 采血要求及注意事项

空腹12 h取静脉血。

（十一）血清蛋白电泳

血清蛋白电泳即用电泳方法测定血清中各类蛋白占总蛋白的百分比。这对于肝、肾疾病和多发性骨髓瘤的诊断有意义。

1 别名

蛋白电泳。

2 英文缩写

SPE。

3 参考值

白蛋白：54%～65%；α$_1$球蛋白：1.4%～3.3%；α$_2$球蛋白：7.3%～12.0%；β球蛋白：8.2%～13.8%；γ球蛋白：10.5%～23.5%。

4 影响因素

（1）标本应避免溶血，溶血对血清蛋白电泳结果有干扰。

（2）点样不均匀、点样过多、电泳所用薄膜未完全湿透、薄膜放置不正确均可导致电泳图谱不佳，影响测定结果分析。

5 临床意义

（1）骨髓瘤

血清蛋白电泳呈现特异的电泳图形，大多在γ球蛋白区（个别在β球蛋白区）出现一个尖峰，称为M蛋白。

（2）肾脏疾病

①肾病综合征：有特异的电泳图形，α球蛋白明显增加，β球蛋白轻度增高，白蛋白降低，γ球蛋白可能下降。

②肾炎：急性肾炎时α$_2$球蛋白可增高，有时合并γ球蛋白轻度增高；慢性肾炎时常可见到γ球蛋白中度增高。

（3）肝脏疾病

①肝硬变：有典型的蛋白电泳图形，γ球蛋白明显增加，γ和β球蛋白连成一片不易分开，同时白蛋白降低。

②急性肝坏死：白蛋白明显下降，球蛋白显著升高。

③传染性肝炎：血清白蛋白轻度下降，α$_2$球蛋白增高并伴有γ球蛋白增高。

（4）炎症、感染

在急性感染的发病初期，可见α1或α2球蛋白增加；在慢性炎症或感染后期，可见γ球蛋白增加。

（5）低γ球蛋白血症或无γ球蛋白血症

血清γ球蛋白极度下降或缺乏。

6 采血要求及注意事项

空腹12 h取静脉血。

（十二）血清总胆汁酸

胆汁酸是人胆汁中的主要成分，是胆固醇经肝组织代谢的最终产物。测定血清总胆汁酸主要用于肝脏疾病的诊断，是最敏感的肝功能试验之一。

❶ 别名

总胆汁酸。

❷ 英文缩写

TBA、TCA。

❸ 参考值

血清总胆汁酸的正常参考值为0.3～8.3 μmol/L（0.012～0.339 mg/dL）。

❹ 影响因素

（1）血清中胆汁酸测定时，标本的采集和保存一般应用空腹血清，根据实验需要时，也可用餐后2 h血清。

（2）无菌血清在室温中可稳定1周。

（3）血红蛋白对实验有一定程度干扰，标本应避免溶血。

❺ 临床意义

（1）胆汁酸是胆汁中存在的一类二十四碳胆烷酸的羟基衍生物，属内源性有机阴离子。人类胆汁中存在的胆汁酸主要有胆酸（CA）、鹅脱氧胆酸（CDCA）、脱氧胆酸（DCA）和少量石胆酸（LCA）等。胆汁酸的合成、分泌、重吸收及加工转化等均与肝、胆、肠等密切相关。因此，肝、胆或肠疾病必然影响胆汁酸代谢，而胆汁酸代谢的异常又必然影响到上述脏器的功能以及胆固醇代谢的平衡。因此，血清胆汁酸测定可作为一项灵敏的肝清除功能试验。在各种肝内、外胆管梗阻致胆汁淤积时，由于胆汁反流和门脉分流，患者可表现有血清总胆汁酸浓度升高，其值高于餐后的血清水平，CA/CDCA比值增高。在肝实质细胞病变（如肝炎、肝硬化）时，因肝细胞功能障碍及肝细胞数量减少，致使CA的合成显著减少，CA/CDCA比值下降，甚至倒置。

（2）总胆汁酸（TBA）测定是一种敏感的肝功能试验，肝细胞仅有轻微坏死时即可升高，其变化早于ALT和胆红素，甚至可早于肝组织学活检所见。TBA升高主要见于急慢性肝炎、肝硬化、阻塞性黄疸、原发性肝癌、急性肝内胆汁淤积、原发性胆汁性肝硬化和肝外梗阻性黄疸等。

（3）餐后2 h TBA测定可较空腹时更敏感，用餐后胆囊收缩，大量胆汁排入肠中，再经肝肠循环回到肝脏，肝细胞轻度损害时，胆汁酸清除率即可下降，餐后2 h血中胆汁酸仍维持高水平，从而可观察肝细胞微小变化，对早期肝病的诊断极有价值。

❻ 采血要求及注意事项

空腹12 h取静脉血。

（十三）血清胆碱酯酶

血清胆碱酯酶是肝合成蛋白质功能的指标，临床上主要用于估计肝脏疾病的严重程度和阿米巴肝病的诊断。

1 英文缩写

CHE。

2 参考值

胆碱酯酶的正常参考值为30～80 U/L。

3 影响因素

（1）标本避免溶血，溶血对测定有干扰。

（2）使用血清或肝素化的血浆较好。

（3）新生儿CHE活性约为健康成人50%，以后随年龄增长而升高。

4 临床意义

（1）胆碱酯酶是一类催化酰基胆碱水解的酶类，又称酰基胆碱水解酶。人体内主要有两种：乙酰胆碱酯酶（ACHE），又称真性胆碱酯酶或胆碱酯酶Ⅰ；丁酰胆碱酯酶（BuCHE），又称假性胆碱酯酶或拟胆碱酯酶（PCHE）或胆碱酯酶E。临床常规检查的胆碱酯酶（SCHE）即指后者，通常简称为CHE。

（2）有机磷和氨基甲酸酯类杀虫剂中毒时，血清CHE活性明显降低，并与临床症状一致。

（3）由于CHE在肝脏合成后立即释放到血浆中，故它是评价肝细胞合成功能的灵敏指标。在各种慢性肝病，如肝炎（包括病毒性肝炎、阿米巴肝炎）、肝脏肿和肝硬化患者中，约有50%患者CHE活性降低。各种肝病中，患者病情越差，血清CHE活性越低，持续降低无回升迹象者多预后不良。肝、胆疾病时血清ALT、GGT均升高，往往难以鉴别，如增加血清CHE测定，可发现CHE降低者均为肝脏疾患，而正常者多为胆管疾患。

（4）CHE降低还可见于遗传性血清CHE异常症、饥饿、感染及贫血等。

（5）CHE增高主要见于甲状腺功能亢进、糖尿病、肾病综合征及脂肪肝、肥胖、神经系统疾病、高血压、支气管哮喘等。脂肪肝CHE升高有助于与慢性肝炎相鉴别。

5 采血要求及注意事项

空腹12 h取静脉血。

二、 解读肝功能化验单

临床上检查肝功能的目的在于探测肝脏有无疾病、肝脏损害程度以及查明肝病原因、判断预后和鉴别发生黄疸的病因等。目前，能够在临床上开展的肝功能试验种类繁多，不下几十种，但是每一种试验只能探查肝脏的某一方面的某一种功能，到现在为止仍然没有一种试验能反映肝脏的全部功能。因此，为了获得比较客观的结论，应当选择多种试验组合，必要时要多次复查。同时，在对肝功能试验的结果进行评价时，必须结合临床症状全面考虑，避免片面性及主观性。

由于每家医院的实验室条件、操作人员、检测方法不同，不同医院提供的肝功能检验正常值参考范围一般也不相同。在这里，我们不再罗列每个项目的正常值参考范围，只就每个项目的中文名称、英文代码及有何主要临床意义做介绍。

（一）反映肝细胞损伤的项目

该项目以血清酶检测常用，包括丙氨酸氨基转移酶（俗称谷丙转氨酶，ALT）、门冬氨酸氨基转移酶（俗称谷草转氨酶，AST）、碱性磷酸酶（ALP）、γ-谷氨酰转移酶（γ-GT或GGT）等。在各种酶试验中，ALT和AST能敏感地反映肝细胞损伤与否及损伤程度。各种急性病毒性肝炎、药物或酒精引起急性肝细胞损伤时，血清ALT最敏感，在临床症状如黄疸出现之前ALT就急剧升高，同时AST也升高，但是AST升高程度不如ALT；而在慢性肝炎和肝硬化时，AST升高程度超过ALT，因此AST主要反映的是肝脏损伤程度。

在重症肝炎时，由于大量肝细胞坏死，血中ALT逐渐下降，而此时胆红素却进行性升高，即出现"胆酶分离"现象，这常常是肝坏死的前兆。在急性肝炎恢复期，如果出现ALT正常而γ-GT持续升高，常常提示肝炎慢性化。患慢性肝炎时，如果γ-GT持续超过正常参考值，提示慢性肝炎处于活动期。

（二）反映肝脏分泌和排泄功能的项目

该项目包括总胆红素（TBil）、直接胆红素（DBil）、总胆汁酸（TBA）等的测定。当患有病毒性肝炎、药物或酒精引起的中毒性肝炎、溶血性黄疸、恶性贫血、阵发性血红蛋白尿症及新生儿黄疸、内出血等时，都可以出现总胆红素升高。直接胆红素是指经过肝脏处理后，总胆红素中与葡萄糖醛酸基结合的部分。直接胆红素升高说明肝细胞处理胆红素后的排出发生障碍，即发生胆道梗阻。如果同时测定TBil和DBil，可以鉴别诊断溶血性、肝细胞性和梗阻性黄疸。溶血性黄疸：一般TBil小于85 μmol/L，直接胆红素/总胆红素比值小于20%；肝细胞性黄疸，一般TBil小于200 μmol/L，直接胆红素/总胆红素比值大于35%；阻塞性黄疸，一般TBil大于340 μmol/L，直接胆红素/总胆红素比值大于60%。

另外，γ-GT、ALP也是反映胆汁淤积的很敏感的酶类，它们的升高主要提示可能出现了胆道阻塞方面的疾病。

（三）反映肝脏合成贮备功能的项目

该项目包括前白蛋白（PA）、白蛋白（ALb）、胆碱酯酶（CHE）和凝血酶原时间（PT）等。它们是通过检测肝脏合成功能来反映其贮备能力的常规试验。前白蛋白、白蛋白下降提示肝脏合成蛋白质的能力减弱。当患各种肝病时，病情越重，血清胆碱酯酶活性越低。如果胆碱酯酶活性持续降低且无回升迹象，多提示预后不良。肝胆疾病时ALT和γ-GT均升高，如果同时CHE降低者为肝脏疾患，而正常者多为胆道疾病。另外，CHE增高可见于甲状腺功能亢进、糖尿病、肾病综合征及脂肪肝。凝血酶原时间（PT）延长提示肝脏合成各种凝血因子的能力降低。

（四）反映肝脏纤维化和肝硬化的项目

该项目包括白蛋白（ALb）、总胆红素（TBil）、单胺氧化酶（MAO）、血清蛋白电泳

（SPE）等。当患者患有肝脏纤维化或肝硬化时，会出现血清白蛋白和总胆红素降低，同时伴有单胺氧化酶升高。血清蛋白电泳中 γ 球蛋白增高的程度可评价慢性肝病的演变和预后，不能清除血循环中内源性或肠源性抗原物质。此外，最近几年在临床上应用较多的是透明质酸（HA）、层黏蛋白（LN）、Ⅲ型前胶原肽和Ⅳ型胶原。测定它们的血清含量，可反映肝脏内皮细胞、贮脂细胞和成纤维细胞的变化，其血清水平升高常提示患者可能存在肝纤维化和肝硬化。

（五）反映肝脏肿瘤的血清标志物

目前可以用于诊断原发性肝癌的生化检验指标只有甲胎蛋白（AFP）。甲胎蛋白最初用于肝癌的早期诊断，它在肝癌患者出现症状之前8个月就已经升高，此时大多数肝癌患者仍无明显症状。这些患者经过手术治疗后，预后得到明显改善。现在甲胎蛋白还广泛地用于肝癌手术疗效的监测、术后的随访以及高危人群的随访。不过，正常怀孕的妇女、少数肝炎和肝硬化、生殖腺恶性肿瘤等情况下甲胎蛋白也会升高，但升高的幅度不如原发性肝癌那样高。另外，有些肝癌患者甲胎蛋白值可以正常，故应同时进行影像学检查，如B超、CT、MRI和肝血管造影等，以此增加诊断的可靠性。

值得提出的是 α–L–岩藻糖苷酶（AFU），血清AFU测定对原发性肝癌诊断的阳性率在64%~84%，特异性在90%左右。AFU以其对检出小肝癌的高敏感性，对预报肝硬变并发肝癌的高特异性，和与AFP测定的良好互补性，而越来越被公认为是肝癌诊断、随访和肝硬变监护的不可或缺的手段。另外，血清AFU活性测定在某些转移性肝癌、肺癌、乳腺癌、卵巢或子宫癌之间有一些重叠，甚至在某些非肿瘤性疾患如肝硬化、慢性肝炎和消化道出血等也有轻度升高，因此要注意鉴别。

另外，在患有肝脏肿瘤时 γ–GT、ALP、血清亮氨酸氨基转肽酶（LAP）、5′–NT等也常常出现升高。肝功能是多方面的，同时也是非常复杂的。由于肝脏代偿能力很强，加上目前尚无特异性强、敏感度高、包括范围广的肝功能检测方法，因而即使肝功能正常也不能排除肝脏病变。特别是在肝脏损害早期，许多患者肝功能试验结果正常，只有当肝脏损害达到一定的程度时，才会出现肝功能试验结果异常。同时，肝功能试验结果也会受实验技术、实验条件、试剂质量以及操作人员等多种因素影响，因此肝功能试验结果应当由临床医生结合临床症状等因素进行综合分析，然后再确定是否存在疾病，是否需要进行治疗和监测。

第四节　肾功能检验

肾功能检测项目，化验检查主要包括：①血清代谢物质（血清尿素氮、肌酐、尿酸等）；②血清微量蛋白（血清 β_2 微量球蛋白、血清胱抑素C、血清转铁蛋白等）和尿N–乙酰–β–氨基葡萄糖苷酶（NAG）以及尿微量蛋白（尿液 β_2–微球蛋白、尿微量白蛋白、尿微量转铁蛋白、24 h尿蛋白定量等）。

一、肾功能化验检测项目

（一）血清尿素氮

血清尿素氮是肾功能的重要指标，血清尿素氮升高意味着肾脏功能的损害。

❶ 英文缩写

BUN。

❷ 参考值

血清尿素氮的正常参考值为1.07～7.14 mmol/L（3～20 mg/dL）。

❸ 影响因素

（1）标本避免溶血，溶血对测定有干扰。

（2）血氨升高可使BUN测定结果偏高。

（3）标本最好使用血清，用铵盐抗凝剂可使测定结果偏高。

（4）测定过程中，各种器材及蒸馏水应无氨污染，否则对测定结果有干扰。

❹ 临床意义

（1）生理性升高

血清尿氮素生理性升高见于高蛋白饮食。

（2）生理性降低

血清尿氮素生理性降低见于妊娠。

（3）病理性升高

影响血清尿氮素病理性升高的原因有：

①肾前因素；由于剧烈呕吐、幽门梗阻、肠梗阻和长期腹泻引起的失水过多，造成血尿素潴留。

②肾性因素：急性肾小球肾炎、肾病晚期、肾功能衰竭、慢性肾盂肾炎及中毒性肾炎。

③肾后因素：前列腺肿大、尿路结石、尿道狭窄、膀胱肿瘤等。

（4）病理性降低

血清尿素氮病理性降低见于严重肝病，如肝炎合并广泛肝坏死。

❺ 采血要求及注意事项

空腹12 h取静脉血，取血前禁止食用高蛋白食物。

（二）血清肌酐

血清肌酐是肾脏功能的重要指标，血清肌酐升高意味着肾功能的损害。

❶ 英文缩写

Cr。

❷ 参考值

血清肌酐的正常参考值为53.0～133μmol/L（0.6～1.5 mg/dL）。

③ 影响因素

（1）温度升高时，可使碱性苦味酸溶液显色增深，但标准与测定的增深程度不一致，因此测定需在室温进行。

（2）特异性不高，可受维生素C、丙酮酸、胆红素等假肌酐影响。

（3）轻微溶血标本对测定肌酐无影响，但可使肌酸结果偏高。

④ 临床意义

（1）病理性升高

血清肌酐病理性升高见于：

①肾肌酐排出量减少：肾功能衰竭、尿毒症、重度充血性心力衰竭。

②体内肌酐生成过多：巨人症、肢端肥大症。

（2）病理性降低

血清肌酐病理性降低见于肌肉萎缩。

⑤ 采血要求及注意事项

空腹12 h取静脉血。

（三）血清尿酸

尿酸是食物中的核酸和体内核蛋白、核酸中嘌呤代谢终产物，主要由肾脏排出。血清尿酸测定是诊断肾重度受损的敏感指标。

① 英文缩写

UA。

② 参考值

尿酸的正常参考值为238~476 μmol/L（4~8 mg/dL）。

③ 影响因素

（1）标本避免溶血，及时分离血清，否则对尿酸测定有干扰。

（2）标本中维生素C浓度过高，可使测定结果偏低。

④ 临床意义

（1）病理性升高

尿酸病理性升高见于：

①痛风：是核蛋白及嘌呤代谢异常所致，发作时尿酸浓度可达900 μmol/L。

②子痫。

③排泄障碍：肾病（急慢性肾炎、肾结核等），尿道阻塞。

④核酸分解代谢过盛：慢性白血病、多发性骨髓瘤、真性红细胞增多症。

⑤其他：肠梗阻、重症肝病、氯仿、四氯化碳、铅中毒等。

（2）病理性降低

尿酸病理性降低见于恶性贫血复发、乳糜泻时，以及一些药物（肾上腺皮质激素、ACTH、阿司匹林）治疗后。

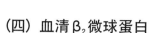

（四）血清 β₂ 微球蛋白

血清 β₂ 微球蛋白临床上主要用于监测近端肾小管的功能。

1 英文缩写

β_2-MG。

2 参考值

正常参考值：血 β_2-MG < 3mg/L。

3 影响因素

（1）送检标本应新鲜，避免溶血，否则对测定有干扰。

（2）β_2-MG 在正常 60 岁以上老年人中有随年龄增长而增高的趋势。

4 临床意义

β_2-MG 病理性升高见于：

（1）肾脏疾病

尿毒症、肾炎、糖尿病肾病和肾移植受者初期（肾移植排异反应）。

（2）恶性肿瘤

骨髓瘤、非霍奇金淋巴瘤、慢性淋巴细胞白血病等。

（3）其他

如肝硬变、冠心病、甲状腺疾病和慢性炎症等。

（五）血清胱抑素C

胱抑素C是一种半胱氨酸蛋白酶抑制剂，也被称为 γ-微量蛋白及 γ-后球蛋白，广泛存在于各种组织的有核细胞和体液中，它是一种低分子量、碱性非糖化蛋白质，分子量为 13.3KD，由 122 个氨基酸残基组成，可由机体所有有核细胞产生，产生率恒定。循环中的胱抑素C仅经肾小球滤过而被清除，并在近曲小管重吸收，但重吸收后被完全代谢分解，不返回血液。因此，它在血中的浓度由肾小球滤过决定，而不依赖任何外来因素，如性别、年龄、饮食的影响。胱抑素C是一种反映肾小球滤过率变化的理想同源性标志物。

1 英文缩写

Cys C。

2 参考值

血 Cys C 的正常参考值为 0.51 ~ 1.09 mg/L。

3 临床意义

（1）当肾功能受损时，Cys C 在血液中的浓度随肾小球滤过率变化而变化，肾衰时，肾小球滤过率下降，Cys C 在血液中浓度可增加 10 多倍；若肾小球滤过率正常，而肾小管功能失常时，会阻碍 Cys C 在肾小管的重吸收并迅速分解，使尿中的浓度增加 100 多倍。

（2）糖尿病肾损害是糖尿病严重的慢性微血管并发症，也是糖尿病患者的主要死因之一，有超过30%的患者发展为肾衰竭及需要肾透析。相关专家认为，与其他指标相比，Cys C检出糖尿病肾病的灵敏度为40%，特异性为100%，因此有必要在诊断糖尿病而无证据有肾病患者中定期检测Cys C浓度变化以观察其与糖尿病微血管病变的关系。

（3）急慢性排斥反应或免疫抑制剂治疗的不良反应是肾移植手术后的最大危害，较早检出肾功能的损伤程度，有利于及时采取干预措施。当移植肾发生急性肾排斥时，血清Cys C的增高比血清Cr更明显也更早。

（六）血清转铁蛋白

转铁蛋白为血清中结合并转运铁的β球蛋白。血清转铁蛋白浓度可以反映缺铁性贫血等多种疾病。

❶ 英文缩写

Tf。

❷ 参考值

血清转铁蛋白的正常参考值为20.8～34.7 μmol/L（1.87～3.12 g/L）。

❸ 临床意义

（1）生理性增高

血清转铁蛋白生理性增高见于怀孕后期和口服避孕药的妇女。

（2）病理性增高

血清转铁蛋白病理性增高见于血清铁缺乏时。

（3）病理性降低

血清转铁蛋白病理性降低见于：

①蛋白质丢失性疾病，如肾病综合征、慢性肾功能衰竭、严重烧伤和蛋白质丢失性胃肠病。

②患严重肝病（如肝硬化）时血清转铁蛋白显著下降。

③任何感染状态和严重疾病时，血清转铁蛋白也会下降。

❹ 采血要求及注意事项

空腹12 h取静脉血。

（七）尿N-乙酰-β-氨基葡萄糖苷酶

尿N-乙酰-β-氨基葡萄糖苷酶测定是检测肾损伤，特别是肾小管缺血、坏死的敏感指标。

❶ 英文缩写

NAG。

❷ 参考值

NAG正常参考值为0～22 U/g·Cr。

3 临床意义

（1）NAG为早期肾损伤的检测指标之一。各种肾实质性疾患引起肾小管损伤都可使尿NAG增高。NAG常用于上尿路感染的定位诊断，以便与膀胱炎鉴别；还用于糖尿病肾小管–间质损伤、高血压肾病的早期诊断。

（2）肾移植出现排异反应前1～3 d尿NAG可增高，有助于排异反应早期诊断。

（3）肾毒性药物，如庆大霉素、抗肿瘤药可导致尿NAG增高，停药后可恢复正常。

（4）慢性肾功不全，尿NAG减低。

4 采血要求及注意事项

（1）应取新鲜中段尿离心取上清，或立即冷藏（勿冷冻）。

（2）男性患者避免混入精液。

（3）菌尿症标本应随时离心分离上清后，立即测定或冷藏后当日测定，不可久留。

（八）尿液 β_2-微球蛋白

β_2-微球蛋白是一种内源性低分子量血清蛋白质。临床上检测血或尿中的 β_2-微球蛋白浓度为肾功能测定、肾移植成活等诊断提供较早、可靠和灵敏的指标。

1 英文缩写

β_2-MG。

2 参考值

β_2-MG正常参考值为0～0.2 mg/L。

3 影响因素

（1）β_2-微球蛋白分子量小，尿液含量极微，用一般方法测不出，目前常用的测定方法是酶联免疫比浊和放射免疫比浊法，采用随机尿进行测定。留尿方法为弃去晨尿，然后喝500 mL水，1 h后留尿送检，标本应适当加入碱性缓冲液，防止 β_2-MG分解。

（2）正常60岁以上老年患者的 β_2-MG有随年龄增长而增高的趋势。

4 临床意义

（1）测定主要用于监测近端肾小管的功能

①在急性肾小管损伤或坏死、慢性间质性肾炎、慢性肾衰等情况下，均可使得尿 β_2-MG显著升高。

②肾移植患者血、尿 β_2-MG明显增高，提示肌体发生排异反应；肾移植后连续测定 β_2-MG可作为评价肾小球和肾小管功能的敏感指标。

③糖尿病肾病早期有肾小管功能改变，尿 β_2-MG也会升高。

（2）在系统性红斑狼疮活动期、造血系统恶性肿瘤（如慢性淋巴细胞性白血病）时，尿液中 β_2-MG也有升高。

5 采血要求及注意事项

尿液 β_2-MG可以和血液 β_2-微球蛋白共同测定，共同用于上述疾病的诊断。建议留取晨尿或随机尿，一般2 mL就可以，置普通洁净管中送验。如不能当日化验，应放4 ℃冰箱保存，特别是在夏日，以防腐变。另外，尿液 β_2-MG 的活性在酸性环境下极易丧失，故尽量减少在膀胱中的贮存时间。

（九）尿微量白蛋白

尿微量白蛋白测定可反映早期肾病、肾损伤情况。

1 英文缩写

mALB。

2 参考值

正常参考值为 0.49 ~ 2.05 mg/mmol · Cr 或 4.28 ~ 18.14 mg/g · Cr。

3 影响因素

如尿液混浊，必须离心或过滤，否则将使结果偏高。

4 临床意义

尿微量白蛋白为早期肾损伤的检测指标之一。尿中白蛋白含量为 30 ~ 200 mg/L 或 30 ~ 300 mg/24 h，排出率在 20 ~ 200 μg/min，尿蛋白定性试验不能检出或仅为（±）的蛋白尿称为微量白蛋白尿。尿 mALB 的检出说明有早期肾小球损伤，尿 mALB 测定常用于糖尿病肾病、高血压肾病的早期诊断、药物治疗肾毒性监测。

5 采血要求及注意事项

尿 mALB 的采血要求与 β_2-MG 相同。注意：如尿液标本混浊，须离心后取上清液测定。

（十）尿微量转铁蛋白

尿微量转铁蛋白为肾小球选择通透性的指标。

1 英文缩写

MTF。

2 参考值

MTF 正常参考值为 0 ~ 0.2 mg/mL。

3 临床意义

尿微量转铁蛋白升高见于糖尿病肾病、高血压早期肾损伤，以及肾外肾炎、链感肾炎、肾盂肾炎等各种肾炎，是肾小球早期损伤的敏感指标。

4 采血要求及注意事项

尿微量转铁蛋白的采血要求与 β_2-MG 相同。注意：如尿液标本混浊，须离心后取上清液测定。

（十一）24 h 尿蛋白定量

24 h 尿蛋白定量测定是肾病患者不可缺少的检查之一。

1 英文缩写

24 HUSCFP。

2 参考值

正常参考值为40～100 mg/24 h（尿）。

3 临床意义

正常情况下，人尿液中可排出很微量的蛋白质，用通常的常规方法如尿蛋白定性实验不能够检测到，需要通过生化方法进行定量测定。尿蛋白排出量过多表明肾脏功能有问题。进行24 h尿蛋白定量分析，对肾脏疾病的治疗和疗效观察具有一定意义。

二、 肾功能检查的临床应用

肾有强大的贮能能力，其病变早期往往没有或极少临床症状和体征，诊断在很大程度上依赖实验室检查。此外，尿和肾功能检查除少数项目如肾小球性血尿等外，异常结果可见于多种泌尿系统疾病，缺乏特异性；泌尿系统外的疾病如心功能不全、休克、失水等，亦可导致某些尿和肾功能检查异常。正确选择和应用尿及肾功能检查的原则是：①根据临床目的和各项目原理，分级式选择必需的项目和项目组合，经济、高效地为诊断、监测病情、指导治疗等提供依据。②结合临床资料和血液等其他实验室检查，综合分析，并注意排除可能导致所选项目假阳性、假阴性的干扰因素，作出客观结论。

1.常规检查或健康体检，可选用尿干化学试带等尿常规检验。对于怀疑或已确诊的泌尿系统疾病者，若未将尿沉渣镜检列入常规时，必须进行尿沉渣检查，以避免漏诊和准确了解病变程度。

2.已确诊患有糖尿病、高血压、系统性红斑狼疮等可导致肾病变的全身性疾病者，为尽早发现肾损害，宜选择较敏感的尿微量白蛋白等项目。

3.已确诊为肾脏疾病者，在未了解病变进程及肾功能状况时，应根据主要累及的部位，分别选择肾小球、肾小管近端或远端功能试验。

（1）主要累及肾小球，亦可能累及近端肾小管的肾小球肾炎、肾病综合征等，可在Ccr、血胱抑素C、血肌酐、尿素和β_2-微球蛋白等肾小球滤过功能和近端肾小管功能检查项目中选择。在反映肾小球滤过功能上，血胱抑素C检查比血肌酐和尿素敏感。

（2）为了解肾盂肾炎、间质性肾炎、全身性疾病和药物及毒物所致肾小管及肾小管-间质性疾病病变程度，可考虑选用尿酶、THP、β_2-微球蛋白及远端肾小管的稀释浓缩功能的有关试验。

（3）急性肾衰竭者，应动态检测尿渗量、比密和有关肾小球滤过功能试验，以检测疗效和监测病情演变。慢性肾衰竭者，除尿常规检查外，可考虑选用肾小球和肾小管功能的组合试验，以指导治疗、判断病情和预后。

参考文献

[1] 吕仁杰. 现代影像诊断实践[M]. 北京：中国纺织出版社，2022.

[2] 曹阳，沈孝翠. 医学影像检查技术[M]. 北京：中国医药科技出版社，2020.

[3] 于广会，肖成明. 医学影像诊断学[M]. 北京：中国医药科技出版社，2020.

[4] 唐汐. 实用临床影像学[M]. 天津：天津科学技术出版社，2020.

[5] 李超. 实用医学影像诊断精要[M]. 哈尔滨：黑龙江科学技术出版社，2021.

[6] 郑娜，姜波，崔文超，等. 实用临床医学影像诊断[M]. 青岛：中国海洋大学出版社，2020.

[7] 朱晓宁，刘子波，史长虹，等. 现代影像诊断与鉴别[M]. 上海：上海交通大学出版社，2018.

[8] 唐育斌，张玉双，刘瑞军，等. 新编放射学[M]. 天津：天津科学技术出版社，2018.

[9] 张小丽，李普楠，张中华. 超声诊断学[M]. 北京：中国纺织出版社，2021.

[10] 金征宇. 心血管放射诊断学[M]. 北京：人民卫生出版社，2018.

[11] 靳二虎，蒋涛，张辉. 磁共振成像临床应用入门[M]. 北京：人民卫生出版社，2015.

[12] 刘士远，郭佑民. 中华影像医学：呼吸系统卷[M]. 3版. 北京：人民卫生出版社，2019.

[13] 孟悛非. 中华临床医学影像学：骨关节与软组织分册[M]. 北京：北京大学医学出版社，2015.

[14] 于春水，马林，张伟国. 颅脑影像诊断学[M]. 3版. 北京：人民卫生出版社，2019.

[15] 全冠民，张继，王振常. 全身CT诊断必读[M]. 北京：人民军医出版社，2015.

[16] 曲善记. 新编医学影像诊断[M]. 北京：科学技术文献出版社，2017.

[17] 孙钢，樊文. 临床医学影像诊断学[M]. 天津：天津科学技术出版社，2017.

[18] 王海霞，杜汉旺，刘学文. 现代医学影像诊断学[M]. 天津：天津科学技术出版社，2018.

[19] 朱光泽. 实用检验新技术[M]. 北京：中国纺织出版社，2021.

[20] 王永瑞，张晴晴，马亚军，等. 实用临床检验医学[M]. 天津：天津科学技术出版社，2020.

[21] 王秀玲，马丽芳，李英，等. 现代医学检验与临床诊疗[M]. 北京：科学技术文献出版社，2021.